保健師の基軸をつくる
公衆衛生看護 キーワード・ナビ

▶公衆衛生看護学 ▶保健医療福祉行政論 ▶疫学 ▶保健統計

愛媛県立医療技術大学
宮内 清子 編著

インターメディカル

執筆者一覧

編 者
宮内　清子　愛媛県立医療技術大学保健科学部長・教授

著 者
宮内　清子　愛媛県立医療技術大学保健科学部長・教授
　　　　　　　　　　（Ⅰ, Ⅱ-2, 3, 4, 5, 6, Ⅲ-6, 8, Ⅳ, コラム）

野村美千江　愛媛県立医療技術大学保健科学部看護学科教授
　　　　　　　　　　（Ⅱ-1, Ⅲ-2, 3, 9, 12）

豊田ゆかり　愛媛県立医療技術大学保健科学部看護学科教授
　　　　　　　　　　（Ⅲ-1, 5, 10）

田中美延里　愛媛県立医療技術大学保健科学部看護学科准教授
　　　　　　　　　　（Ⅲ-4, 7, 11）

鳥居　順子　愛媛県立医療技術大学保健科学部看護学科講師
　　　　　　　　　　（Ⅴ, Ⅵ）

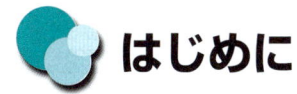# はじめに

　保健師を目指しているみなさん、あるいは保健師国家試験を受けようと考えておられるみなさん、保健師活動を具体的にイメージできますか？「公衆衛生看護」という言葉を簡潔に説明できますか？　行政論や疫学が苦手！　という方もいらっしゃるでしょう。
　保健師は、地域の人々の健康を支援する専門職です。看護の知識を土台として、さらに公衆衛生学や社会学等の学びを融合させ、広い視野で地域の人々の生活を見極めながら、健康課題の解決や健康づくりに取り組むことが求められます。一人ひとりの人に向き合うと同時に、家族・集団・地域との関連性を常に意識し、個と地域全体を双方向で捉え活動を展開しています。
　このような保健師活動の理念に沿って教育のあり方を問い直した結果として、2011（平成 23）年に保健師助産師看護師法の一部改正が行われ、保健師教育の年限が６か月から１年になりました。それに伴い「保健師教育カリキュラム」が改正され、保健師の専門性を明確にする観点から科目名が「公衆衛生看護学」に改められました。
　当然、保健師国家試験で期待される内容も質・量ともに多くなり、出題基準の見直しが図られました。しかし、現状では、大半の保健師教育が大学で行われ、保健師と看護師の国家試験を同時に受けること、大学での履修時間の少なさや履修順序に問題があることなどを考えると、新たな国家試験出題基準で求められる能力を獲得するには、短期間の自己学習で乗りきらざるを得ない状況にあると推測されます。
　本書の前身である『保健師用語集ピース』は、そんな学生たちの学習を少しでも応援したいと考え発刊したものでした。刊行から６年が経ち、より分かりやすく使いやすいものにするために、「用語集」の機能にとどまらず、公衆衛生看護の全体像を理解し、"知識を整理する"という機能にもスポットを当て、大幅にリニューアルし書名を改めました。また、保健師に期待される役割の変化や法制度の制定・改正などを組み込むとともに、新しい出題基準を視野に入れて執筆しました。
　保健師が行う公衆衛生看護活動の目的や必要な基礎知識、保健師活動の視点などを、短期間で学ぶ方々にも分かりやすいようコンパクトにまとめ、保健医療福祉行政論や疫学、保健統計などを丁寧に解説し、苦手意識を克服できるように工夫しています。
　ぜひ、みなさんの手元において、限られた時間で要点を押さえたいとき、実習中に知識確認をしたいとき、問題集が解けないとき、そのナビゲーターとして本書を活用していただければと思います。
　また、実践の場で活動しておられる保健師さんも、ハンディなガイドブックとして、ぜひ本書をご活用いただければ幸いです。

　2013 年 5 月

　　　　　　　　　　　　　　　　　　　　　　　　　　　　　　　　宮内 清子

本書の使い方

本書は、保健師養成課程の学生向けに、必要な知識が速習できるようにまとめた用語集です。

「理念」「経緯」といったバックグラウンドを丁寧に記述しているのが、本書の特徴です。これらを理解することが、国家試験に必要な知識を身につける上でも結果的には最短の道となります。大学での授業や実習中はもちろん、国家試験直前までいつも手元に置いて、活用してください。

Point 1 CheckWords!! に目を通そう

各項目のはじめには、掲載された用語の一覧「CheckWords!!」があります。ここで、項目の大体の構造を知ってから学習を始めるとよいでしょう。

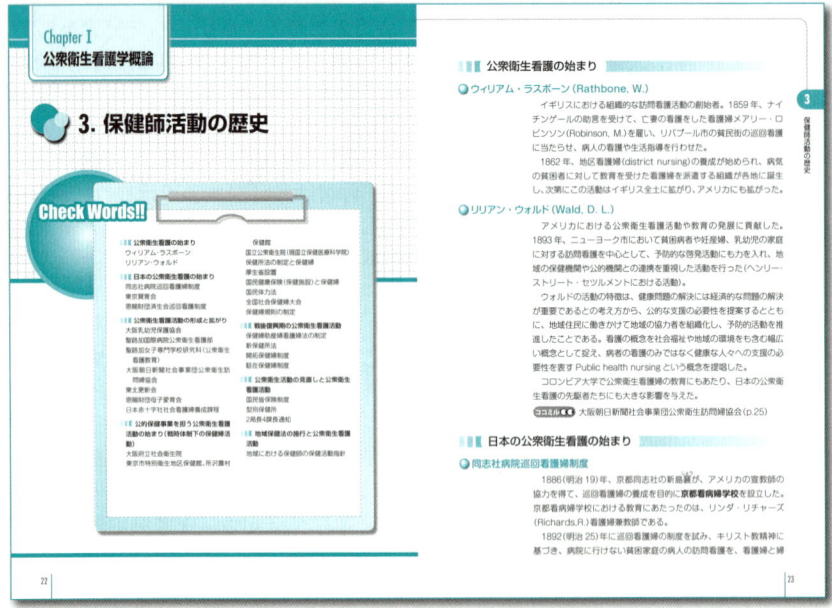

Point 2 「読む用語集」として役立てよう

実習中、国家試験に向けた学習中、さらには保健師業務に就いてからも、ある項目を短時間で把握したいとき、本書は役立ちます。コンパクトな記述に加え「定義」「歴史・変遷」といった小見出しがついているので、知りたい知識にすぐたどり着けます。

また、ひとつの項目の記述は短めで、それぞれを関連づけて並べていますから、忙しい時間の中でも、好きな箇所から読み進めることができます。

Point 3 アイコンで学習を深めよう

ココミル◎◎ は、別項目の関連ページを示しています。違った視点から知識を深めることができるので、ぜひ参照しましょう。

Motto! では、用語の説明にとどまらない、付加的な内容を紹介しました。保健師活動の本質を理解するために、あるいは実務に就いた際に役立つことでしょう。

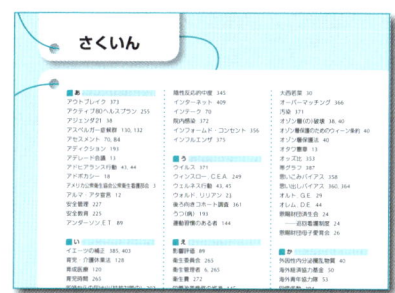

Point 4 さくいんを活用しよう

巻末にさくいんページがあります。保健師に向けての学習中、そして保健師として業務に就いてからも、疑問を感じる用語が出てきたらすぐに探してみましょう。

Point 5 コラムは応援メッセージ

Chapter Ⅰから Chapter Ⅲ にかけての任意のページに、コラムが挿入されています。保健師を目指して学んでいる皆さんに向けて、保健師活動の原点とは何かを伝える熱いメッセージです。学習の合間に、ぜひ目を通してみてください。

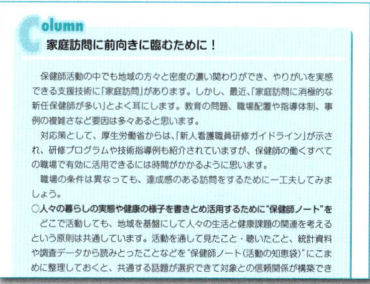

もくじ

はじめに
本書の使い方

Chapter I 公衆衛生看護学概論
1. 公衆衛生看護とは ……………………………………………… 2
2. 公衆衛生看護を支える基本概念 ……………………………… 9
3. 保健師活動の歴史 ……………………………………………… 22
4. 保健師活動の分野・対象・方法 ……………………………… 33
5. 社会環境の変化と健康課題 …………………………………… 36
6. 地域の人々の保健関連行動 …………………………………… 42
7. 国際保健 ………………………………………………………… 48

Chapter II 公衆衛生看護方法論
1. 家庭訪問・健康相談 …………………………………………… 56
2. ケアマネジメント ……………………………………………… 66
3. 健康教育 ………………………………………………………… 75
4. 地域診断・活動計画 …………………………………………… 82
5. グループ支援・組織化 ………………………………………… 92
6. 公衆衛生看護管理 ………………………………………………100

Chapter III 公衆衛生看護学各論
1. 母子保健活動 ……………………………………………………112
2. 成人保健活動 ……………………………………………………136
3. 高齢者保健活動 …………………………………………………154
4. 難病保健活動 ……………………………………………………165
5. 障害者(児)保健活動 ……………………………………………173
6. 精神保健活動 ……………………………………………………184
7. 感染症保健活動 …………………………………………………195
8. 歯科口腔保健活動 ………………………………………………207
9. 災害保健活動 ……………………………………………………212
10. 学校保健活動 ……………………………………………………219
11. 産業保健活動 ……………………………………………………230
12. 在宅看護活動 ……………………………………………………243

Chapter Ⅳ 保健医療福祉行政論
1. 保健行政 …………………………………………………… 248
2. 医療行政 …………………………………………………… 273
3. 社会保障 …………………………………………………… 282
4. 福祉行政 …………………………………………………… 302
5. 保健医療福祉に関連する計画 …………………………… 316

Chapter Ⅴ 疫　学
1. 疫学の概念 ………………………………………………… 334
2. 疫学の指標 ………………………………………………… 347
3. 疫学調査法 ………………………………………………… 355
4. 感染症の疫学 ……………………………………………… 370

Chapter Ⅵ 保健統計
1. 統計学 ……………………………………………………… 380
2. 保健統計調査 ……………………………………………… 412
3. 人口統計 …………………………………………………… 418

さくいん ……………………………………………………… 427

参考文献 ……………………………………………………… 439

Column コラム
1. 大切にしたい「保健師活動の原点」～その1～ ……………… 7
2. 大切にしたい「保健師活動の原点」～その2～ ……………… 21
3. 大切にしたい「保健師活動の原点」～その3～ ……………… 54
4. 大切にしたい「保健師活動の原点」～その4～ ……………… 81
5. 家庭訪問に前向きに臨むために！ ……………………… 110
6. 家庭訪問こぼれ話：ある先輩は・・・ ………………… 135
7. 個別の関わりからチームアプローチへ ………………… 153

Chapter I
公衆衛生看護学概論

Chapter I 公衆衛生看護学概論

1. 公衆衛生看護とは

Check Words!!

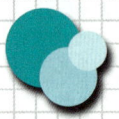

- **公衆衛生看護(活動)**
  - 公衆衛生看護とは
  - 公衆衛生看護の定義
- **公衆衛生看護と地域看護**
  - 公衆衛生看護・地域看護の概念
  - 公衆衛生看護学教育の強化
- **保健師活動とその活動分野**
  - 保健師活動
  - 学校保健
  - 産業保健
  - 在宅看護(継続看護)

公衆衛生看護（活動）

○ 公衆衛生看護とは

　　公衆衛生看護とは、公衆衛生の理念に基づき、地域で生活するあらゆる健康レベルの人々を対象に、人々の健康生活への支援を看護の立場から展開するものであり、その活動は、常に地域全体あるいは対象集団全体の健康増進と疾病予防を目指している。

　活動の対象は、個人・家族にとどまらず、育児・疾病・障害など共通の課題をもつ特定集団、学校・事業所などの組織集団、地域で生活する住民全体である。公衆衛生看護活動の実践においては、地域住民との協働による活動の展開、自主性・主体性を重視した支援が基本である。

○ 公衆衛生看護の定義

　公衆衛生看護の定義について統一した見解はないが、その特徴を包含する代表的な定義としては次のようなものがある。

(1) 松野かほるの定義(1986) ▶「公衆衛生看護は、地域看護に包含される一領域であり、公衆衛生看護学に基づく特殊な実践領域である。また、公衆衛生看護は、個人、家族に対する働きに加えて地域全住民の健康を擁護し、健康を保持・増進する責任を有する公的なヘルスプログラムの中で機能する看護の特殊な領域であり、公衆衛生看護の多くの部分は法的な裏付けを持ち、あるいは行政的な保健対策と深く関わった看護の領域である」

(2) 平山朝子の定義(1995) ▶「公衆衛生看護とは、公衆衛生の目標・理念を、看護の知識や技術を適応させることによって追求する看護専門領域である」

(3) アメリカ公衆衛生協会公衆衛生看護部会(APHA)の定義(1996) ▶「公衆衛生看護は、看護学・公衆衛生学・社会学等の知識を用いて、個人および集団の健康の増進と健康の改善を図る活動のことである」

(4) アメリカ看護師協会(ANA)発表、アメリカ公衆衛生看護団体協議会による「公衆衛生看護活動の範囲と規範(1999)」 ▶上記の定義に加えて、「公衆衛生看護は、集団・コミュニティ志向の看護活動であること、公衆衛生看護の目標は、すべての人々を対象に、人々が健康になることができる状態を創造し、疾病と障害を予防することである」と表記している。

公衆衛生看護と地域看護

歴史・変遷　わが国では、家族や地域全体を対象に展開する看護活動は、長く「**公衆衛生看護活動**」と称して、保健所・市町村等の行政機関に所属する保健師によって行われていた。昭和40年代後半になって、難病等の医療依存度の高い在宅療養者や要介護高齢者のケアの問題が社会的ニーズとして増大し、活動分野として「**訪問看護**」が誕生した。

平成に入って、老人保健法に基づく訪問看護の制度化、介護保険制度の定着とともに、在宅分野における看護職の活動の場が拡大し、地域における看護活動や保健師教育にも大きな影響をもたらした。

公衆衛生看護・地域看護の概念

このような状況から、これまで同義語として用いられてきた**公衆衛生看護**と**地域看護**の概念についても、いくつかの考え方が示された。

(1) 日本地域看護学会等の考え方▶ "地域看護"とは、地域で生活している人々を対象として、健康と生活の質(quality of life：QOL)の向上を目指して行われる**看護活動の総称**である。地域という場で活動するという点は共通しているが、看護活動における焦点の当て方の違いにより、地域住民や集団全体に焦点を当てた活動(公衆衛生看護)と在宅療養者とその家族の看護に重点を置く活動(在宅看護)に大別し、両者は相互に関連をもち連携しながら活動を展開するとしている。

(2) 保健師教育カリキュラム▶ 1996(平成8)年に改正されたカリキュラムにおいては、高齢化の進展や在宅療養者の増加など、地域の人々の健康課題や環境の変化に対応できる人材の育成を意図して教育内容を見直し、それまで用いてきた「公衆衛生看護学」を、市町村および保健所を中心とした保健予防活動に焦点を当てた"公衆衛生看護"と、在宅療養者に焦点を当てた"継続看護"とを包含するものとし、名称を「地域看護学」に改めた。

公衆衛生看護学教育の強化

2011(平成23)年、保健師助産師看護師法の一部改正が行われ、それに伴い保健師助産師看護師学校養成所指定規則に基づく「保健師教育カリキュラム」は再び改正された。

保健師の役割と専門性を明確にする観点から、その名称を地域看護学から「公衆衛生看護学」に改めるとともに、学校保健・産業保健を含む教育であることを明記し、実践力の強化に向けた教育内容の

充実を図るため、教育年限を6カ月から**1年以上**に、単位数を21単位から**28単位**に増加した。教育方法についても文部科学省等で検討がなされ、大学教育における選択制の導入、大学院教育の誕生など新たなうねりが起こっている。

保健師活動とその活動分野

● 保健師活動

法的根拠　保健師の免許や資格、業務の基本的事項は**保健師助産師看護師法**に規定されており、第2条（保健師の定義）では、「**保健師**とは、厚生労働大臣の免許を受けて、保健師の名称を用いて、保健指導に従事することを業とする者をいう」と規定されている。

内容　保健師活動の内容は、公衆衛生看護活動であり、活動の対象は「すべての地域で生活する住民」である。人々が健康的に暮らすことは人としての権利であり、それを保障するのが保健師活動である。

分野　保健師活動の分野は、保健所、市町村、事業所、医療機関、地域包括支援センターなど時代とともに拡大しており、所属する組織や機関の理念や目的により焦点を当てる対象は異なるが、所属のいかんにかかわらず、予防活動の重視、生活を捉える視点、個別の問題も社会や地域との関係の中で捉える問題意識等が重要とされる。

● 学校保健

学校保健と保健師▶学校を活動の場とし、学校保健を担う職種は**養護教諭**であり、おもに保健師資格をもつ看護職がその役割を担ってきたが、最近では教育系大学で資格を取得した養護教諭が増加している。地域で活動する保健師は、地域で生活する子どもや家族の健康課題の解決や健康支援を行う立場から、学校保健を担う養護教諭と連携して活動を展開することが求められる。

養護教諭の職務▶養護教諭は、学校教育法に基づいて配置されており、その職務は、児童・生徒の健康を保持増進するための活動を行うことである。

養護教諭の職務と役割については、保健体育審議会答申の中で指針として示されており（1997）、「養護教諭は、専門的立場からすべての児童生徒の保健および環境衛生の実態を的確に把握して、疾病や情緒障害、体力、栄養に関する問題等心身の健康に問題をもつ児童生徒の個別の指導にあたり、また、健康な児童生徒についても健

康の保持増進に関する指導にあたるのみならず、一般教員の行う日常の教育活動にも積極的に協力する役割をもつものである」としている。

上記指針において、新しい養護教諭の役割として心身の健康の保持増進を強調した「ヘルスカウンセリング」の機能が示された。

> ココミル 学校保健活動(p.221)

● 産業保健

産業保健と保健師▶企業等に働く労働者を対象とする産業保健分野を担っているのは保健師・看護師である。また、**労働安全衛生法**により事業場の規模に応じて選任される**衛生管理者**の資格は、保健師免許を受けた者が含まれている。

活動の基盤となる法律▶産業保健活動の法的根拠は**労働基準法**および**労働安全衛生法**であり、労働者の健康管理や健康増進を図ることが事業者の義務として規定されている。

産業保健活動の役割▶産業保健活動の役割は、労働者の健康を管理し、それに影響する職場環境、労働条件などを監視し、整備することである。高度経済成長期は職業性疾病への対応が中心であったが、最近では、精神面、とくに**メンタルヘルス事業**や、健康保持増進のための**トータル・ヘルスプロモーション・プラン**が推進されている。

> ココミル 産業保健活動(p.235)

● 在宅看護（継続看護）

背　景　少子・高齢社会の到来、疾病構造の変化などにより、地域で生活する療養者や障害者が多くなったことから、在宅療養者やその家族を対象とする看護のニーズが高まり、1997(平成9)年度から、看護の基礎教育課程に「在宅看護論」が新たに位置づけられた。

定　義　在宅看護とは、地域で疾病や障害(高齢に伴う障害を含む)をもちながら生活している対象(個人・家族)が、できる限り在宅でその人らしい生活が継続できるよう、個人や家族の主体性や自己決定を重視しつつ看護を提供することである。

活動の場　在宅看護を提供する場は、主として訪問看護ステーションを中心とする訪問活動機関であるが、そのほかに医療機関の訪問看護部門やデイケアセンターなどでの看護活動がある。

チームアプローチ▶在宅看護を継続するには看護職だけでは限界がある。地域で生活しながら療養している対象を援助するには、保健・

医療・福祉の機関や職種が一体となって支援することが重要であり、在宅看護の目標を達成するには、関係職種とのチームワークやマネジメント能力が求められる。

大切にしたい「保健師活動の原点」〜その1〜

　保健師を目指して学んでいる皆さん、保健師として活動している皆さん、保健師活動は、皆さんの目にどのように映っているでしょうか。
　やりがいのある充実した仕事、大変だけど達成感のある仕事だと語ることができるでしょうか。
　現場の保健師たちの声を拾うと、実践の場では、児童虐待、生活習慣病、メンタルヘルス、うつや自殺、新しい感染症、自然災害など、日々新しい健康課題に直面して、自分の持っている知識や技術だけでは適切な対応が難しく、"これでいいんだろうか"と悩んでいる、担当部署が変わって"仕事に慣れることに精一杯"などの話をよく聞きます。
　そんなとき私は、ある先輩からの教え、そして私自身も「保健師活動の原点」と捉えて大切にしている保健師活動への立ち向かい方を伝え、切り開く道を共に考えるのです。

（次ページに続く）

「保健師活動というのはマニュアルやガイドラインにない役割を期待されることが多い。毎日の仕事は先輩から受け継いだ活動の仕方を覚えれば対処できるけど、公衆衛生の現場では、いつ未知の課題や社会の脅威に立ち向かうことになるか分からない。どんな環境や時代がきても、見かけ上違って見える課題も、保健師としての立ち向かい方の基本は同じ。目先の仕事を覚えることに目を奪われないで、本筋を大切に、ぶれない保健師に」と。

ともすると、目の前の事業に追われ、Well-Being や健康増進を目指す積極的な活動が希薄になっている現状をみるとき、いつも人々の生活の場に出向き、あるべき姿を共に考え、力を引き出し、暮らしやすい地域を作ることに心血を注いでいた先輩の姿が浮かびます。

新しく保健師の仲間入りをされる方々、現場で頑張っている方々が、活動の醍醐味や達成感を持って前進されることを願い、私の考える"保健師活動の原点"をご紹介します（図）。

図は、保健師活動に共通する考え方や技術を"中核"に、保健師業務として期待される活動を"周辺"に示しています。

"中核"の部分を「保健師活動の原点（本質）」、すなわち、すべての活動分野に共通する要素と位置づけました。社会のニーズが変化しても、中核部分がぶれなければ、人々の健康課題に見合った活動、達成感のある活動が展開できると考えています（p.21 コラムに続く）。

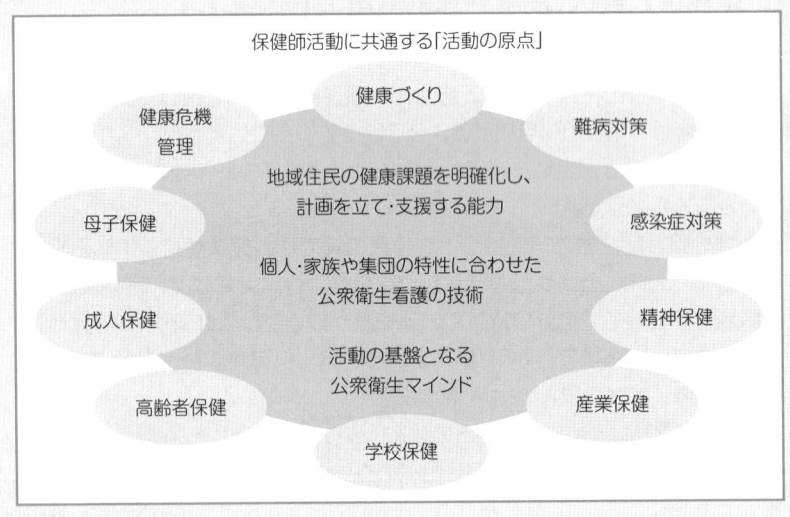

Chapter I 公衆衛生看護学概論

2. 公衆衛生看護を支える基本概念

Check Words!!

■ 健康に関する基本概念
- 健　康
- WHO（世界保健機関）
- 国際生活機能分類（ICF）
- プライマリヘルスケア
- ヘルスプロモーション
- 健康日本21

■ 集団・地域・環境
- 集　団
- 地　域
- 環　境
- 住民参加

■ その他の基本概念
- ノーマライゼーション
- エンパワメント
- 自立支援・自己決定
- アドボカシー
- 権利擁護
- 男女共同参画社会
- リスクマネジメント

Chapter I 公衆衛生看護学概論

健康に関する基本概念

○健康

概念

健康に対する考え方は、古くから社会、文化、医学、学術などの様々な次元で取り上げられ、時代背景、民族性、地域性、社会的状況により様々な形で論じられてきた。医学や公衆衛生の分野で健康を考えるときに必ず引用されるのは、**WHO憲章前文**にある「**健康の定義**」(1948)である。

WHOの健康の定義▶WHOの健康の定義では、「健康とは、肉体的、精神的および社会的に完全に良い状態にあることであり、単に疾病または虚弱でないということではない」と謳っており、同時に、「達成可能な最高水準の健康が人々の権利である」と宣言している。

その後、WHOの定義では、何らかの病気を有することの多い高齢者や障害者は不健康とみなされてしまうという弊害が指摘されるようになり、「病気をコントロールしつつ生きる」、「社会において生活している状態が調子よく不安のない状態」などが健康の考え方として紹介されるようになった。新しい健康の考え方では、健康は病気と対立する概念ではなく、人間としての自己実現の達成度合いや、生活や人生の満足度を大切にし、個々人の生き方や主観的要素も重視している。

WHOは、1999年の総会で、健康の定義に**dynamic**と**spiritual**という言葉を挿入することを提案している。

国際生活機能分類（ICF）▶社会的な健康についての考え方として、2001年にWHO総会で採択された**国際生活機能分類（ICF）**をもとに解釈すると、たとえば身体の一部に機能障害があっても、補助具も含めた適切な環境と個人の能力をもって、その人が可能な限りの機能を発揮し、社会参加できる場合には、良好な健康状態にあると言える。

ココミル 国際生活機能分類(ICF)(p.11)

日本国憲法と健康権▶また、戦後のわが国では、**日本国憲法第25条**において、「すべて国民は、健康で文化的な最低限度の生活を営む権利を有する」、「国は、すべての生活部面について、社会福祉、社会保障及び公衆衛生の向上及び増進に努めなければならない」と謳っており、国民の健康を権利（**健康権**）として位置づけ、国民の健康を守るための**国の義務**を規定している。

● WHO（世界保健機関）

趣　旨　　WHO（World Health Organization）は、1946年に国際連合の保健衛生に関する専門機関として設置され、同年の国際保健会議（ニューヨーク）で**世界保健機関憲章**（**WHO憲章**）が採択された。この憲章が26カ国の批准を終えて効力を発生したのは1948年4月7日である（毎年4月7日は「世界保健デー」）。

WHO憲章は、世界の公衆衛生の進展に一時代を画した公衆衛生の大憲章（Magna Carta）であると言われている。

WHOは、創立以来、憲章に規定された目的、任務を達成するため、感染症対策、衛生統計、基準づくり、技術協力、研究開発など保健分野の広範な活動を実施してきている。

具体的活動　　2000年を目標としたポリオの根絶運動、予防接種拡大計画、エイズ対策、結核・マラリア対策などのほか、2003年にはたばこ対策として**たばこ規制枠組み条約**の採択がなされている。

● 国際生活機能分類（ICF）

国際障害分類（ICIDH）▶ WHOは、1980年**国際障害分類**（International Classification of Impairments, Disabilities and Handicaps：ICIDH）を公表し、障害を機能・形態障害、能力障害、社会的不利の3レベルに分類した。この分類では、障害は心身の病気や変調の結果として生じたものであることが考慮されておらず、発達途上の児童への適用が難しいほか、障害を差別し排斥する印象があるなど、マイナスイメージが強かった。

国際生活機能分類（ICF）▶ 2001年、WHO総会で**国際生活機能分類**（International Classification of Functioning, Disabilty and Health：ICF）が採択された。ICFでは、人間の生活は、心身機能・構造、活動、参加の3つを軸として成り立っているとし、障害をともなうときに、心身機能・形態不全や、活動の制限、参加の制約が生じることを明らかにした。また、これらはすべて健康状態と関連しているとともに、背景因子としての環境因子と個人因子からも影響を受けているとしている（図1）。

ICFの概念では、心身機能・構造についても、病気による障害だけでなく、妊娠、老化、ストレス、先天異常、遺伝的素因など、生活活動や社会参加に影響を及ぼすものが含まれるよう拡大されている。

Chapter I 公衆衛生看護学概論

図1 ICF（WHOの国際障害分類改訂版）の生活機能・障害構造モデルと国際障害分類の関係

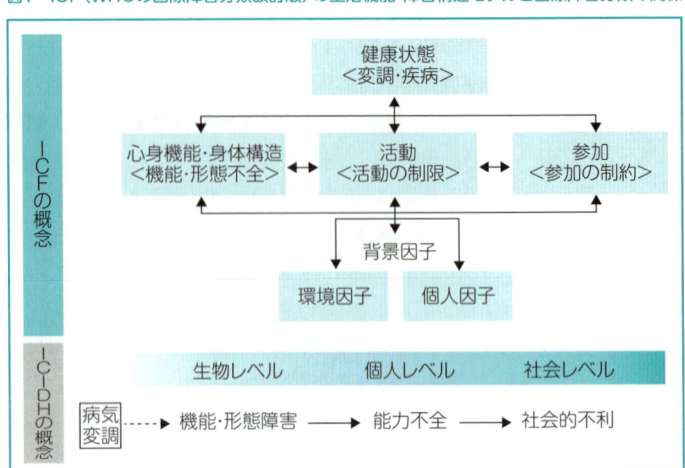

森崎市治郎：障害者の現況,「最新歯科衛生士教本 障害者歯科」（全国歯科衛生士教育協議会監修）．医歯薬出版．2003. p.3を改変

● プライマリヘルスケア

アルマ・アタ宣言▶ 1978年、カザフスタン共和国（旧ソ連）の首都アルマ・アタにおいて、WHO／UNICEF（国連児童基金）共催で「プライマリヘルスケア国際会議」が開催され、プライマリヘルスケア（Primary Health Care：PHC）という理念を基本とする**アルマ・アタ宣言**が採択された。

この宣言の基礎は、「健康は基本的人権の一つである。最高水準の健康を達成することは、世界的に最も重要な社会的目標であり、そのためには、保健医療部門に加え、多くの社会経済部門の行動が必要である」という認識である。目標は、先進国と開発途上国にある健康格差の是正による「すべての人々に健康を（**Health for All：HFA**）」への着手である。

定　義
アルマ・アタ宣言によると、プライマリヘルスケアとは「自助と自決の精神に則り、地域社会又は国が開発の程度に応じて負担可能な費用の範囲内で、地域社会の個人又は家族の十分な参加によって、彼らが普遍的に利用できる実用的で科学的に適正で、かつ社会的に受け入れられる手順と技術に基づいた、欠くことのできないヘルスケアのこと」である。

活動分野
PHCは、地域社会の主要な健康問題を対象としており、健康増進、予防、治療、リハビリテーションなどのサービスの具体的活動分野

として8項目が挙げられている。

> ① 当面の健康問題とその予防方法・対策に関する教育
> ② 食料の供給と適正な栄養摂取の推進
> ③ 安全な水の供給と基本的な環境衛生
> ④ 家族計画を含む母子保健サービス
> ⑤ 主要な伝染病に対する予防接種
> ⑥ 地方流行病の予防と対策
> ⑦ 普通の疾病・障害の適切な処置
> ⑧ 必須医薬品の準備

Motto! 後に精神衛生、歯科、障害者、高齢者、環境汚染、女性などの問題が追加されている。

PHCの4原則 ▶ PHCの4原則といわれる理念には、「住民参加」「地域資源の有効活用」「適正技術の導入」「各分野の協調と統合」がある。

ヘルスプロモーション

オタワ憲章 ▶ WHOは、"すべての人々に健康を(**HFA**)"を先進工業国でも実現するため、1986年、カナダのオタワで、ヘルスプロモーションに関する第1回国際会議を開催し、「オタワ憲章」を提示した。

次いで、1988年第2回**アデレード会議**(オーストラリア)での「健康的な公共政策づくり」、1991年第3回**サンドバール会議**(スウェーデン)での「健康への支援的環境づくり」、1997年第4回**ジャカルタ会議**(インドネシア)での「来るべき時代の新たな担い手たち」、2000年第5回**メキシコシティ会議**(メキシコ)での「ヘルスプロモーション：不公正の是正」をテーマに開催、2005年第6回**バンコク会議**(タイ)が開催され、オタワ憲章は**バンコク憲章**に修正採択された。

定　義　オタワ憲章では、ヘルスプロモーションとは「人々が自らの健康をコントロールし、改善することができるようにするプロセスである」と定義し、ヘルスプロモーションが完成された静的な状態像を指すのではなく、よりよい状態に向けて動くダイナミックなものであり、その過程が重要であることを表している。また、身体的・精神的・社会的に良好な状態に到達するには、個人や集団が望みを確認し、実現し、ニーズを満たし、環境を改善しなければならないとし、ゆえに健康は、生きる目的ではなく、毎日の生活の資源であるとされている。

Chapter I 公衆衛生看護学概論

活動戦略　ヘルスプロモーション活動の戦略としては、**唱道（advocate）**、**能力の付与（enable）**、**調停（mediate）**が挙げられている。

実現の鍵　ヘルスプロモーション実現の鍵は、①個人が健康をコントロールする能力を備えるようにする（住民主体）、②個人を取り巻く環境を健康に資するように改善する（環境づくり）の2点である。

活動方法　ヘルスプロモーション活動の方法として、①健康的な公共政策づくり、②支援的環境の整備、③コミュニティ活動の強化、④個人技術の向上、⑤ヘルスサービスの刷新の5つが挙げられており、実現の鍵との関連でみると、「健康を指向する能力を高める」方法は③④と、「環境づくり」は①②⑤と対応している。

> 💡 **Motto!**　わが国では、2000年に始まった**21世紀における国民健康づくり運動（健康日本21）**において、ヘルスプロモーションの考え方がはじめて部分的に取り入れられた。

●健康日本21

ココミル　保健行政（p.255）

集団・地域・環境

●集　団

定　義　集団とは、何らかの目的をもち、一体感をもって相互作用している人々の社会的なまとまりである。地域社会の集団としては、隣近所（十人組など）、町内会などの地縁による集団（**基礎的集団**）と、学校や職場、サークル活動など目的をもって活動している集団（**機能的集団**）がある。

小集団▶数人から十数人の集団で、それぞれお互いに認識しており、応答できる人々の集まりで、①近隣・職場など地縁や組織としてのつながりをもつ集団、②健康課題の解決など特定の目的をもつ集団（家族会・患者会・育児グループなど）、③2つが混合した集団などがある。

保健師活動の対象集団▶保健師活動では、比較的共通する特徴や健康課題を有している人々の集合体を特定集団と称し、地域での看護活動の対象集団とすることが多い。保健師活動の対象となる集団は、健康にかかわる特徴をもつことが多い。たとえば、肥満や高血圧などの健康問題をもつ集団、健康づくりを目指す集団、障害者などの

支援を目的とするボランティア集団、保健推進員や婦人会など地域において役割や目的をもって集まった人々の集団などである。

●地域

定義

コミュニティ（community）とは、「何らかの共通性をもつ集団」であり、①近隣、行政区などの地理的な拡がりを表すコミュニティ、②共通の関心や帰属意識、連帯感など、人々の社会的相互作用や絆で構成されるコミュニティ、③同族意識を中心とするコミュニティなどがある。

地域保健活動と地域▶ 地域保健活動においては、「地域」を日常の生活圏的な観点から捉えており、単に地理的な拡がりのみでなく、生活、文化、意識などに共通性がある社会を指し、集落・自治会、小学校区・中学校区、通勤圏・購買圏などの観点が重視される。

地理的領域内における文化や風習は、住民の生活と深くかかわることが多く、都市、山間部、過疎の村などといった社会的環境、気候や風土などの物理的環境などの特徴は、人々の生活に大きく影響を及ぼすため、地域保健活動において重要である。

一方、保健計画の策定や保健サービスにおける公的な責任の主体、地方自治の原則に基づいた観点からは、自治体としての行政区域の拡がりを「地域」の範囲としている。

●環境

定義

環境とは、人間を取り巻くすべてのものの総称であり、人間は、環境と相互関係をもちつつ生態系の中で日常生活を営んでいる。環境は、生活の場、生活の資源、環境要因（物理的環境・化学的環境・生物学的環境・文化的環境など）に分けて考えることができるが、これらは相互にかかわりながら日々の生活に影響を与えている。

●住民参加

WHOのプライマリヘルスケアの健康戦略において、地域住民の主体的参加は必須事項であり、地域住民自身が健康上の課題に関心をもち、自ら解決方法を探り、役割をもって解決のための主体的活動を行うことが重視されている。

保健師活動においては、地域住民が、自分たちの地域で起こっている問題を共有し、自分たちの問題という認識のもとに協力して解決することが不可欠であり、行政や専門家は、そのプロセスを支援していくことが望ましい。すなわち、両者はパートナーとして互い

を認め合い、問題解決のための協働者になることが大切である（**パートナーシップ**）。

その他の基本概念

○ノーマライゼーション

歴史・変遷　1950年代のデンマークで、知的障害者に対する巨大な収容施設保護による諸弊害の批判や反省の中から誕生した思想である（**バンク・ミケルセン**、Bank-Mikkelsen.N. 1959年法）。デンマークのノーマライゼーション思想の影響を受けたスウェーデンでは、ベンクト・ニィリエ（Bengt-Nirge）を中心に「新スウェーデン法」（1968年）を制定し、活動を開始した。

定　義　ベンクト・ニィリエは、「ノーマライゼーションとは、生活環境や地域生活が可能な限り通常のものと近いか、または全く同じになるように、生活様式や日常生活の状態を、すべての知的障害や他の障害のある人々に適した形で、正しく適用すること」と定義し、この原理のもとに障害をもつ人々の平等な権利として8項目を挙げている。

> ① ノーマルな1日を過ごす権利
> ② ノーマルな1週間のリズムを体験する権利
> ③ ノーマルな1年間のリズムを体験する権利
> ④ ノーマルなライフサイクルを体験する権利
> ⑤ 自己決定権と個人としてノーマルに尊厳を受ける権利
> ⑥ その人の住む社会文化習慣にのっとって、ノーマルな性的生活をする権利
> ⑦ その国におけるノーマルな経済的生活水準を得る権利
> ⑧ その人の住む社会におけるノーマルな住居・環境水準を得る権利

国際障害者年▶1981年、国連は、**国際障害者年**として「障害者の完全参加と平等」をテーマにノーマライゼーション社会の実現を提言し、翌年「**障害者に対する世界行動計画**」を採択、1983年からの10年間を「**国連・障害者の10年**」と定め、取組みを推進した。

障害者基本法▶わが国では、1982年に「**障害者対策に関する長期計画**」、1993年「**障害者対策に関する新長期計画**」を策定、1993年、「国連・障害者の10年」の総まとめとして、障害者対策基本法を大改正

し、「**障害者基本法**」を制定した。

障害者プラン～ノーマライゼーション7か年戦略▶ 1995年には、翌年からの「**障害者プラン～ノーマライゼーション7か年戦略**」を決定し、施策を展開している。

展開のための7つの視点は、以下の通りである。

> ① 地域でともに生活するために
> ② 社会的自立を促進するために
> ③ バリアフリー化を促進するために
> ④ 生活の質（QOL）の向上を目指して
> ⑤ 安全な暮らしを確保するために
> ⑥ 心のバリアを取り除くために
> ⑦ わが国にふさわしい国際協力・国際交流を

エンパワメント

定義　エンパワメントは**力量形成**とも訳され、もともと差別や障害などの理由により本来の力（パワー）を失った人々が、自分たちの生活の中で、健康に影響を及ぼす行動や意思決定をコントロールできるように、力を取り戻すための支援をするプロセスを指す。

ヘルスプロモーションの理念において、エンパワメントは「自己決定」「自主的な行動」の重要な要素と位置づけられ、「住民が自分たちの生活に関わる問題を、自分たちの力で解決したりコントロールできることを経験することにより自信をもち、新たな問題に対する問題解決の能力（行政や専門家の力を上手に利用する能力を含む）を高めること」を指す。

エンパワメントを効果的にするには、「自分にはできる」という**自己効力感（セルフ・エフィカシー）**や、**自尊感情（セルフ・エスティーム）**などの概念を支援者が意識して活用することが望ましい。

エンパワメントの3レベル▶ エンパワメントには、個人、集団・組織、コミュニティの3レベルがある。**個人のエンパワメント**は、個人の生活に関する意思決定をし、自らがコントロール能力を開発するプロセスであり、健康相談や健康教育などの多様な働きかけにより行う。**集団・組織のエンパワメント**は、組織の構成員として情報や権限を共有し、意思決定し、組織の目標達成のために計画、管理する能力を高めるプロセスであり、患者会・家族会、育児グループなどのグループ支援活動が挙げられる。**コミュニティのエンパワメ**

ントは、コミュニティ内の個人と組織のニーズを満たすために、社会、政治、経済に関係する技術と資源を獲得して支援体制を強め、コミュニティ内の管理能力や影響力を増すプロセスである。

● 自立支援・自己決定

社会の変化に対応して、個々人がその能力を十分に発揮して個性を生かした生き方ができるよう、自立した生活を支援することは重要である。

少子高齢社会において、高齢者や障害者が、住み慣れた地域で可能な限り自立した生活を継続できることは、個人にとっても家族にとっても望ましいことであるが、加齢とともに心身機能が低下し、支援が必要になる可能性が高い。高齢者・障害者などの支援においては、身体的な自立に加えて、生活の過ごし方や家族・社会における役割遂行などの視点(自律)が重要であり、高齢者の自己決定を最大限尊重することが望ましい。

● アドボカシー

定　義　アドボカシー（advocacy）は、ヘルスプロモーションなどの保健分野では「唱道・提唱」と訳され、WHOは、オタワ憲章におけるヘルスプロモーションの中で、健康のためのアドボカシーを「ある健康目標やプログラムに向けた、政治的関与、政策的関与、社会的承認、システム的支援に向けられた一連の個人的・社会的支援」と定義している。福祉分野では「**権利擁護**、政策への提言」等と訳され、「単に本人の意思を代弁するだけでなく、自分自身で権利を主張できない者に対し、自己決定を援助するとともに、本人の自己決定に基づき本人の権利を擁護するための種々の仕組みや活動の総体」と定義されている。

地域保健活動におけるアドボカシー ▶ 地域保健活動におけるアドボカシーには、以下のようなものがある。

> ① 地域の人々の基本的権利を守ること
> ② 人々の健康意識向上のための広報・啓発活動
> ③ 地域の人々が意見を表出できる環境づくり
> ④ 人々の主体的な活動を促す支援
> ⑤ 地域の人々との連携と協働
> ⑥ 地域の人々との協働による健康問題や人々のニーズの確認
> ⑦ 地域の人々の意見を行政に反映する代弁

⑧ 地域の人々の健康づくり活動の継続性への支援

●権利擁護

定　義　権利擁護とは、日々の生活の中で起こりうる様々な権利侵害への対応のことである。

日本国憲法と権利擁護▶日本国憲法では、第11条で**基本的人権**の享受が保障され、第13条では個人の尊重、生命・自由・幸福追求の権利の尊重、第25条で健康な生活の権利などが謳われている。憲法で保障されている権利擁護の理念を実現するには、とくに、人権を侵害されやすい高齢者や障害者、子どもの人権尊重に配慮した地域保健活動が重要である。

●男女共同参画社会

定　義　男女共同参画とは、男女の性別にとらわれず、個人としての能力を社会において発揮できるような状態をいう。

日本では、「男性は仕事、女性は家庭」という男女の性別役割分業の社会構造が長く続き、それに適した社会の構造が整えられ、制度も整備されてきた。1999(平成11)年、**男女共同参画基本法**が制定され、今後の取組みの方向と、2020(平成32)年頃の望ましい男女共同参画社会の姿が示された。最近では、育児休業や介護休業に関する制度も法制化され、男女の性別役割についても見直されつつあるが、諸外国と比べていまだ改善の余地は大きい。

●リスクマネジメント

定　義　社会に存在する"リスク"には、①人間の故意・過失によるもの、②自然災害によるもの、③伝染性疾患によるものなどがある。

リスクマネジメントとは、リスクをできるだけ発生しないように、あるいは発生したとしても影響を最小限にとどめるように、リスクをコントロールすることである。**リスクコントロール**とは、損失の発生を事前に防止し、発生した場合はその拡大を抑えて、損失の規模を最小限にするための**リスクマネジメント**（危機管理）の手法である。

リスクコントロールを行うためには、何がリスクになるかというリスクアセスメントが重要であり、リスクアセスメントされた後にリスクコミュニケーションが行われる必要がある。**リスクコミュニ**

ケーションとは、リスクに対する正確な情報を住民、対象者、使用者などに提供し、共有することにより相互に意思疎通を図ることである。

医療の場におけるリスクマネジメント▶リスクマネジメントという言葉は、医療の場では食中毒や感染症の発生・拡大を防ぐための方策を指すものと捉えられていたが、最近では、病気や危害を及ぼす危険性を早期に察知し、早期に対応する方法として広く使われるようになっている。

地域保健とリスクマネジメント▶地域保健においても、保健所の役割の中に地域住民の健康と安全を守るための**危機管理**(リスクマネジメント)など広義に用いられている。

保健師活動のリスクマネジメント▶重要なことは、予防対策、その場での適切な対処、事後の対処の3つである。

　予防対策としては、組織的にリスクに対する注意を行う、予防的な訓練をしておく、リスクマネジメントマニュアルを作成し個々の事態に確実に対処できる体制を整えておくことなどがある。**その場での対処**には、対象者に対する処置、保健師自身に対する処置、個人および組織としての対処などがある。**事後の対処**としては、対象者への対応を十分に行うとともに、保健師自身への対応にも十分配慮する必要がある(過誤を行ったことへの精神的なストレスの抱え込みなど)。

Column 大切にしたい「保健師活動の原点」〜 その2〜

原点1：活動の基盤となる"公衆衛生マインド"

　皆さんは"公衆衛生マインド"という言葉を使ったり、語ったことがありますか。

　セピア色になった私の新任時代の「保健師ノート」をめくると、"私たちは公衆衛生看護の実践者"と記したページがあります。

　高度経済成長に沸く昭和40年代、それは一方で公害や薬害などの健康上の歪みが生じ始めた時代でもありました。公衆衛生の自主学習会では、"何のために、誰のために、どんな活動をすればよいか"ということが常に議論され、当時、大いに刺激を受けた証しとして以下のようなメモが残っています。

○公衆衛生の「公」はPublic＝公民、それは、権利や義務を有する市民である。
○衛生とは、生命・生活・生産を衛ること。
○公衆衛生看護は、主人公である市民が、「人間らしく生きる」「人権を実現する」ことを目指して、生命（健康を衛る）・生活（衣食住や労働を衛る）・生産（資源とエネルギーを衛る）の側面から行動できるよう看護の立場から貢献することを使命とする。
○"今、何ができるかではなく、何をしたらよいかを見つけ出すために、人々の生活に密着し、地域の中へ入って行こう"
○"住民の生活と遊離した活動はあり得ない。臆することなく住民の中へ、住民の中で"

　私たちの保健師活動は、公衆衛生の理念をもとに長い歴史の中で醸成された活動です。

　近年、地域格差、健康格差、社会的公正等という言葉をよく耳にするようになりました。

　平成23年に改正された保健師教育カリキュラムにも、「地域の人々の健康を保障するために生活と健康に関する社会資源の公平な利用と分配を促進する」ことが教育内容として取り上げられており、改めて、時代は変わっても「公衆衛生」という言葉の重みは変わらないことを実感させられます。

　セピア色のノートに記されたこれらの言葉こそ保健師活動の真髄であり、公衆衛生マインドを表す言葉だと、今、改めて実感しています（p.54 コラムへ続く）。

Chapter I 公衆衛生看護学概論

3. 保健師活動の歴史

Check Words!!

- **公衆衛生看護の始まり**
  ウィリアム・ラスボーン
  リリアン・ウォルド

- **日本の公衆衛生看護の始まり**
  同志社病院巡回看護婦制度
  東京賛育会
  恩賜財団済生会巡回看護制度

- **公衆衛生看護活動の形成と拡がり**
  大阪乳幼児保護協会
  聖路加国際病院公衆衛生看護部
  聖路加女子専門学校研究科（公衆衛生看護教育）
  大阪朝日新聞社会事業団公衆衛生訪問婦協会
  東北更新会
  恩賜財団母子愛育会
  日本赤十字社社会看護婦養成課程

- **公的保健事業を担う公衆衛生看護活動の始まり（戦時体制下の保健婦活動）**
  大阪府立社会衛生院
  東京市特別衛生地区保健館、所沢農村保健館
  国立公衆衛生院（現国立保健医療科学院）
  保健所法の制定と保健婦
  厚生省設置
  国民健康保険（保健施設）と保健婦
  国民体力法
  全国社会保健婦大会
  保健婦規則の制定

- **戦後復興期の公衆衛生看護活動**
  保健婦助産婦看護婦法の制定
  新保健所法
  開拓保健婦制度
  駐在保健婦制度

- **公衆衛生活動の見直しと公衆衛生看護活動**
  国民皆保険制度
  型別保健所
  2局長4課長通知

- **地域保健法の施行と公衆衛生看護活動**
  地域における保健師の保健活動指針

公衆衛生看護の始まり

ウィリアム・ラスボーン (Rathbone, W.)

　　　　　イギリスにおける組織的な訪問看護活動の創始者。1859年、ナイチンゲールの助言を受けて、亡妻の看護をした看護婦メアリー・ロビンソン(Robinson, M.)を雇い、リバプール市の貧民街の巡回看護に当たらせ、病人の看護や生活指導を行わせた。

　　　　　1862年、地区看護婦(district nursing)の養成が始められ、病気の貧困者に対して教育を受けた看護婦を派遣する組織が各地に誕生し、次第にこの活動はイギリス全土に拡がり、アメリカにも拡がった。

リリアン・ウォルド (Wald, D. L.)

　　　　　アメリカにおける公衆衛生看護活動や教育の発展に貢献した。1893年、ニューヨーク市において貧困病者や妊産婦、乳幼児の家庭に対する訪問看護を中心として、予防的な啓発活動にも力を入れ、地域の保健機関や公的機関との連携を重視した活動を行った(ヘンリー・ストリート・セツルメントにおける活動)。

　　　　　ウォルドの活動の特徴は、健康問題の解決には経済的な問題の解決が重要であるとの考え方から、公的な支援の必要性を提案するとともに、地域住民に働きかけて地域の協力者を組織化し、予防的活動を推進したことである。看護の概念を社会福祉や地域の環境をも含む幅広い概念として捉え、病者の看護のみではなく健康な人々への支援の必要性を表す Public health nursing という概念を提唱した。

　　　　　コロンビア大学で公衆衛生看護婦の教育にもあたり、日本の公衆衛生看護の先駆者たちにも大きな影響を与えた。

ココミル 大阪朝日新聞社会事業団公衆衛生訪問婦協会(p.25)

日本の公衆衛生看護の始まり

同志社病院巡回看護婦制度

　　　　　1886(明治19)年、京都同志社の新島襄が、アメリカの宣教師の協力を得て、巡回看護婦の養成を目的に**京都看病婦学校**を設立した。京都看病婦学校における教育にあたったのは、リンダ・リチャーズ(Richards, R.)看護婦兼教師である。

　　　　　1892(明治25)年に巡回看護婦の制度を試み、キリスト教精神に基づき、病院に行けない貧困家庭の病人の訪問看護を、看護婦と婦

人伝道師と同伴で行った。これが、わが国で最初の訪問看護の始まりとされている。この事業は、1906(明治39)年、新島襄の死やリチャーズの帰国などにより、地域に定着することなく幕を閉じた。

●東京賛育会

　第一次世界大戦の影響によって物価が高騰し、労働運動が激化しつつあった1917(大正6)年、東大キリスト教青年会の学生を中心に、健康相談所と法律相談所が設立された。翌1918(大正7)年に東京賛育会と名づけられ、キリスト教精神に基づく救療運動の一環として、健康相談、家庭訪問、巡回産婆事業などを行った。

　その後、慈善事業活動から社会事業活動へと発展し、1930(昭和5)年の「賛育会病院」設立をはじめとする医療活動、看護職の養成等に尽力したが、1945(昭和20)年、東京大空襲により施設等を焼失した。戦後、賛育会病院を再建し、助産師教育等にも尽力。現在は社会福祉法人「賛育会」として高齢者福祉と医療の分野で活動を継承している。

●恩賜財団済生会巡回看護制度

　恩賜財団済生会は、1911(明治44)年、医療を受けられない困窮者の救療活動を目的に東京本所・深川に設立された。1915(大正4)年、看護婦養成を開始、以来、各都道府県に病院等を設置し、広く医療の普及を進めた。1923(大正12)年、関東大震災を契機に恩賜財団済生会が被災者に対する組織的な巡回看護事業を開始した(災害看護活動の草分け)。

　1週間の短期講習を受けた産婆、看護婦の混成班で被災地区を分担して受け持ち、巡回看護、助産などを行った。おもな活動内容は、病人の家庭訪問、伝染病患者の発見、衛生思想の普及、患者の手当、妊産婦の指導、助産・授乳指導、乳幼児・学童の衛生指導、児童遊戯に関する注意、身の上相談などである。この活動は、わが国最初の組織的な公衆衛生看護活動ともいわれており、活動の理念や実践は、その後も済生丸による離島・へき地の巡回診療活動や、全国各地の済生会病院における訪問看護活動、訪問看護ステーション活動に継承されている。

公衆衛生看護活動の形成と拡がり

○ 大阪乳幼児保護協会

　　大阪の乳幼児死亡が全国に比して高率であったことから、大阪府と大阪市が共同で大阪乳幼児保護協会を設立し、小児保健所を設置するとともに保健婦を配置した。

　　保健婦の呼称が使用された最初であり、第1号保健婦は、日本女子大学児童科卒の**黒須節子**であった。看護婦の資格者ではなく保育・家政などを学んだ者を保健婦として配置した。その後10年間に大阪市内に12カ所の小児保健所を開設し、保健婦は一定地域内の妊婦・乳児を訪問し、保健指導、小児保健所への来所や受診勧奨などを行った。

○ 聖路加国際病院公衆衛生看護部

　　1927(昭和2)年、アメリカ人看護婦**クリスチャン・M・ヌノ**(Nuno, C. M.)をアメリカから指導者として招聘し、ボストンで公衆衛生看護学を修めた**平野みどり**を公衆衛生保健部主任として、「聖路加国際病院公衆衛生看護部」が発足した。

　　活動は、予防医学をもとに、母子保健を中心とする健康教育、保健指導に組織的に取り組んだ「公衆衛生看護」の導入・実践であり、看護といえば疾病看護という考え方が一般的であった当時、画期的なことであり、その後の保健婦事業の模範とされている。1927(昭和2)年から「乳幼児健康相談所」を開設。これは1935(昭和10)年に**東京市特別衛生地区保健館(京橋保健館)**へと発展し、さらに保健所法の制定により「モデル保健所」となった。

○ 聖路加女子専門学校研究科（公衆衛生看護教育）

　　聖路加国際病院は、1927(昭和2)年の公衆衛生看護部の事業開始に合わせ、聖路加女子専門学校として文部省の認可を受け、レベルの高い専門職業としての看護教育をスタートした。1930(昭和5)年には研究科を設け、1年間の公衆衛生看護学科として保健婦教育を始め、呼称「公衆衛生看護婦」を育成した。

○ 大阪朝日新聞社会事業団公衆衛生訪問婦協会

　　1930(昭和5)年、大阪朝日新聞社会事業団は、アメリカで公衆衛生看護を学んだ**保良せき**を迎え、大阪朝日公衆衛生訪問婦協会を設立した。保良せきは、日本人で初のアメリカの看護婦資格(RN)を

とり、さらにコロンビア大学で勉学、その間**ヘンリーストリート・セツルメント**で訪問看護実習を体験、アメリカ初の保健婦リリアン・ウォルド女史の指導を受けている。

　公衆衛生訪問婦協会の活動は、看護事業を通して地域全体の保健に関するあらゆる問題に取り組み、方面委員（現在の民生児童委員）の担当地区と同じ地区を受け持ち（地区担当制導入）、住民の保健衛生全般の向上を意図したところに特徴があり、訪問看護、訪問指導を中心に、健康者の衛生教育、一般健康相談、予防接種などを行った。また、牛乳の配達、給食、生活費・医療費の援助など社会事業活動のほか、子供会、料理講習会などのクラブ活動や地域全体の保健教育を行った。

　1935（昭和10）年、公衆衛生訪問婦協会では、農村における乳児死亡、結核などの保健・医療問題や社会福祉に関する援助を行うため、**農村保健婦事業**も行った。1938（昭和13）年、**社会事業法**の制定により活動を終了したが、保良せきは、その後も訪問婦協会の活動を続け、協会の建物が戦争で焼失するまで継続した。1948（昭和23）年、GHQの指導により厚生省医務局看護課が設置され、保良せきは、初代看護課長に起用された。

東北更新会

　1935（昭和10）年、恐慌と凶作で窮乏・疲弊した東北6県の農民の生活改善を目的に、半官半民の社会事業として発足した。役場、学校、青年会、町内会、方面委員（現在の民生委員）、警察なども含めて活動を展開している。おもな活動は、妊産婦・乳幼児の保護を中心に、栄養改善、住宅改修、学校衛生、整理整頓の勧奨、産業開発などである。

　保健婦の活動は経歴によって異なり、巡回産婆型、学校看護婦型、巡回相談・訪問指導型などであるが、農民の暮らしを守る農村保健婦の草分けであり、農民と深くかかわり活動を展開していた。

恩賜財団母子愛育会

　1934（昭和9）年、現在の天皇陛下の誕生を記念して恩賜財団母子愛育会が設立され、独自に調査会を設置して母子の健康状態を把握した。1936（昭和11）年、その答申として、母子保護のための活動の必要性が求められ、従来、都市部に重点が置かれていた母子事業を農村中心に取り組み始めた。これが、母子愛育会の愛育村活動である。

その後、母子愛育会は、母子保健に関する研究、愛育病院を中心とする母子医療等に取り組んでおり、農村部の愛育村活動は、全国各地の市町村に受け継がれ、現在の地域母子保健活動の基礎となっている。

● 日本赤十字社社会看護婦養成課程

1922(大正11)年、日本赤十字社は、一般の看護教育の中に、社会的看護事業を加えて教育を始めた。1928(昭和3)年、イギリスで国際公衆衛生看護講座を受講し、各国訪問を経験した**田淵まさ代**が中心となり、3年の看護教育修了者を対象とした1カ年の社会看護婦教育養成課程を設け、呼称「**社会看護婦**」を育成した。

■■■ 公的保健事業を担う公衆衛生看護活動の始まり（戦時体制下の保健婦活動）

● 大阪府立社会衛生院

1937(昭和12)年、大阪府が乳幼児死亡対策のために、わが国最初の公立の保健婦養成機関として「大阪府立社会衛生院」を設立し、高等女学校卒業後本科2年、夜間専攻科6カ月の保健婦教育を始めた。その後、社会衛生院は、大阪府立の保健師教育機関として継承され、大阪府立看護短期大学、大阪府立看護大学へと発展している。

● 東京市特別衛生地区保健館、所沢農村保健館

1935(昭和10)年、聖路加国際病院は文部省と連携して、東京都京橋地区に東京市特別衛生地区保健館を設置し、聖路加国際病院の公衆衛生看護活動を移管する形で公的な都市型モデルとして保健活動を開始した。1937(昭和12)年、保健所法が制定され、第1号の保健所となり、1938(昭和13)年に設置された**国立公衆衛生院**の実習施設として、その役割を果たした。1938(昭和13)年、農村型保健活動のモデルとして埼玉県所沢市に所沢特別衛生地区保健館が設置され、同様に実習場となった。

● 国立公衆衛生院（現国立保健医療科学院）

1938(昭和13)年、ロックフェラー財団の援助により、厚生省所管の公衆衛生活動に関する研究・教育機関として「国立公衆衛生院」が設置され、8部門の調査研究科と3部門の養成訓練科が置かれた。翌年から衛生技術者の養成が開始され、1940(昭和15)年12月には看護学科の6カ月コースの教育を開始しており、その後わが国の保健師の教育訓練や研究に多くの足跡を残してきた。2002(平成

14)年、国立医療・病院管理研究所等と統合、「保健医療科学院」においてその役割を継承し、公衆衛生に携わる人材の育成、公衆衛生の学理を応用した調査・研究などが行われている。

保健所法の制定と保健婦

1937（昭和12）年、戦時体制が強化されるなか、**保健所法**が制定され、公的な身分としての**保健婦**が位置づけられた。保健所法は、3カ月の短期間で施行され、条文はわずか6カ条、人口10万人に1カ所の設置を目指すという慌ただしさであった。

保健所職員として保健婦3名の配置が明記され、人的資源確保が強調されるなか、活動は結核対策と出生率向上・乳児死亡率低下を図る母子保健活動に重点が置かれた。

厚生省設置

1938（昭和13）年、厚生省（現厚生労働省）が新設され、それまで内務省の主管であった衛生行政は、厚生省に移管された。厚生省の誕生によって、年々保健所や保健婦は増加し、健民健兵政策の進むなか、国民体力の向上への役割が期待された。

国民健康保険（保健施設）と保健婦

1938（昭和13）年、地域住民（自営業者、農民・漁民など）の疾病、負傷、分娩、死亡などについてその医療費などを支払う社会保険の運営を目的として**国民健康保険法**が制定された。同法第21条に**保健施設**（建物・人・活動を含む）の整備が謳われ、被保険者に必要な保健施設として**国保保健婦**が位置づけられ、各市町村での活動が期待された。

保健婦のおもな活動は、結核予防、妊産婦・乳幼児の健康相談、栄養講習会、寄生虫の駆除、感染症予防などであった。

ココミル 社会保障（国民健康保険）（p.286）

国民体力法

1940（昭和15）年、戦時下の体制の中で、国民体力法が制定され、国民の健康と体力は法的な管理下に置かれることが定められた。国民に対しては健康な子どもを多く産むことが奨励され、国民体力管理医の指定、保健婦の増員などが図られた。

全国社会保健婦大会

1940（昭和15）年、大阪朝日新聞社と保健婦のリーダーたちの努

力で、「第1回全国社会保健婦大会」が大阪で開催され、保健婦の資質向上、連携・組織化などが討議された。東北から沖縄まで様々な呼称の保健婦620人が参加した。翌年の第2回大会は、厚生・文部両省の後援を得て、北海道・台湾・朝鮮からの参加も加え800人の参加を得て、**日本保健婦協会**の設立と保健婦資格について白熱した討議がなされた。資格については、看護の専門学歴の高さを要求する立場、学歴の低い産婆・巡回看護婦の立場、女子大卒など看護の資格をもたない立場などがあり、理想的な教育水準にすると現に働いている多くの保健婦が条件を満たせなくなるという状況から、決定できないまま政府に一任された。

保健婦規則の制定

1941（昭和16）年、「保健婦規則」が制定され、保健婦の身分が確立した。それまで名称、職務、教育水準などもばらばらであった保健婦の資格を統一することが目的であった。保健婦資格は、教育背景に関係なく18歳以上の女子で業務に従事している全員に既得権として与えられた。

保健婦の業務は、「疾病予防の指導、母性又は乳幼児の保健衛生指導、傷病者の療養補導、その他日常生活上必要なる保健衛生上の業務」とされ、予防医学に関する十分な知識はもとより、個人や家族の相談においては、社会問題や経済問題に関する知見も必要であると期待された。

戦後復興期の公衆衛生看護活動

保健婦助産婦看護婦法の制定

1945（昭和20）年、第二次世界大戦が敗戦に帰し、占領政策によって **GHQ**（General Headquarter：連合軍総司令部）の司令により日本国憲法が制定され、その基本理念に基づき保健福祉に関する法律が次々に制定されるとともに、「**公衆衛生対策に関する覚書**」が次々に発表され衛生行政機構の改革が行われた。

1945（昭和20）年、連合軍総司令部公衆衛生福祉局に看護課が設置され、初代課長の**オルト**（Alt, G.E.）大尉が、わが国の立ち遅れている看護制度と看護教育の改革に精力的に取り組んだ。

1948（昭和23）年、保健婦・助産婦・看護婦の努力により、看護の機能を総合的に捉え、ばらばらであった保健婦・助産婦・看護婦

を看護職種として統合し、国家免許として法律も一本化した「**保健婦助産婦看護婦法**」が制定された。看護職の免許資格が大学教育程度まで引き上げられた。

同法に基づき制定された**保健婦助産婦看護婦学校養成所指定規則**により、看護婦教育は基礎課程に、保健婦・助産婦教育は卒後教育に位置づけられた。

> **Motto!** オルト大尉の指示による業務調査の結果、専門技術者の不足から保健婦は本来の業務以外のことも行っていることが明らかになり、大尉は、保健婦が公衆衛生看護活動に専念できるよう「**べからず集**」を次々に出して保健婦業務の確立を図った。

● 新保健所法

1947（昭和22）年、覚書によって**保健所法**が全面的に改正され、全国のモデルとして杉並西保健所が開設された。各都道府県にも1カ所の**モデル保健所**を設置した。公衆衛生看護業務が保健所業務に位置づけられ、保健婦の業務は飛躍的に充実した。

● 開拓保健婦制度

1947（昭和22）年、**農林省**は、国の施策によって開始された開拓事業の入植者の生活と健康管理を目的に、北海道・東北6県のへき地や無医村に開拓保健婦を配置した。保健婦は、過酷な生活環境の中で開拓地の農民とともに暮らし、保健・医療ニーズに応えて保健指導のほか、生活改善の指導、栄養指導など社会資源の乏しい地域で献身的に活動した。1970（昭和45）年、開拓保健婦の身分は農林省から厚生省に移管された。

> **Motto!** 活動の記録として、**大西若菜**の『さい果ての原野に生きて～開拓保健婦の記録～』（日本看護協会出版会）などがある。

● 駐在保健婦制度

1948（昭和23）年、GHQの指導により、「保健所活動が管内の住民に公平に行きわたる活動体系」として、高知県、香川県、和歌山県、愛知県、新潟県、青森県などにおいて駐在制を導入し、県保健所保健婦を数年間市町村に駐在させ、保健活動を推進した。地域住民に密着した保健師活動の実績は高く評価され、担当地区の住民に対して健康相談・健康教育・訪問活動などを展開した。

駐在保健婦制度は、沖縄県においても1951（昭和26）年度から1997（平成9）年まで46年間にわたり実施され、「公看さん」の名称

でへき地・離島の保健師活動を担った。

　本制度は、各県でその役割を果たしてきたが、1994（平成6）年の地域保健法が公布・施行され、保健所・市町村の役割再編が行われたことを機に、高知県・沖縄県を最後に廃止となった。

公衆衛生活動の見直しと公衆衛生看護活動

● 国民皆保険制度

　1958（昭和33）年、**国民健康保険法**が改正され、市町村の義務として国民健康保険事業が位置づけられた。第1次産業従事者や自営業者などは家族とともに市町村公営の国民健康保険に加入することが定められ、1961（昭和36）年**国民皆保険制度**が実現した。

　国民健康保険の保険者（市町村長）は、医療給付のほかに被保険者の健康保持のために必要な**保健施設事業**を行うことができるとされており、保健施設活動として直営の診療所や病院の設置とともに被保険者の健康維持・増進活動を担う保健婦が増員された。**国民健康保険保健婦**は、保健指導を家族・世帯単位で実施したことから、実質的には市町村保健婦と同義の役割を果たしていたが、一方で、レセプトから医療費支出の多い患者・家族をピックアップして家庭訪問し、療養指導や予防対策をとることにより、医療費抑制に貢献するという役割を求められた。

　1978（昭和53）年からスタートした**国民健康づくり対策**の一環として、国保保健婦を市町村保健婦に身分移管することが示され、厚生省から出された活動指針において、市町村保健婦と保健所保健婦は公衆衛生行政における看護の担い手として位置づけられた。

● 型別保健所

　1960（昭和35）年、産業構造や就業構造、人口規模に対応した公衆衛生活動を進めるため、型別保健所の型別再編成が図られた。型別保健所とは、都市・農村・中間型などの型別・人口規模別に保健所業務運営方針の大綱および保健所整備の基準を示したものであり、保健所はこの基準により再編成された。

　公衆衛生看護活動の基準としては、①都市や中間型では保健所が主体になること、②中小企業および低所得者層を主たる対象とすること、③農山漁村型は、市町村・国保保健婦と共同計画に基づいて地区活動を行うこと、④過疎地型は保健所保健婦の駐在制を原則と

すること、などが定められている。

● 2局長4課長通知

昭和28年の町村合併促進法の公布以降市町村数は減少し、1960（昭和35）年には3,511と昭和25年の3割強になった。多くの町村で保健婦は複数配置が実現した。しかし、受持ち人口の増加や地域が広くなったことから、従来のきめの細かい業務が困難となった。このような状況をふまえ、保健婦の活動体制に関する通達、いわゆる**2局長4課長通知**が出された。内容は、保健所と国保保健施設との共同保健計画の樹立、保健所からの技術援助、国保保健婦の配置基準（人口3,500人に1人）を示したものである。

地域保健法の施行と公衆衛生看護活動

● 地域における保健師の保健活動指針

1998（平成10）年、地域における保健師活動の方向を示す指針として、厚生省保健医療局長通知「地域における保健婦及び保健士の保健活動について」が出され、さらに、保健指導官による「地域における保健婦及び保健士の保健活動指針」が示された。保健師の活動は、その基本的な考え方は変化しないが、時代の変化や地域住民のニーズに対応して活動内容を変化させながら取り組んでおり、常に新しい動向を受けて柔軟に対応する必要がある。この指針で保健師に期待する役割として強調された点は、これまでの住民に対する直接的なサービス提供に加えて、総合的な地域保健関連施策の展開に積極的に関与する必要性についてである。

2003（平成15）年に改正された厚生労働省健康局長通知「**地域における保健師の保健活動について**」および「**地域における保健師の保健活動指針**」では、介護保険法、健康増進法、児童虐待防止法、健康危機管理対策などの新しい動向を受けて、さらに期待される役割が拡大した。この指針では、さらに保健活動を効果的に展開するために、地域保健関連施策の企画、立案、実施および評価を行うこと、保健活動を医療、福祉との連携および協働のもとに実施するために、総合的な健康施策に積極的にかかわることが強調された。

2013（平成25）年度には、予測を超える少子高齢化の進展、地域における健康課題の変化、災害等新たな健康課題への対応等も視野に入れ、保健師活動のあり方や体制の見直しが図られる予定である。

Chapter I 公衆衛生看護学概論

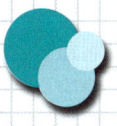

4. 保健師活動の分野・対象・方法

Check Words!!

■■ 保健師の活動分野
　就業保健師数

■■ 保健師活動の対象

■■ 保健師活動の方法
　地域診断過程
　個別・集団に対する保健指導

保健師の活動分野

歴史・変遷

保健師の活動分野は社会情勢の影響を受けて時代とともに拡大し、多様化している。1970（昭和45）年の就業保健師数は約14,000人で、保健所や国民健康保険保健施設、市町村などの行政機関に働く者が9割を占めていた。1970年の開拓保健婦の保健所への移管、1972年の沖縄本土復帰に伴う保健所保健師の増加、1978年の市町村保健師の身分の一本化などにより、保健所と市町村の就業者数が増加した。

その後、国民健康づくり対策の実施、老人保健法の施行など市町村の保健行政を担う役割として市町村保健師が増加し、1980（昭和55）年を境に市町村保健師数が保健所保健師数を上回った。また、病院・診療所、事業所などに就業する保健師も少しずつ増加が見られた。

1990年代には、高齢社会に突入し、**老人訪問看護制度**の施行、**在宅介護支援センター**の設置などにより、在宅ケアや福祉分野に就業場所が拡大した。また、1994（平成6）年、地域保健法が施行され、住民に身近な直接サービスはおもに市町村が担うことになり、保健所は統合により数が減少し、保健師数も減少に転じている。

> ココミル 産業保健活動(p.231)、在宅看護活動(p.244)

● 就業保健師数

2010（平成22）年末の就業保健師数は45,028人で、2年間で1,582人、3.6％増加し、人口10万対の保健師数は35.2人である。

おもな就業場所は、市町村25,502人(56.6％)、保健所7,131人(15.5％)で、合わせて約7割を占めている。次いで事業所には3,532人(7.8％)が就業しており、その他、介護保険施設、社会福祉施設、訪問看護ステーション、医療機関などの分野で就業している。

保健師活動の対象

保健師活動の対象は、地域で生活するすべての人々であり、健康増進や疾病予防を目的とする活動のみでなく、疾病や障害により生活支援が必要な対象など、すべての健康レベルの人々である。

対象となる疾病は、生活習慣病、難病、感染症、精神疾患など多様であり、対象年齢も新生児から高齢者までのすべての年齢層

にわたっている。

　活動の対象は、個人だけでなく、個人を取り巻く家族や、育児・疾病・障害などに共通の課題をもつ集団、学校・事業所などの組織、地域住民全体であり、相互に関連づけて活動を展開する。すなわち、個人のもつ健康課題に対応しながら、問題の背景や出現の仕方の特徴を見極め、グループの力を活用したり、地域全体の活動に結びつけていく。逆に、地域全体の健康課題を解決するために、組織的な活動と個人への関わりを関連させて展開する場合もある。

保健師活動の方法

◯ 地域診断過程

　保健師活動においては、個別の対象に看護過程を展開するのと同様に、地域集団を対象として、情報収集、アセスメント、分析、計画、実践、評価のプロセスを踏む**地域診断過程**を展開する。計画立案や実践に際しては、対象の主体性を尊重しながら、対象が積極的に活動に参加し、セルフケア能力が高まるような支援を行う。

ココミル　地域診断・活動計画(p.83)

◯ 個別・集団に対する保健指導

ココミル　個別・集団に対する保健指導の技術については、家庭訪問・健康相談(p.57)、健康教育(p.76)、グループ支援・組織化(p.93)等を参照のこと。

Chapter I 公衆衛生看護学概論

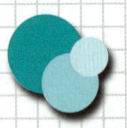

5. 社会環境の変化と健康課題

Check Words!!

■■■ 地域社会の構造の変化
　都市化
　都市型生活

■■■ 環境汚染と公害
　環境汚染
　地球環境
　地球温暖化
　京都議定書
　酸性雨
　オゾン層破壊
　環境ホルモン（外因性内分泌攪乱物質）
　ダイオキシン対策
　PCB対策

地域社会の構造の変化

都市化

　　日本の産業構造は、戦前は第一次産業の就業人口が半数を占めていたが、戦後、農林水産業から重化学工業へと産業の中心が移行し、1960年代に**高度経済成長期**を迎えた。経済の高度成長は、都市への産業集中をもたらし、地方から大都市圏に若年労働者が大量に流入、"人口の都市集中現象"が起こった。都市化によって、深刻な住宅不足、郊外の新興住宅の開発などによる"ドーナツ化現象"、交通公害、ゴミや産業廃棄物問題、近隣騒音といった"環境問題"などがもたらされた。

都市型生活

　　人口の都市集中により、大都市圏では人々の生活様式にも大きな変化が起こった。木造住宅から欧米風の鉄筋コンクリート住宅へ、椅子とベッドの生活、夫婦と子どもの部屋の分離、家電製品の普及などにより、衣食住全般の生活様式や価値観の欧米化が進んだ。就労においても、第二次・第三次産業従事者が増加し、職場と家庭が分離するとともに、「**男は仕事、女は家庭**」という夫婦役割が定着した。

　　地方からの都市流入、住宅事情、価値観の変化など様々な要因から、**核家族化・少子化**が進行し、1世帯当たり平均人員の減少をもたらした。地方から多数の青年層が都市に移入した結果、人間関係にも変化が起こった。これまでの共同体意識が失われ、郊外住宅地に集まった家族は相互の関係性が薄く、近隣地域の人々との交流も希薄化する傾向を強め、相互扶助の仕組みは弱体化の一途をたどった。

環境汚染と公害

環境汚染

歴史・変遷

　　経済成長優先政策は、物質的豊かさをもたらしたが、一方、各地で環境汚染による**公害**とよばれる健康被害を発生させた。1960年前後に起こった代表的な公害である**4大公害病**として、熊本県の有機水銀による**水俣病**（1956）、富山県神通川に発生した**イタイイタイ病**（1955）、三重県四日市市の石油コンビナートの煤煙による**四日市ぜんそく**（1960）、新潟県阿賀野川流域のメチル水銀汚染による**新潟水俣病**（1965）があり、長期にわたる裁判闘争が行われるとともに、

公害対策基本法(1967)をはじめ健康被害の救済に関する特別措置法など公害問題に関する法整備が行われた。

典型7公害▶環境汚染の中でも、大気汚染、水質汚濁、土壌汚染の問題は、相互に影響し合う問題であり、地球環境や生態系に深刻な問題として国際的な対策がとられている。これらに騒音・振動・悪臭・地盤沈下を加えて"典型7公害"という。

環境問題の特質▶近年の環境問題の特質として、①廃棄物の増大、**オゾン層の破壊**、**酸性雨**発生のように、健康・生活環境の被害と自然環境破壊をともにもたらす性質を有すること、②増え続ける廃棄物、自動車などから発生する窒素酸化物、家庭の生活用水、エネルギー消費がもたらす地球温暖化など、大規模特定発生源ではなく、主として国民の日常生活や通常の事業活動から生じる環境への負荷によりもたらされること、などがある。

● 地球環境

近年、先進国における経済活動水準の高度化、開発途上国の貧困と人口の急増・都市集中、国際的な相互依存関係の拡大を背景に、地球環境問題が顕在化し、国際的な取り組みが具体化されている。

アジェンダ21▶1992年6月、ブラジルで**環境と開発に関する国連会議**(**UNCED／地球サミット**)が世界各国首脳を集めて開催され、これからの地球環境保全の枠組みづくりを目指して、「環境と開発に関するリオ宣言」、行動計画である**アジェンダ21**が採択された。各国はサミットにおける合意を受けて、地球温暖化対策のための「気候変動枠組み条約」と「生物多様性保全条約」の署名を行った。

ヨハネスブルク宣言▶2002年8月、アジェンダ21のさらなる実施のため、南アフリカで「ヨハネスブルグサミット」が開催され、持続可能な開発に関するヨハネスブルグ宣言」と「実施計画」が採択された。

● 地球温暖化

現　状

温暖化は、主として二酸化炭素やメタンなどの大気中に含まれる温室効果ガスの濃度が上昇することにより、太陽からの輻射熱を蓄積し、地表の温度が上昇する現象で、北極の氷の融解、海面上昇、渇水などの異常気象を引き起こし、生態系に大きな影響を及ぼしている。

「気候変動に関する政府間パネル(IPCC)」が2007年に公表した

「第四次評価報告書」によると、21世紀中に1.1～6.4℃の平均気温の上昇、18～59cmの海面水位上昇、大雨、旱魃などの極端な現象の増加が予測されており、その結果、植生や水資源、食糧生産への影響、熱波、マラリアなどの動物媒介性感染症の分布域の拡大による人間の健康への影響、さらに浸水被害の増加などの影響を及ぼすとの評価がされている。

● 京都議定書

1997（平成9）年12月、気候変動に関する「国際連合枠組条約第3回締約国会議（地球温暖化防止京都会議：COP3）」が開催され、先進国の温室効果ガスの排出量の削減目標などを定めた**京都議定書**が採択された。わが国は、2002（平成14）年6月に議定書を締結したことを機に、京都議定書に基づく削減目標の達成に向けて2004（平成16）年に「地球温暖化対策推進大綱」を見直すとともに、京都議定書の発効（2005年2月）を受けて完全施行された「地球温暖化対策推進法（1998年10月公布）」に基づき、2005（平成17）年4月、「京都議定書目標達成計画」を閣議決定した。以来、エアコン・テレビ等の機器の効率向上や自動車の燃費向上等を進めてきたが、京都議定書の6％削減約束を達成するためには、さらに見直しが必要であり、「地球温暖化対策基本法案」が国会に提出されている。

● 酸性雨

健康上の課題▶硫黄酸化物、窒素酸化物の影響で、pH5.6以下の雨が降る酸性雨は、湖沼汚染や漁業への影響に加え、大規模な森林消失を引き起こし、大気中の二酸化炭素増加をもたらしている。

酸性雨は、原因物質の発生源から数千kmの地域にも影響を及ぼすため、国境を越えた環境問題である。酸性雨が早くから問題になっている欧米諸国では、1979（昭和54）年に「長距離越境大気汚染条約」を締結し、協同で対策を推進している。わが国では、1983（昭和58）年度から酸性雨モニタリングを実施し、欧米と同程度の酸性雨が継続的に観測されており、将来的には影響が顕在化するおそれがある。

対策：EANET▶東アジア地域では、目覚ましい経済成長に伴い、酸性雨の原因となる大気汚染物質の排出量が増加しており、その影響を懸念して東アジア地域の酸性雨の現状や影響を解明することを目的に「東アジア酸性雨モニタリングネットワーク（EANET）」が

Chapter I 公衆衛生看護学概論

2001(平成13)年から本格稼動している。2012(平成24)年4月現在、わが国をはじめEANET13カ国は、バンコクにある「国連環境計画(UNEP)」事務所が事務局として、新潟市にある「アジア大気汚染研究センター（ACAP)」がネットワークセンターとして活動している。

● オゾン層破壊

健康上の課題　冷蔵庫やエアコンに使用されているフロンなどの大気中への放出により1980年代からオゾン層破壊が問題になっている。オゾン層は、太陽光の紫外線を吸収し、地球生物を保護しているため、その破壊による有害紫外線の増加による皮膚がんや白内障、免疫機能の低下などの人体影響や生態系への悪影響が懸念されている。

対　策　国際的にオゾン層保護対策を推進するため、1985年に「**オゾン層保護のためのウィーン条約**」が、1987年に「オゾン層を破壊する物質に関する**モントリオール議定書**」が採択され、フロンなどのオゾン層破壊物質の生産量と消費量を段階的に削減することが合意された。

　国内では、1988(昭和63)年5月に「特定物質の規制等によるオゾン層の保護に関する法律(**オゾン層保護法**)」が公布され、製造規制、排出の抑制、使用の合理化などの取り決めがなされた。2001(平成13)年6月には、「特定製品に係るフロン類の回収及び破壊の実施の確保等に関する法律(**フロン回収破壊法**)」が公布され、業務用冷凍空調機器やカーエアコンからのフロン回収・破壊が義務づけられた。2005(平成17)年1月からは、自動車リサイクル法、家電リサイクル法でフロンの回収を義務づけるなどオゾン層保護が強化されている。

● 環境ホルモン（外因性内分泌攪乱物質）

定　義　環境ホルモンの定義は、国際化学物質安全性計画(IPCS, WHO)、国際労働機関(ILO)、国連環境計画(UNEP)などの国連機関によると、「内分泌系の機能に変化を与え、それにより個体や子孫、集団に有害な影響を引き起こす外因性の化学物質あるいは混合物」とされている。

環境ホルモン戦略計画SPEED' 98 ▶ 環境省が発表した「環境ホルモン戦略計画SPEED'98」では、**ダイオキシン**、**PCB**(polychlorinated biphenyl：**ポリ塩化ビフェニル**)、DDTなどの有機塩素系殺虫剤、大豆に含まれるイソフラボンなどの植物性エストロゲンなど約70種類が環境ホルモンの疑いのある物質として挙げられ、人や生物の内分泌系を攪乱し、人間では精子数の減少、不妊との関連、がんの発生などが懸念されている。

● ダイオキシン対策

ダイオキシンは、廃棄物の燃焼により発生し、強い毒性により発がん性や催奇形性などが問題視されている。対策として、大気汚染防止法や廃棄物処理法により、焼却施設の煙突などから排出されるダイオキシン類の規制やごみ焼却施設の改善等を進めてきた。さらに、所沢における産業廃棄物・一般廃棄物等の焼却による土壌や野菜などのダイオキシン汚染問題を契機に取組みの強化が図られ、1999（平成11）年3月に「ダイオキシン対策推進基本指針」が策定され、翌年には「ダイオキシン類対策特別措置法（ダイオキシン法）」が施行され、排出規制基準、常時監視、汚染土壌対策などが定められ対策が推進されている。法規制などにより、2003（平成15）年には1997（平成9）年と比して約95％の削減が達成された。

● PCB対策

PCBは、化学的に安定、不燃性で、トランスなどの絶縁油、熱交換器の熱媒体などに使用されていたが、1972（昭和47）年に旧通産省の指導で生産・販売の中止、製造などの禁止措置がとられた。しかし、PCBを使用した製品は耐用年数を経過するまで使用され、現在も処理されずにいるなど重要な課題になっている。

その他、殺虫剤に使用されている有機スズ化合物、新築・改築家屋のホルムアルデヒドなどの化学物質も問題になっている。

Motto! 環境省は、1998（平成10）年5月に「**環境ホルモン戦略計画SPEED'98**」をまとめ、野生動物における蓄積状況、一般環境中の検出状況を調査し、魚類などが環境ホルモンを有することが推察された。2005（平成17）年3月、SPEED'98を改訂し、「**化学物質の内分泌かく乱作用に関する環境省の今後の対応方針について──ExTEND2005**」をとりまとめた。この方針に基づき生態系への影響などについて取組みを進めてきたが、近年、米国、EUをはじめ、OECD（経済協力開発機構）等において内分泌撹乱化学物質の評価に関する検討が本格的に進められていることを受けて今後の進め方の方針を見直し、2010（平成22）年7月、「化学物質の内分泌かく乱作用に関する今後の対応－EXTEND2010－」を公表し、各種の取組みを推進している。

Chapter I 公衆衛生看護学概論

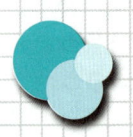

6. 地域の人々の保健関連行動

Check Words!!

■■ 保健行動とは
　保健行動

■■ 目的別保健行動
　セルフケア行動
　コンプライアンス行動・アドヒアランス行動
　ウェルネス行動
　セルフ・エフィカシィ
　セルフ・エスティーム
　保健行動のシーソーモデル

保健行動とは

保健行動

定義　保健行動とは、人々が自らの健康の増進、維持、回復を目的として行うあらゆる行動であり、健康のあらゆる段階にみられる。保健行動は、理論的に健康上好ましい行動であるか否かにかかわらず、本人が自身の健康の増進、維持、回復を目的として行うものを指す。健康のために好ましい保健行動を**健康行動**といい、本人にとって保健行動であっても、専門家からみて健康上不適切な保健行動は**不健康行動**である。

分類　保健行動の分類には、次のようなものがある。

(1) キャスルとコブ(Kasl, S. V. and Cobb, S.)の3分類 ▶ 1966年に示された分類で、病気の発展段階の分類にそって、健康段階から治療段階までを、症状のない状態における**病気予防的保健行動**、症状経験後の**病気対処行動**、回復をめざしてとる**病者役割行動**に分類しており、従来用いられてきたが、最近では、健康のあらゆる段階における行動へと概念が拡大された。

(2) 健康段階別保健行動の分類(宗像による) ▶ 健康段階別に、健康問題を主観的にどのように気づくかといった視点から分類しており、健康状態にある人が、不健康を生み出す身体的心理的社会的な行動習慣を修正するために行う**健康増進行動**や**健康保持行動**、病気につながる行動を避け、予防や早期発見のために行う**予防的保健行動**、心身のストレス状態に気づき、休養や気分転換を図るなどの**病気回避行動**、病気に気づき回復を目指す**病気対処行動**、自らの終末を意識しはじめてからとる**ターミナル対処行動**などの段階がある。

(3) 目的別保健行動の分類 ▶ 保健行動を目的別にみると、自らの健康の保持増進のための自己管理に力を入れる**セルフケア行動**、医療従事者の指示する治療法を守ることを目的とした**コンプライアンス行動・アドヒアランス行動**、健康に対する自己の可能性を個性的に実現しようとする**ウェルネス行動**に分類される。

目的別保健行動

セルフケア行動

概　念　**セルフケア**とは、「自分自身の生命や健康について責任をもって意志決定し行動すること」を指し、慢性疾患増加などの疾病構造の変化の影響を受けて1970年代より論じられている。**セルフケア行動**とは、健康問題への自己認識力や自己解決力を育て、健康の保持増進のための自己管理に力を入れることである。

オレム(Orem, D. E.)は、「個人が生命と健康と安寧に関わる発達と機能に影響を及ぼす要因を調整するために、生活の中で自発的に自分または環境に向けて行う行動」と定義している。**宗像恒次**は、セルフケア行動のもつ積極的な意味を強調し、治療的な効果よりも、対象者が自らの健康問題に対し、身近な社会資源を活用して解決に努め、健康についての認識力・実行力を育て、自己決定に基づき積極的に行動できるようになることに価値を置いている。援助者は、人々が自分らしい生き方のために、自己の本当の欲求を知り、物事を決定できるように支援する技術が必要である。

コンプライアンス行動・アドヒアランス行動

概　念　両者は、医療従事者の指示する治療法を正しく守ることを目的とした患者の行動である。

コンプライアンス(compliance) ▶ 服従、従順、承諾などの訳語であり、**コンプライアンス行動**とは、専門家が健康のために必要であると考えて勧めた指示(たとえば通院、服薬、運動など)に患者が応じて、それを遵守しようとする行動である。コンプライアンス行動が、やらねばならないという外的な動機から引き起こされ、患者自身が自己の健康上の問題を自分のこととして正しく理解せず、専門家の判断に盲目的に服従することは、セルフケア意識が育たないなどの批判からアドヒアランスと言い換えられるようになった。

アドヒアランス行動 ▶ 本人が自己の健康上の問題を正しく認識し、主体性な意志により医療従事者の指示する治療法を正しく守れる行動をいい、専門職者が、患者が自己の問題をどのように認識しているかを確認しながら、自らが取り組めるような介入をすることにより成り立つものである。

ウェルネス行動

概念

ウェルネスの概念は、1981年、**トラビス**と**ライアン**(Travis, J. W. and Ryan, R. S.)が提唱したもので、自分の本当に欲する人生をつくり出し成長するには、あらゆる苦難の体験をも建設的に捉え、自己の個性や周りを愛することが必要であるとの考え方である。

ウェルネス行動とは、いかなる健康段階にあっても、人間の可能性の個性的実現を目的とする行動であり、健康段階別の保健行動が、病気や死、あるいはそれに伴う不安や恐れへの対処行動であるのに対し、ウェルネス行動は、健康を志向する行動である。

ここでいう健康(wellness)とは、人間の生活の質(QOL)の向上を重視しており、病気や障害の有無、体力の強弱にかかわらず自分自身がよりよく生きるためにとられる行動である。

Motto! ウェルネス行動には、自分で判断し、責任をもち、自己を受容する能力が必要であり、援助者には、人々が自己の感情や欲求と葛藤しながら自己成長する過程への支援技術が求められる。

セルフ・エフィカシィ

バンデューラ(Bandura)が社会的学習理論を展開するうえで重要な要因であるとして開発し提唱した理論である。

概念

セルフ・エフィカシィ(self-efficacy)とは、「自分が望む結果を得るのに必要なことを実行することができるという確信」をいい、自己効力または**自己効力感**と訳される。セルフ・エフィカシィは2つの期待概念から成り立っており、ある行動がどのような結果をもたらすかという本人の判断を**結果予測(結果期待)**といい、その行動が自分には上手く実行できると思っているという自信を**効力予測(効力期待)**という。そして、自分がどの程度効力予測をもっているかを認知したときに、その人には「自己効力感」があるという。

慢性疾患の自己管理や保健行動を実践するうえで、その行動をとるとよい結果が期待できること、その行動が上手くできるという自信があることは、その行動をとる可能性を高くし継続につながる。

影響要因

自己効力感を高めることに影響する要因としては、①成功体験をもつ(制御体験)、②他者の行動を観察する(代理体験、モデリング)、③自分の行動を評価してある基準に合致していれば行動を強化する(自己強化)、あるいは他者から説得的な暗示を受ける(社会的説得)、④生理的状態や感情面で変化を体験するの4つがあり、中でも最も影響が大きいのは、①の制御体験である。

セルフ・エスティーム

概念　セルフ・エスティーム(self-esteem)とは、「人が自分自身に対してもつ自尊心や自己受容の感情」をいい、**自尊感情**・**自己価値感**、**自己尊重**などと訳される。自分を客観的に評価することを通して無意識の自分を探り、自分を知り、好きになり、大切にすることができる自己肯定能力のことである。

規定要因　セルフ・エスティームを規定する要因として、**クーパースミス**(Coopersmith,S.)は、①重要な他者から受けている尊敬、受容の量、②社会で保持している自分の地位と、それを獲得するまでの成功の歴史、③自分の価値・願望、④自分の価値を低下させることが起きた際に自分を守る能力の4つを挙げている。健康との関連でみると、自己を肯定的に捉えるか、否定的に捉えるかは、個人の適応と重要なかかわりがあり、適応状態が崩れると、生理的には精神・神経・内分泌・免疫系の平衡が崩れて心身症が生じ、精神的には情緒不安定、不安、劣等感などから神経症やうつ状態に陥ることも考えられる。

セルフ・エフィカシィとの関連▶セルフ・エスティームの高さと**セルフ・エフィカシィ**の強さは正の相関があるとされており、セルフ・エスティームが高いことは、ライフスキルの向上、健康的な行動変容に有効である。

保健行動のシーソーモデル

健康を求めて行う行動は「保健行動」とよばれるが、その実行に影響する要因を理論づけたモデルとして、"保健行動のシーソーモデル(宗像,1978；1996)"がある(図2)。

図2　保健行動のシーソーモデル

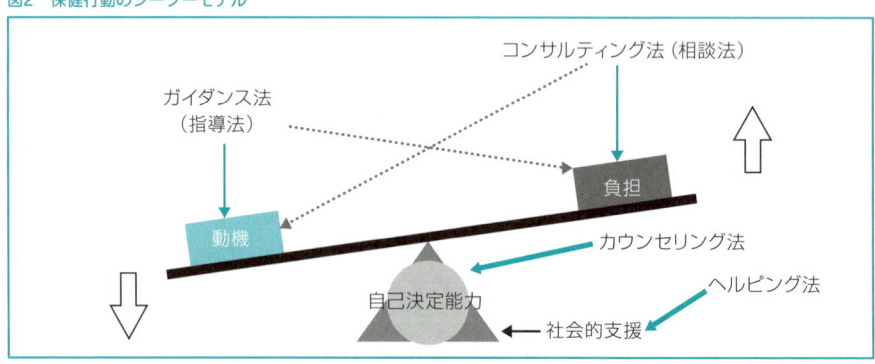

荒賀直子・後閑容子編「公衆衛生看護学.jp 第3版データ更新版」インターメディカル.2013.p.96

このモデルでは、人間の保健行動が、行動を促進する何らかの動機（左）と行動を妨げる負担（右）とのシーソーバランスによって決定されることを示し、動機要因（**保健行動動機**）を強め、その行動に伴う負担要因（**保健行動負担**）が弱まるよう支援することが効果的であるとしている。

保健行動動機(health behavior motives)としては、自覚症状、検査データ、疾病の既往、健康に対する信念、健康についての学習などがあり、**保健行動負担**(health behavior burdens)としては、検査費などの経済的負担、運動などに伴う身体的負担、新しいことを始める心理的負担、時間的負担などがある。

理論の活用　この理論を活用した援助法として、動機づけを強化し負担を軽減する方法を助言する**ガイダンス法**（**指導法**）、負担となることの相談を受け、解決法をアドバイスする**コンサルティング法**（**相談法**）、本人の問題解決を直接助ける様々な資源・支援を活用させる**ヘルピング法**がある。

また、本人自らがシーソーの支点を動かし、自らの意志で動機を強め、負担を軽減し、周りからの支援を活用する自己決定能力を高めてセルフケア行動がとれるよう支援する**ヘルスカウンセリング法**は、自己決定を効果的に促す方法であり、援助者の側に、支援できるカウンセリング技術が不可欠である。

Chapter I 公衆衛生看護学概論

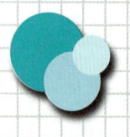

7. 国際保健

Check Words!!

国際保健医療協力
国際保健医療協力
国際交流
国際協力

国際連合とその他の機関
国際連合(UN)とは
国連ミレニアム開発目標(MDGs)
世界保健機関(WHO)
国連児童基金(UNICEF)
政府開発援助(ODA)
国際協力機構(JICA)
海外青年協力隊

国際保健医療協力

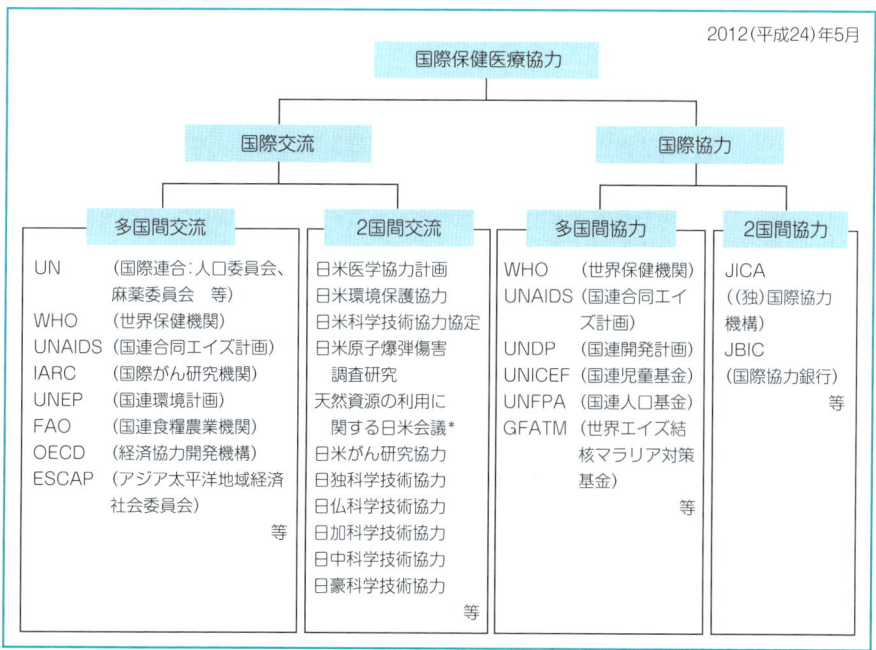

◯国際保健医療協力

目的　グローバリゼーションが進み、国を越えて拡大するエイズ、SARS、結核などの問題に対応することは緊急の課題であるが、一方、プライマリヘルスケアの理念に基づく保健活動をめざすうえで、母子保健、環境問題、予防接種などの国による格差を解消することはきわめて重要であり、その具体的な活動として「国際保健医療協力」の仕組みがある。

国際保健医療協力の仕組み▶国際保健医療協力は、**国際交流**と**国際協力**に大別され、さらに、国際交流には**多国間交流**と**2国間交流**が、国際協力には**多国間協力**と**2国間協力**がある（図3）。

図3　国際保健医療協力の状況

2012（平成24）年5月

国際保健医療協力
├ 国際交流
│ ├ 多国間交流
│ │ - UN（国際連合：人口委員会、麻薬委員会　等）
│ │ - WHO（世界保健機関）
│ │ - UNAIDS（国連合同エイズ計画）
│ │ - IARC（国際がん研究機関）
│ │ - UNEP（国連環境計画）
│ │ - FAO（国連食糧農業機関）
│ │ - OECD（経済協力開発機構）
│ │ - ESCAP（アジア太平洋地域経済社会委員会）　等
│ └ 2国間交流
│   - 日米医学協力計画
│   - 日米環境保護協力
│   - 日米科学技術協力協定
│   - 日米原子爆弾傷害調査研究
│   - 天然資源の利用に関する日米会議＊
│   - 日米がん研究協力
│   - 日独科学技術協力
│   - 日仏科学技術協力
│   - 日加科学技術協力
│   - 日中科学技術協力
│   - 日豪科学技術協力　等
└ 国際協力
   ├ 多国間協力
   │ - WHO（世界保健機関）
   │ - UNAIDS（国連合同エイズ計画）
   │ - UNDP（国連開発計画）
   │ - UNICEF（国連児童基金）
   │ - UNFPA（国連人口基金）
   │ - GFATM（世界エイズ結核マラリア対策基金）　等
   └ 2国間協力
      - JICA（（独）国際協力機構）
      - JBIC（国際協力銀行）　等

＊有毒微生物部会で協力している
厚生統計協会「国民衛生の動向　2012/2013」2012. p.36

国際交流

目的　国際交流は、行政上の調整、技術・情報の交換、人事交流などを行ってその国が抱えている諸課題の解決や科学技術の向上を図ることを主眼としている。

多国間交流▶ UN（国際連合：人口委員会、麻薬委員会等）、WHO（世界保健機関）、UNAIDS（国連合同エイズ計画）、IARC（国際がん研究機関）、FAO（国際食糧農業機関）、OECD（経済協力開発機構）、ESCAP（アジア太平洋地域経済社会委員会）などによるものがある。国際的に統一的な基準に基づく資料の収集・提供、セミナーや会議などでの意見交換などが行われている。

2国間交流▶ 日米医学協力計画、日米衛生統計会議、日米環境保護協力、日米科学技術協力協定、日米原子爆弾傷害調査研究、日米がん研究協力など「アメリカ」との交流が多い。その他に、ドイツ・フランス・カナダ・中国・オーストラリアなどとの医学・医療、環境などに関する科学技術協力がある。

国際協力

目的　国際協力は、開発途上国に対してわが国の有する人的・物的・技術的資源を提供し、当該国の保健医療の質向上を図ることを目的としている。

多国間協力▶ 国際機関を通じた協力活動で、WHO（世界保健機関）、UNICEF（国連児童基金）、UNFPA（国連人口基金）、UNAIDS（国連合同エイズ計画）、UNDP（国連開発計画）、GFATM（世界エイズ・結核・マラリア対策基金）などを通して、途上国活動に力を入れている。

2国間協力▶ 日本と中国、日本とネパールなど途上国への2国間での協力活動を指し、開発途上国の自助努力を支援し、その経済・社会の発展、国民福祉の向上、住民生活の安定を目的に資金協力や技術協力を行っている。

　2国間協力は、主として**ODA（政府開発援助）**として実践され、実施母体としては、**JICA（国際協力機構）**や**OECF（海外経済協力基金）**などがあり、保健・医療協力として、専門家派遣、研修員の受け入れ、機材供与の3形態がある。また、**NGO（非政府組織）**の活動も近年活発になりつつある。

国際連合とその他の機関

○ 国際連合（UN）とは

概念・理念 　国際連合(United Nations：UN)は、国際連盟(1919～1946年)の後を受けて、第二次世界大戦直後に設立された、国際平和と安全の維持、経済や社会等に関する国際協力の実現をおもな目的とする普遍的な平和機構であり、本部は、アメリカ合衆国のニューヨーク・マンハッタン島にある。

設立の経緯 　アメリカ合衆国・イギリス・ソビエト連邦・中国等の連合国を中心に1945年4月から6月にかけて協議され、同年10月にサンフランシスコで開かれたサンフランシスコ会議における「国連憲章」の署名により正式に発足した。

　発足時の加盟国は51カ国であったが、2011年7月現在の加盟国は193カ国で、世界のほとんど全地域を網羅しており、現在国際社会に存在するもっとも広範・一般的な権限と普遍性を有する組織といわれている。

目　的 　国連の目的(国連憲章第1条)は次の3つである。

> ① 国際平和・安全の維持
> ② 諸国間の友好関係の発展
> ③ 経済的・社会的・文化的・人道的な国際問題解決のため、および人権・基本的自由の助長のための国際協力

💡Motto!　わが国は、人間の安全保障に直結する地球規模課題として保健医療分野での取組みを重視し、母子保健、感染症対策、公衆衛生上の緊急事態への対応等に積極的に関わっている。

○ 国連ミレニアム開発目標（MDGs）

概念・理念 　2000(平成12)年9月、「国連ミレニアムサミット」において、2015年を達成期限とする8つの**ミレニアム開発目標(Millennium Development Goal：MDGs)**が掲げられ、これを機に、**世界エイズ・結核・マラリア対策基金**が設立された。

　8つの目標とは、①極度の貧困と飢餓の撲滅、②普遍的な初等教育の達成、③ジェンダーの平等の推進と女性の地位向上、④幼児死亡率の引き下げ、⑤妊産婦の健康状態の改善、⑥HIV／エイズ、マラリア、その他の疾病の蔓延防止、⑦環境の持続可能性の確保、⑧開発のためのパートナーシップの構築である。

Chapter I 公衆衛生看護学概論

歴史・変遷　2008(平成20)年の**G8北海道洞爺湖サミット**では、保健問題への包括的アプローチの重要性が提起され、G8保健専門家による**国際保健に関する洞爺湖行動指針**が発表された。

2010(平成22)年には、達成期限まで5年の節目として、母子保健、三大感染症(エイズ・結核・マラリア)対策、公衆衛生上の緊急事態への対応の3つを柱とする**国際保健政策2011-2015**が策定された。

● 世界保健機関(WHO)

概念・理念　1946年、ロンドンで開催された第1回国際連合経済社会理事会で設置が決定され、同年の国際保健会議(ニューヨーク)で**WHO憲章**を採択、61カ国が調印した。

WHO憲章は、国際連合の加盟26カ国の批准を経て、1948年4月効力を発生した。この日を記念し4月7日を**世界保健デー**としている。

わが国は、1951年の第4回総会で75番目の加盟国として認められた。2012年4月現在の加盟国は194カ国、毎年1回スイスのジュネーブで世界保健総会が開催され、WHOの方針、計画予算等が決定される。

おもな活動　WHOのおもな活動として、伝染病対策、衛生統計、基準づくり、技術協力、研究開発等保健分野の広範な活動を実施しており、代表的な活動に、ポリオ根絶計画(予防接種の拡大等)、エイズ対策(2002年:世界エイズ・結核・マラリア対策基金の設立等)、たばこ対策(2003年:たばこ規制枠組み条約の採択等)、健康危機管理(2005年:感染症の国際伝播防止のための国際保健規則の改正等)が挙げられる。

> 💡**Motto!**　わが国は、WHOに積極的な貢献をしており、WHOの目的とする「人類の健康の享受」に対して2012年では総分担金額の約13%(世界第2位)を負担し、開発途上国からの研修生受け入れ、専門家の派遣、各種の技術提供などの保健医療協力に大きく寄与している。

● 国連児童基金(UNICEF)

歴史・変遷　国連児童基金(United Nations Children's Fund：UNICEF)は、国連の経済社会理事会の常設下部機構で、開発途上国の児童養護計画等に対する援助を行っている機関である。本部はニューヨークにある。1946年、戦災国の児童の救済を行うために「国連国際児童緊

急基金」として設立され、その後、開発途上国全体へ活動の場を拡大した。1953年、現在の名称に改称した。1965年、ノーベル平和賞受賞。

現在、2005年9月に採択された「ユニセフ中期事業計画（2006～2013）」の目標を達成するために、次の5つの重点分野に焦点を当てて活動している。

① 子どもの生存と成長　　② 基礎教育とジェンダー格差の是正
③ HIV/エイズと子ども　　④ 子どもの保護
⑤ 政策分析と政策提言、およびパートナーシップ

● 政府開発援助（ODA）

定義　ODA（Official Development Assistance）は、開発途上国の持続可能な社会経済の発展と福祉に寄与するために活用される基金である。資金協力には、返済義務のある「有償資金協力」と返済義務を課さない「無償資金協力」がある。

有償資金協力▶ JICA（国際協力機構）により病院や水道などの施設建設などに資金を貸し付けるものである。

無償資金協力▶ 一般無償援助、水産関係援助、食料援助、食糧増産援助などがあり、保健医療協力は一般無償援助の中に含まれている。病院、看護学校、水道などの施設建設や医療資機材整備に使用される。

● 国際協力機構（JICA）

概念・理念　JICA（Japan International Cooperation Agency）は、独立行政法人国際協力機構法に基づき設立された機関で、開発途上国からの研修生の受け入れ、専門化派遣、機材供与の3つの形態の協力を行っている。また、**海外青年協力隊**の派遣、災害発生国への**国際緊急援助隊**（医療チーム）派遣などの事業を行っている。

● 海外青年協力隊

海外青年協力隊の活動は、現場の人々と生活や労働をともにしながら協力活動を行い、青年の自己形成を行うことを目的とする。派遣期間は原則2年間、職種は160種に及ぶ。看護職の役割は、巡回診療や母子保健、健康教育、感染症対策、人材育成等である。

Column 大切にしたい「保健師活動の原点」〜 その３〜

原点２：地域住民の健康課題を明確化し、計画を立て、支援する能力

　"地域をみる""地区診断"などの用語は、保健師にとって最も身近で、保健師が専門職と称される所以だと思います。地域の保健師さんたちから、"忙しくて地区診断をする時間がない""担当している事業に振り回されている自分がいる"などと聞くにつけ、かつての私たちが"地域をみる"ことを当たり前のように体験し、毎日が刺激的で心揺さぶられる日々であったことを思うと、私の師である先輩たちや地域の方々に感謝の念でいっぱいになります。

　でも、公衆衛生看護の本質や目的を考えると、できないと言って漫然と仕事をするわけにはいきません。健康を衛るという側面からの"地域づくり"、そこに活動の本質があるとすれば、地域の人々のニーズに合致しない、決められた事柄を決められたようにする事業に真の価値を見出すことはできません。人々の生活の場や暮らしの様子を見極めながら、健康障害の背景にある問題や課題を明確にして解決策を導き出す、そういう仕事の仕方を少しずつでも進めていきたいと思います。

　仕事に就くと、学生時代のように"地区診断"だけをしているわけにはいきませんが、担当地区や集団を構成する人々の日常生活や環境、健康課題に関心をもち、担当の事業を進めるに当たっても、"何のために（目的）、誰のために（対象）、どのように活動し（実施計画・方法）、どのような成果を期待するのか（目標・評価）"を問いながら、できるところから情報収集やアセスメントを行い、住民に責任の持てる計画を立てて実践していきましょう。

　一人の力は限られていますが、先輩たちが住民とどんな関係を築き、実践し、何を感じながら歩んできたか、その足跡に耳を傾け、あるべき姿を共に描き、よい活動を継承して行かれることを願っています（p.81 コラムへ続く）。

Chapter II
公衆衛生看護方法論

Chapter II 公衆衛生看護方法論

1. 家庭訪問・健康相談

Check Words!!

- ■■■ 保健指導の目的と特性
  - 保健指導
  - 地域保健法と保健指導
- ■■■ 家族関係の理論と家庭訪問
  - 家族
  - 家族の形態
  - 家族の機能
  - 家族の発達
  - 家族システム理論
  - 家族ストレス対処理論──ジェットコースター・モデル
  - 家族ストレス対処理論──二重ABCXモデル
  - 家系図とエコマップ
  - 家庭訪問
  - 家庭訪問の優先順位
- ■■■ 健康相談・健康診査
  - 健康相談
  - 相談面接の技術
  - 健康診査
  - 健康診査の実施方法
  - 検診(スクリーニング)
  - がん検診

保健指導の目的と特性

● 保健指導

根拠法 　**保健師**とは、**保健師助産師看護師法**において「厚生労働大臣の免許を受けて、保健師の名称を用いて、**保健指導に従事することを業とする者**をいう」と規定されている。

概　念 　保健指導とは、集団や個人を対象として、健康を保持増進し疾病を予防・管理するために、専門的な立場で助言指導することである。よってその目的は、自らの健康状態を認識し、その健康問題の要因となる生活習慣や保健行動を理解して自らの意思で健康状態を改善できるよう支援することである。

特　性 　保健師による保健指導の特性は、家庭や職場、学校その他のコミュニティにおいて、健康レベルの高い人から疾病や障害をもつ個人・家族・グループまでを対象に、公衆衛生看護を基盤にした生活の視点で保健指導を行うことである。医師、歯科医師、薬剤師、助産師、看護師、栄養士、歯科衛生士などもその専門的立場から保健指導を行う。

● 地域保健法と保健指導

　地域保健法では、保健所が企画・調整・指導を行う事項として母子・高齢者・歯科・精神・難病患者の保健指導を定めている。また、市町村保健センターは、住民に対し保健指導を行うことを定めている。**健康増進法**では、市町村に生活習慣の改善に関する保健指導を義務づけ、都道府県や保健所を設置する市および特別区には、専門的な知識および技術を伴う保健指導を義務づけている。

　保健指導は相談的方法や教育的方法など多様な方法を用いて行われる。個別指導には、来所による面接相談や家庭訪問、電話相談、メール相談がある。集団指導には、学級活動、グループワークなどがある。

家族関係の理論と家庭訪問

● 家　族

定　義 　家族の定義は、婚姻関係や遺伝的つながりを重視する立場や同じ家に住み日常生活をともにする集団を家族とみなす立場など様々ある。家族看護学では、情緒的・物理的・経済的に依存し合っている2人以上の人々を家族と呼ぶ。「この犬は家族です」というように自分

たちが家族であると認識している場合には、家族員とみなされる。

特　徴

家族は性・生殖、保育、教育（社会化）、保護、介護などのケア機能を有し、役割や責任の分担と相互作用によって家族関係を保っている。また、家族は社会と密接な関係をもち、ライフサイクルの中で変化し、発達しつづけている。

家族の形態

家族には、**核家族**、**複合家族**、**拡大家族**の形態がある。最近では家族の形態が多様化し、結婚という形にとらわれない家族も多い。

核家族▶夫婦と未婚の子どもから成る。複合家族とは、一つの世帯に二組以上の夫婦が含まれる家族を指す。

拡大家族▶夫婦とその子どものほかに夫婦の兄弟や従兄弟、その配偶者、祖父母などが同じ屋根の下に住む同居形態をいう。

世帯▶家族形態の統計に用いる家族の単位を世帯という。ある時点で同居している家族を指す。厚生労働省の国民生活基礎調査での世帯分類は、単独世帯、核家族世帯（夫婦のみ世帯、夫婦（片親）と未婚の子のみの世帯）、三世代世帯、その他の世帯である。

家族の機能

家族の基本的な機能は、情緒機能、社会化機能、ヘルスケア機能、生殖機能、経済的機能など多様で包括的である。現代の家族は消費活動を主としており、社会に代替される機能が増えることによって、最後まで残される家族の機能は、子どもの社会化と情緒機能であるといわれている。

家族関係▶システム論的に家族関係を把握する場合には、凝集性、適応性、コミュニケーションの３つの視点で考える。**凝集性**とは、家族成員間の結び付きの度合いや絆であり、**適応性**とは、家族が直面する状況的・発達的な危機やストレスに対処していく力である。この２側面を促進するのが家族の"コミュニケーション"である。

家族機能のアセスメント▶保健師は、家族のもつヘルスケア機能を高めるために、家族内部の機能状態をアセスメントして働きかける。また、家族というシステムと各メンバーとの関係、家族システムとサブシステム（夫婦・きょうだい）との関係、家族システムと社会との関係という３つのレベルに分けて家族機能を測定することも可能である。

家族の発達

家族の発達段階 ▶ 家族の発達は、**婚前期**：新しい家庭を築くまで、**新婚期**：第一子誕生まで、**養育期**：乳幼児を養育する時期、**教育期**：義務教育の子どもを育てる時期、**排出（自立）期**：子どもを巣立たせる時期、**老人夫婦期**：夫婦2人暮らしの時期、**孤老期**：配偶者を失った後の時期の7段階と考えることができる。

家族の発達課題 ▶ 家族の発達段階に応じた課題を**家族の発達課題**という。具体的には表1の通りである。

表1　家族の発達段階

婚前期	①親との良好な関係を維持しながら巣立ち独立する ②将来の家庭生活を共にする人との密接な人間関係を築く ③職業的アイデンティティの確立を図り、経済的に独立する
新婚期	①満足できる結婚生活を確立する ②夫婦互いの出生家族と新たに築いた家族間ネットワークの調和を図る ③家族計画を立てる
養育期	①子どもの誕生による家族の変化に対応する ②家事や仕事と子育ての役割を夫婦間で調整する ③子どもへの援助をしようとする拡大家族や友人などと関係の調整を行う
教育期	①依存と同時に孤独を求める子どもとの親子関係を調整する ②夫婦それぞれが結婚生活・職業生活・夫婦関係を見直す ③夫婦が親へ援助をする関係を築く
排出（自立）期	①夫婦としての二者関係を再調整する ②成長した子どもと新たな親子関係を築く ③夫婦の親世代を介護する
老人夫婦期	①夫婦関係の維持と拡大家族との関係維持 ②家庭や社会での新たな役割の探求 ③親・配偶者・兄弟姉妹・友人などの喪失への対処と適応
孤老期	①経済的に自立し、一人の生活に適応すること ②健康の維持 ③身体的問題と暮らしの調整

家族システム理論

家族システムとは ▶ 家族成員が互いにそれぞれ影響しあうひとつにまとまった組織であると考える。一人の成員の行動は他の家族成員の反応を呼び起こし、結果として最初の原因をつくった人にも影響が及ぶため、家族の一員の変化は家族全体の変化となって現れる。

家族システムの意義 ▶ 家族成員一人ひとりは独立した存在であると

同時に、夫婦・親子・きょうだいなど階層性と期待された役割をもち、システム内外の変化に絶えず対応して安定状態を保とうとする。よって、家族にかかわる場合には、健康障害や問題を呈している人とその家族成員を切り離さず、家族システムが有効に機能しているかどうかをみる視点が役に立つ。

家族ストレス対処理論──ジェットコースター・モデル

概念
家族には内部に起こったストレスに対して集団として対処していく性質があることは、家族ストレス対処理論として理論化された。家族ストレス対処理論の中でもっとも古いジェットコースター・モデルは、Hill, R. により提唱され、危機に対する家族の適応過程を表している。

特徴
家族社会学の石原がそれを修正し、より明確に危機発生後の回復過程を示したものが図1である。縦軸は、家族組織化（家族のまとまり具合）の水準、横軸は時間軸を示す。たとえば、家族員が脳卒中で倒れるといった衝撃が家族に降りかかると、家族はまとまりを失って混乱する。しかし、時間の流れの中でストレスに対処することによって集団としてのまとまりを回復していく。家族によっては最終的に低いレベルまでしか回復しない場合や、非常に低いレベルから爆発的なパワー（回復角度で表現）を発揮して、以前のまとまりより高い位置まで回復を遂げる家族もある。

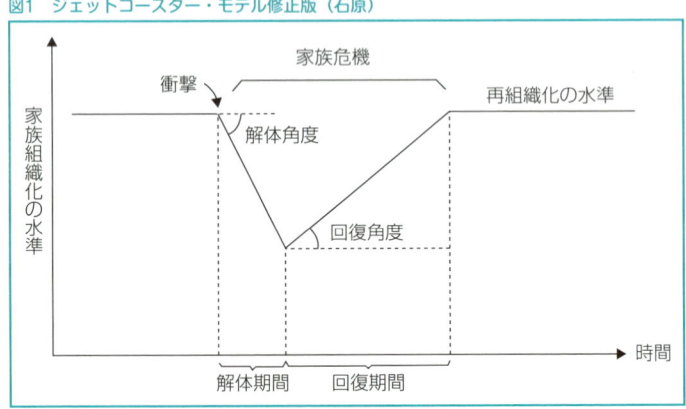

図1　ジェットコースター・モデル修正版（石原）

石原邦雄編著「家族と生活ストレス」放送大学教育振興会. 2000. p.85

●家族ストレス対処理論──二重 ABCX モデル

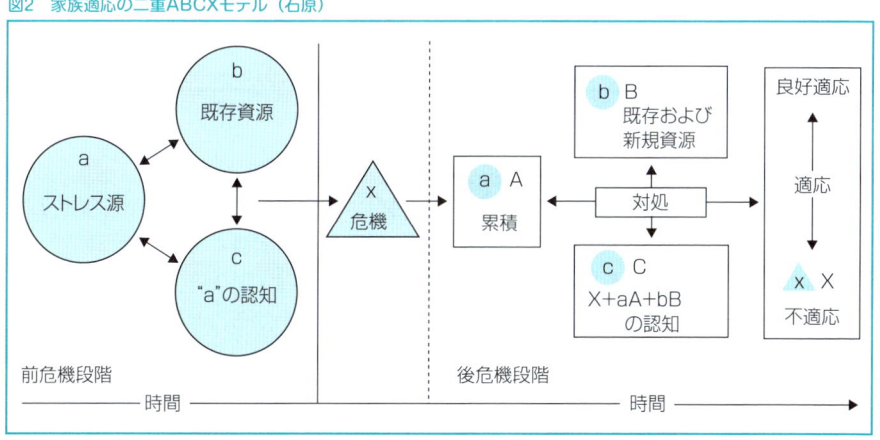

二重 ABCX モデル▶ ジェットコースター・モデルを元により長期的な視野に立って家族ストレスと危機への対処を構造化したのが、McCubbin,H.I. により提唱された二重 ABCX モデルであり、石原は家族適応のモデルとして修正版を図2のように示した。

特徴　家族の誰かが病気になったり障害をもったりすると、多くの家族は危機状態に陥るが、危機に至らず乗り越えていく家族もある。その対処は、**ストレス源**と**既存資源**（家族がもっている力）と**認知**（家族の受けとめ方）**の3要素**の相互作用で決まると説明する。

既存資源▶ その家族一人ひとりの健康状態、知識や経験、友人・知人のネットワーク、経済的な力、家族の団結力など家族がもっている力のすべてをいう。認知とは、ストレス源に対して無力だと思うか、前向きに考えるかなど、受けとめ方のことである。

危機への対処行動▶ 危機に陥ると家族は何らかの対処行動を起こし、良好適応か不適応のいずれかに至る。対処には2通りあり、①技術の獲得や社会資源の活用によって家族のもつ力を高める。②情報収集や家族会議によって家族の受けとめ方を変化させる。

モデルの活用▶ 二重 ABCX モデルの活用により、危機状態に陥らないよう家族の認知に働きかけたり、たとえ危機に陥っても家族の主体的な対処によって適応に至るよう支援することができる。

図2　家族適応の二重ABCXモデル（石原）

石原邦雄編著「家族生活とストレス」垣内出版. 1985. p.31

Chapter II 公衆衛生看護方法論

● 家系図とエコマップ

家族をアセスメントするためによく使われる道具に、家系図（genogram）とエコマップ（ecomap）がある。

家系図は家族の構成を把握するために有効であり、家族の社会とのかかわりや人間関係を把握するには**エコマップ**が有効である（図3）。

図3　家系図とエコマップの例

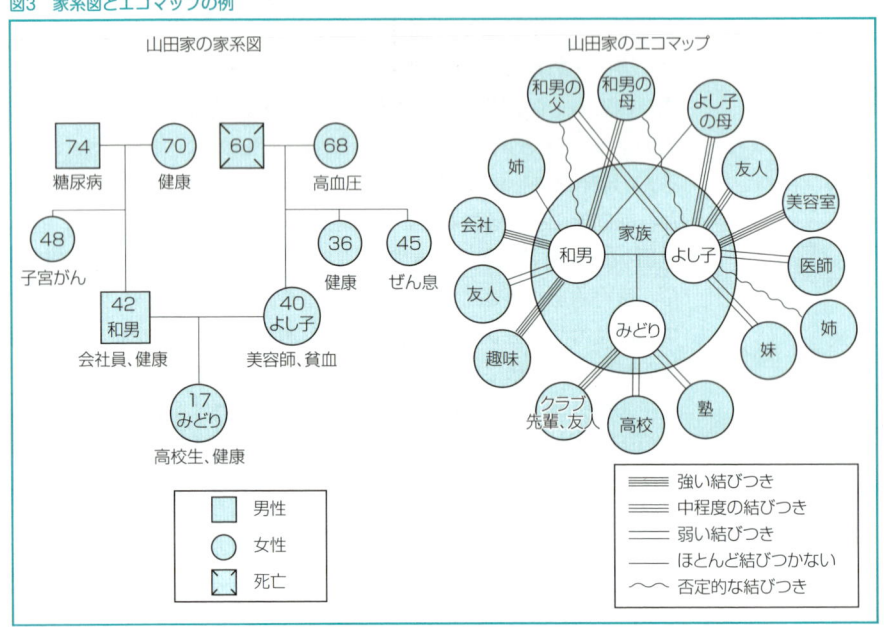

荒賀直子・後閑容子編「公衆衛生看護学.jp 第3版データ更新版」インターメディカル．2013. p.247

● 家庭訪問

法律に基づく家庭訪問▶保健師は、感染症法の結核予防に関する項目、母子保健法、精神保健福祉法、障害者基本法、介護保険法、健康保険法、児童虐待防止法、配偶者暴力（DV）防止法、障害者虐待防止法等に基づき、必要があれば対象者からの要請がなくても家庭を訪問することができる。

目的　家庭訪問の目的は、対象地域全体の健康レベル向上と人々が主体的な保健行動がとれるように支援することである。

対象　対象は健康課題を有する個人または複数の家族員である場合と家族全体である場合があり、健康課題も種々である。健康課題の背景

や生活の実態をリアリティをもって受け止め、当事者の主体性と地域の資源を活用しながら、課題解決に向けて支援する。

対象把握の方法▶ 家庭訪問は、①結核や低体重児など法律で家庭訪問を規定している場合、②各種健康診査や教室（健康教育）のフォローアップなど保健事業の目的を達成する手段として行われる場合、③本人・家族から相談を受けた場合、④医療福祉関係機関・民生委員などの関係者や住民から通報・依頼があった場合に行う。対象の把握は、状況によって異なる。

プライバシーの保護▶ 家庭訪問は多くの個人情報を取り扱うことを認識し、訪問場面や関係者への情報提供の際にはプライバシー保護に配慮するとともに、事例検討等では、個人が特定されないよう注意する。

家庭訪問の優先順位

家庭訪問の目的は地域全体の健康レベルの向上にあり、組織として訪問の優先順位を決めておく必要がある。優先順位は、本人・家族の生命の危機や周囲に及ぼす影響の大きさ、問題が深刻になっていくことの予測から判断していく。災害時の安否確認や自傷他害のおそれがある場合、心身の状態の急激な悪化、児童虐待のように生命の危機に直面する問題を抱えるケースなど、放置すると本人に重大な被害が起こることが予測される場合は緊急性が高い。

感染症や食中毒の集団発生、治療中断や放置による健康問題の深刻化は、地域全体として健康レベルの低下につながる。家族の力量が弱く、キーパーソンの不在や家庭内に複数の問題状況がある場合は家族だけでは問題解決が困難と予測され、訪問による家族支援が必要である。

健康相談・健康診査

健康相談

健康相談は、対象者自身が健康上の問題を自発的に相談することが基本である。健康診査の結果から健康相談の必要性がある対象者を保健師側から呼び出す場合には、相談者の問題意識にばらつきがみられることがある。保健師が単独で行う健康相談には、保健所や市町村保健センターで行う健康相談や受持ち地区の公民館などに出向いて行う出張相談がある。栄養士・理学療法士・作業療法士・臨

床心理士・ケースワーカーなど他の関連職種と協働して行う健康相談も必要に応じて計画される。

相談面接の技術

相談室の確保▶ 相談者のプライバシー確保のために相談室や診察室など独立した場の設定を行う。公民館などで独立した個室が確保できない場合も安心して相談できる環境をつくる。

信頼関係の樹立▶ 相談開始の前に、まず使える時間を対象者と確認する。守秘義務があるため、知り得た情報を相談者の許可なく公表しないことを約束し、安心させる。導入では互いに自己紹介を行い、自分のペースで自由に話して良いという雰囲気と何を話しても安全であるという信頼関係をつくる。

相談場面における留意点▶ 相談者が話しはじめたら腰を折らずに聴くこと、相手の話に善し悪しの判断を加えずに"傾聴"すること。また、相談者に「はい」「いいえ」の回答を求める「閉じた質問」ではなく、相談者が充分に語れるように「開いた質問」を基本に進める。

健康診査

目的　健康診査は、疾患発症の可能性を高める危険因子の有無を診査し、個人の健康状態をアセスメントすることによって適切な保健指導につなげることを目的とする。利用者にとっては自分の健康状態を自覚し、セルフケアを促す良い機会となる。

法に基づくおもな健康診査▶ 妊産婦健康診査、乳児健康診査、1歳6か月児健康診査、3歳児健康診査（母子保健法）、学校での健康診査（学校保健安全法）、産業保健での健康診査（労働安全衛生法）、特定健康診査（高齢者医療確保法）などがある。

健康診査の実施方法

健康診査は、地域保健活動の一環として行われるので、地域・職域・学校と連携を図り、疾病の早期発見・早期治療に努める。評価を行い、次年度の健康教育・健康相談・家庭訪問等へ反映させる。

評価の視点▶ 健康診査の目標の達成状況および達成状況に影響を及ぼした要因、健康診査の運営・実施に関する評価、健康診査の結果に関する評価（受診者の健康状態の把握）である。

未受診者の把握と支援▶ 健康診査未受診者の中に健康問題を抱えている人が含まれることが予測されるので、未受診者の確認と受診勧奨を行い、二次予防として適切な医療への橋渡しを行う。

● 検診（スクリーニング）

目 的　　検診は疾病の早期発見と早期治療（二次予防）を目的とする。健康状態を知る目的で行われる健康診査とは意味合いが異なり、特定の検査や標準的な手段を用いて、がんなどの異常の可能性を検出する。

検診の条件▶スクリーニング検査の条件には、対象となる疾病を早期に検出できる精度の高さ、早期に発見された人々に対する効果的治療法の確立、検査目的に対応するハイリスク集団の存在、人々に受け入れられる検査内容・方法（危険性が少ない）、費用・便益に優れていることが必要である。

● がん検診

法的根拠　　健康増進法に基づく健康増進事業として市町村が実施する。2007（平成19）年のがん対策基本法、2008（平成20）年のがん予防重点教育およびがん検診実施のための指針によって積極的に推進している。

がん検診の内容▶がん検診には、表2のような種類がある。

表2　がん検診の種類と内容

種類	検査項目	対象者	受診間隔
胃がん検診	問診および胃部エックス線検査	40歳以上	年1回
子宮がん検診	問診、視診、子宮頸部の細胞診および内診	20歳以上	2年に1回
肺がん検診	問診、胸部エックス線検査および喀痰細胞診	40歳以上	年1回
乳がん検診	問診、視診、触診および乳房エックス線検査（マンモグラフィ）	40歳以上	2年に1回
大腸がん検診	問診および便潜血検査	40歳以上	年1回

ココミル 成人保健活動（がん対策）(p.143)

Chapter Ⅱ 公衆衛生看護方法論

2. ケアマネジメント

Check Words!!

■ ケアマネジメントとは
ケアマネジメントの目的
ケアマネジメントの制度化
ケアマネジメントの定義
ケアマネジメントの構成要素

■ ケアマネジメントのプロセス
対象者の把握
アセスメント
援助方針の決定・ケアプランの作成
ケア計画の実施
モニタリング・評価、ケアプランの修正
ケアの終結と評価
事例の管理・情報管理

ケアマネジメントとは

ケアマネジメントの目的

　　　　　　高齢者や障害者などの援助を必要とする人々（以下、要援助者という）が、地域社会の中で生活を継続するためには、専門分化しているサービスや制度上異なるサービスなどを見極め、総合的・一体的・効率的に各種のサービスを提供することが必要である。

　保健師は、これまで公衆衛生看護活動の一部としてケアマネジメントの機能を果たしてきたが、高齢者・障害者等に対する支援機能として法的に位置づけられたこと、市町村の福祉部門、地域包括支援センター等に配置される保健師が増加していることなどから、支援技術の一つとして専門性をもって関わることが期待されるようになった。

　ケアマネジメントの目的は、要援助者が適切なサービスを選択し、円滑に利用できるよう調整することにより、要援護者の自立を支援し、生活の質を高めること、ひいては、要援護者が地域生活を継続できるためのコミュニティケアの推進である。

ケアマネジメントの制度化

　1994（平成6）年、「在宅介護支援センター実施要綱」において、"個別処遇計画の策定（ケースマネジメント）"が明文化され、在宅の要援護者および介護者に対して、総合的な相談に応じ、ニーズに対応した各種のサービスを総合的に調整する役割が明記された。同年、「地域保健法」が制定され、「地域保健対策の推進に関する基本的な指針」において、保健師等の機能として"ケアコーディネーション"という言葉が、初めて公式に使われた。

　1995（平成7）年、「新たな高齢者介護システムの確立について―老人保健福祉審議会中間報告」において、公的介護保険制度が提唱され、"ケアマネジメント"という用語が用いられた。

　2000（平成12）年、介護保険制度がスタートし、"居宅介護支援（ケアマネジメント）"が制度として明文化され、**介護支援専門員（ケアマネジャー）**が誕生した。

　2005（平成17）年、「障害者自立支援法」が制定され、マネジメントを担う役割として、**相談支援専門員**の配置が明記された。

Chapter Ⅱ 公衆衛生看護方法論

ケアマネジメントの定義

ケアマネジメントの定義は、歴史的な背景や専門性などにより特徴があるが、社会福祉の専門家および看護職の代表的な定義と法的に明文化されている定義を例示する。

(1) 日本にケースマネジメントという概念を広めた白澤政和氏の定義▶「対象者の社会生活上での複数のニーズを充足させるため、適切な社会資源と結びつける手続きの総体」

(2) 日本看護協会訪問看護検討委員会の定義▶「利用者のニーズに応じて各々に適した資源を調整し、必要とされる他職種他機関と連携しながら全体を統合させ、問題解決を目指すこと。さらに、個別のニーズに応じて、不足する社会資源をアセスメントし、地域ケアシステムを形成発展させること」

(3) 「介護保険法」における定義▶第8条第21項。

(4) 障害者自立支援法における定義▶第5条第17項。

|ココミル| 障害者(児)保健活動(障害者自立支援法)(p.176)

ケアマネジメントの構成要素

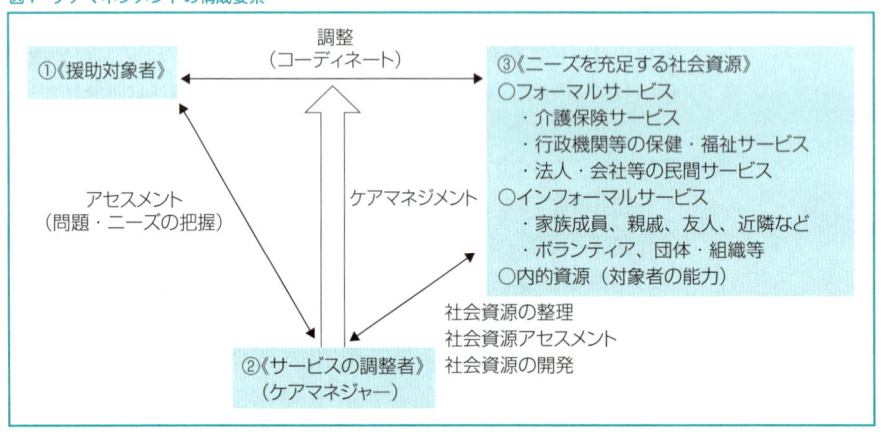

ケアマネジメントの構成要素は、①ケアマネジメントを必要とする人(対象者)、②サービスの選択・調整を行う人(ケアマネジャー)、③対象者のニーズを充足する社会資源の3要素から構成される(図4)。

図4 ケアマネジメントの構成要素

```
①《援助対象者》 ←― 調整(コーディネート) ―→ ③《ニーズを充足する社会資源》
                                        ○フォーマルサービス
                                          ・介護保険サービス
                                          ・行政機関等の保健・福祉サービス
                                          ・法人・会社等の民間サービス
         ↑                ↑             ○インフォーマルサービス
   アセスメント         ケアマネジメント         ・家族成員、親戚、友人、近隣など
   (問題・ニーズの把握)                      ・ボランティア、団体・組織等
         ↓                ↓             ○内的資源(対象者の能力)

            ②《サービスの調整者》
              (ケアマネジャー)
                                社会資源の整理
                                社会資源アセスメント
                                社会資源の開発
```

すなわち、ケアマネジメントは、援助を必要とする対象者の問題・ニーズをアセスメントし、一方で、対象者が生活している地域において活用できる社会資源のアセスメントを行い、両者を適切に結び

つけることにより対象者のニーズを充足させる援助の方法であり、その役割を担うのが**ケアマネジャー**である。

ケアマネジメントのプロセス

ケアマネジメントのプロセスは、一般的に6つの段階により展開される。

①対象者の把握（対象者の発見、スクリーニング、インテーク）、②アセスメント、③援助方針の決定・ケアプランの作成、④ケアプランの実施、⑤モニタリング・評価→ケアプランの修正、⑥ケアの終結・評価であり、モニタリングや評価結果を生かして再アセスメントを行いケアプランの立て直しをしていくという**循環するプロセス**である（図5）。

図5　ケアマネジメントの過程

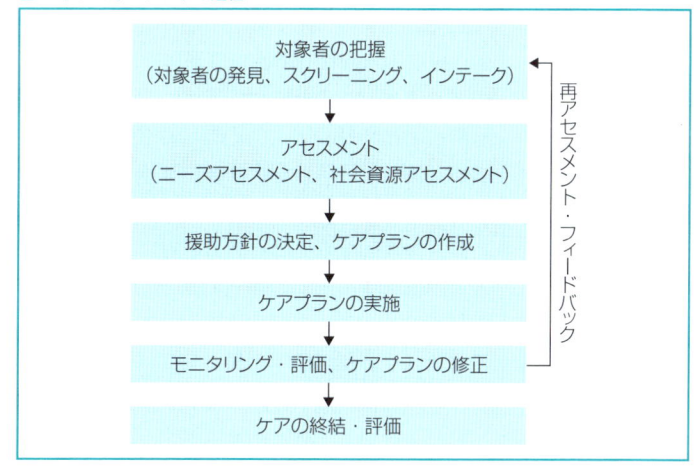

```
対象者の把握
（対象者の発見、スクリーニング、インテーク）
          ↓
アセスメント
（ニーズアセスメント、社会資源アセスメント）
          ↓
援助方針の決定、ケアプランの作成
          ↓
ケアプランの実施
          ↓                        ┐再アセスメント・フィードバック
モニタリング・評価、ケアプランの修正 ┘
          ↓
ケアの終結・評価
```

◯ 対象者の把握

対象者把握の段階では、対象者の発見、スクリーニング、インテークを行う。"対象者"とは、在宅生活を継続するうえで多様なニーズを持ち、ケアマネジメントを必要としている「本人および家族」のことである。

「対象者発見」の機会▶「病院や老人保健施設からの退院・退所、医師から訪問指示書が出され訪問看護を導入する場合、介護保険や障害者等の公的サービス担当者からの連絡、保健所・市町村保健センター等の関係機関からの連絡、本人や家族からの連絡など。

スクリーニングとは ▶ 対象者の問題状況を見極め、マネジメントの必要性や緊急性について判断する「ふるいわけ」のことである。

インテーク ▶ ケアマネジメントの内容、ケアマネジャーの身分や役割、担当する内容などを説明、対象者が納得してマネジメントを受けるか否かを決める(契約)ための「インテーク(受理面接)」を行う。

インテークでは、プライバシーにも関わる情報(心身の健康状態、利用している各種サービス、経済状態など)を把握し今後の方針を検討するため、**守秘義務**、**権利擁護**などを基本姿勢として、対象者にも説明し納得を得ながら進める。

アセスメント

定　義　アセスメントとは、要援助者を"社会生活を営んでいる人"としてとらえ、身体・心理的状態、日常生活の状態、生活環境、ケアの状況、すでに利用しているサービスなどについて実情を把握し、対象者の社会生活をするうえでの固有の問題やニーズを明らかにすることにより援助の方向性を導き出す過程である。

内　容　アセスメントのおもな内容は、①身体的・精神的な健康状態、②日常生活動作(ADL)、③心理・社会的機能、④生活リズム・社会参加や交流、⑤経済状況、⑥居住環境、⑦ケア提供者の状況、⑧利用している社会資源、⑨本人や家族が直面している問題、などである。

介護保険制度では、「課題分析標準項目」(基本情報9項目、アセスメント項目14項目)が示されており、アセスメントを行うための道具(Tool)として、各種のアセスメント票が紹介されている。しかしアセスメント票だけで対象者のニーズをすべて把握することはできない。開発の経緯や特徴を理解して利用することが望ましい。

留意点　アセスメントにおける留意点は、以下の通りである。

① 対象者を身体・心理・社会的存在として全人的にとらえる。
② 対象者の援助の必要性(弱さ、マイナスの側面)を見極めるとともに、対象者のもっている能力(強さ、プラスの側面、内的資源)や環境的な強さにも着目して自立の可能性を見極める。
③ 顕在化している問題のみでなく、潜在している問題、予測される問題についても検討し、自立を阻む要因の除去や予防的な支援を考える。
④ 問題・ニーズのアセスメントでは、その背景や影響要因をも関連づけてアセスメントすることにより、目標設定や計画作成への方向づけが可能となる。

⑤ 本人や家族が、希望・要望や主体的意志を表出できるよう意識的にかかわる。
⑥ 対象者によって、生活背景や抱えている問題・ニーズが異なることに留意し、必要性を判断して優先度の高い項目から情報の収集・分析を行う。
⑦ 短期間に対象者の生活状況がすべて把握できるものではないことに留意し、信頼関係の確立に努め、継続した関わりの中でニーズの明確化を図る。

● 援助方針の決定・ケアプランの作成

対象者の参加を得て、対象者が最終的に到達を目指す方向や、起こっている問題状況に対する解決の方向性を検討し、ケアプランを作成する段階である。

目 的 ケアプラン作成の目的は、①「ニーズ優先アプローチ」の重視、②サービスやサポートを提供する組織・団体・個々人の仕事内容、役割分担の明確化、③ケアマネジャー、対象者や家族、サービス提供者のチームとしての統合と各々の責任の明確化、④サービス提供における効果測定の指標として、⑤従来の縦割りのサービスの統合である。

作成の手順 ケアプラン作成の手順は、①生活課題の優先順位の決定、②援助目標(長期目標・短期目標)の設定、③援助内容(目標達成のための具体策)の決定、のプロセスを踏む。

(1)生活課題の優先順位の決定▶解決の緊急性や順序性、対象者の希望・要望、取組みの容易さなどを考慮して優先順位を決定し、段階的に解決を図る。

対象者の希望・要望(ディマンズ)と、専門職グループの客観的な判断が乖離している場合は、対象者との調整を図り支援の必要性(ニーズ)にそって計画を立てる(図6)。

(2)援助目標の設定▶優先する生活課題が決定したら、解決の見通しなどを考慮して援助目標を設定する。

援助目標は、最終的あるいは一定期間に目指す目標(長期目標)と、短期間で到達することを期待する目標(短期目標)を設定するが、対象者が目標を自己決定できるように支援することが大切である。また、目標の表現は、対象者の行動目標で示すことにより、対象者や関係者の共通理解ができ、モニタリング・評価にも活用できる。

Chapter Ⅱ 公衆衛生看護方法論

図6 ディマンズとニーズの関係

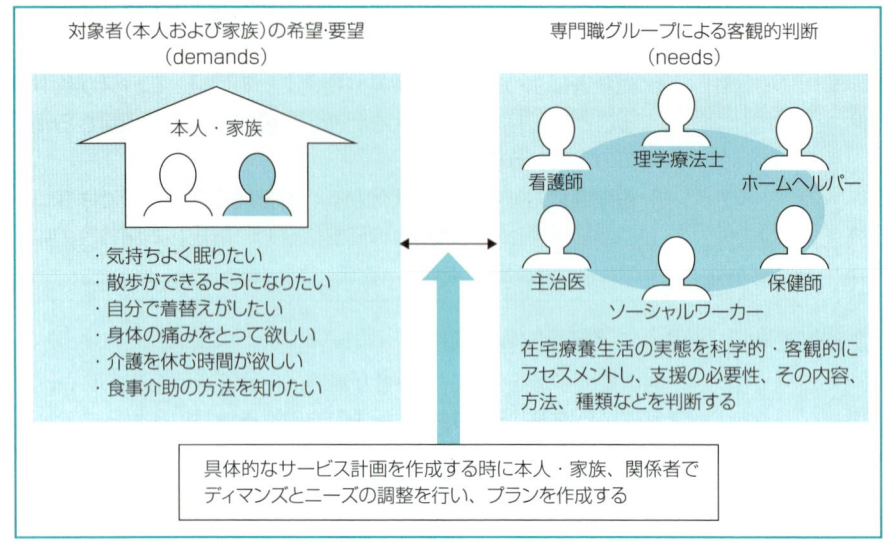

対象者（本人および家族）の希望・要望
(demands)

本人・家族
・気持ちよく眠りたい
・散歩ができるようになりたい
・自分で着替えがしたい
・身体の痛みをとって欲しい
・介護を休む時間が欲しい
・食事介助の方法を知りたい

専門職グループによる客観的判断
(needs)

看護師　理学療法士　ホームヘルパー
主治医　ソーシャルワーカー　保健師

在宅療養生活の実態を科学的・客観的に
アセスメントし、支援の必要性、その内容、
方法、種類などを判断する

具体的なサービス計画を作成する時に本人・家族、関係者で
ディマンズとニーズの調整を行い、プランを作成する

(3) 援助内容（目標達成のための具体策）の決定 ▶援助目標に合わせて援助内容を決定する。援助内容として、いつ、だれが、どんなサービスを、どの程度、行うかを明記すること、適切な社会資源（フォーマル・インフォーマル）を選択することが大切である。

ココミル 公衆衛生看護管理（社会資源の管理）(p.107)

サービスの調整

援助内容が決定したら、関係機関や関係職種との調整を行う。通常、サービスの調整は、"サービス担当者会議"や"サービス提供機関との連携"を通して行う。

"サービス担当者会議"とは、関係者が集まり、ケアプランを検討する場であり、参加者は、要援助者とその家族、サービス提供者のほか、必要に応じて市区町村の保健福祉サービス担当者などである。会議では、ケアマネジャーが立案した原案をもとに、関係者によるケアカンファレンスを行いケアプランを決定する。

"サービス担当者会議"のねらいは、①要介護者等や家族の生活全体の共通理解、②援助目標の共通理解、③生活課題の共有化、④ケアプランの内容を相互に深める、⑤サービス提供者相互の役割分担、などである。

会議や関係者との連絡に際しては、サービス計画等の情報を提供するが、プライバシーの保護に留意し、事前に文書により情報開示の了解を得ておくことが大切である。

● ケアプランの実施

対象者が質の高いサービスを活用して生活ができるようケアプランを実施する段階であり、ケアマネジャーは、各サービス機関が目標に沿って具体的な個別の支援計画を樹立してケアを実施しているか、各サービス機関との連絡調整や情報交換を密にしていく。

● モニタリング・評価、ケアプランの修正

定　義　モニタリングとは、対象者のサービス利用状況と生活状況を見守ることであり、対象者の状況を再アセスメントしながら適切なケアプランに修正するうえで重要である。

目　的　サービスの内容や質を見守り、サービス内容を修正し質を高める働きかけを通して、サービスの質を確保・向上させることであり、内容として、①ケアプランが適切に実施されているかの確認、②援助目標が達成されているかの評価、③サービスやサポートの内容が適切か、対象者の満足は得られているかの見極め、④ケアプランの変更が必要な新しい生活課題が生じていないかの確認、などを確認する。

方　法　モニタリングの方法としては、家庭訪問により要援護者や家族との面接を行うことを原則とするが、必要に応じてサービス提供機関との情報交換、ケアカンファレンス、連絡ノートなどの記録物の活用、対象者との連絡・連携などの方法を選択する。

ケアプランの修正　モニタリングによってケアプランの内容や進行状況を判断し、必要に応じて再アセスメントを行いケアプランの修正を行う。要援助者は、健康状態や生活状態の変化が起こりやすいので、タイムリーにモニタリング・評価、プラン修正を行っていく必要がある。

● ケアの終結と評価

対象者の健康問題や生活課題が解決し自立が図られたとき、入院・入所などで在宅生活ができなくなったとき、担当者の変更などによりケアは終結する。

ケアマネジメントの過程や成果、ケアチーム体制などを評価し、今後のケアマネジメントに生かす。

● 事例の管理・情報管理

ケアマネジメントは、多職種による協働作業であり、各専門職が情報を共有する要として"記録"は重要である。

ケアマネジメントの展開過程ごとに正確に記録を作成し、日常の活動に有効に活用する必要がある。

また、ケアマネジメント記録は、利用者および家族の個人情報であり、関係者以外に情報が漏えいしないよう、鍵をかけた書庫に保管するなど適切に取り扱う必要がある。
　介護保険法では、記録について「指定居宅介護支援事業の運営に関する基準」に定められており、保存については、支援を完結した日から2年間の義務が課されている。

Chapter II 公衆衛生看護方法論

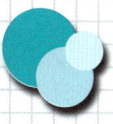

3. 健康教育

Check Words!!

- 健康教育の目的と対象
- 健康教育に用いる基礎理論
  KAPモデル
  保健信念モデル
  プリシード・フレームワーク
  プリシード・プロシードモデル
  健康学習(学習援助型健康教育)
- 健康教育のプロセス

健康教育の目的と対象

健康教育

目的

　健康教育とは、健康に関する知識・技術・経験の交流を通じ、人々が自らの健康状態を認識自覚して、健康の自己管理能力を身につけるための学習を支援するものであり、ひいては人々の行動やライフスタイルの改善、健康な社会環境の醸成を目指すものである。

　生活習慣病を例にとると、学習者が生活習慣などを見直し、健康の保持増進のために行動を変容することを目指すと同時に、個人を取り巻く社会環境への働きかけにも配慮し、最終的にはQOL向上を目的として学習の支援プログラムを実施している。

対象

　健康教育の対象は、生活行動やライフスタイルに関して、健康上の問題や健康に関する学習要求をもつ個人から、共通の問題を抱えている集団やコミュニティなどであるが、健康レベルとしてはすべての健康レベルの人々が対象となる。

　対象は、個人、家族、集団、地域住民と様々であり、個人・家族を対象とした健康教育は、家庭訪問や健康相談の場で行われ、集団を対象とした健康教育は、教室やグループワークなどの場で実施されることが多い。

健康教育に用いる基礎理論

KAPモデル

概念

　人々に**知識（knowledge）**を普及すると健康問題に対する好ましい**態度（attitude）**を形成し、好ましい**習慣（practice）**へとつながるという考え方で、健康に関する知識が十分に浸透していなかった1950年代～1960年代に主として用いられ、情報が少なく専門家が信頼される時代には大きな効果をあげた（図7）。

図7　KAPモデル

知識（**K**nowledge）　→　態度（**A**ttitude）　→　習慣（**P**ractice）

● 保健信念モデル

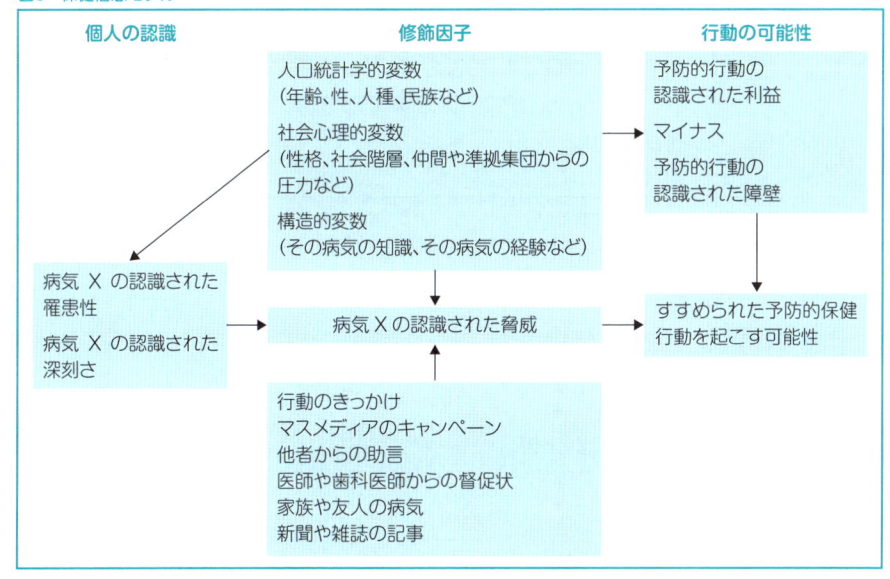

概念　保健信念モデル(health belief model)は、**ベッカー**(**Becker**, M. H.)らが1974年に発表したモデルで、予防的保健行動の起こり方を心の動き(認識)から説明した。

人々が予防的保健行動を実行する可能性は、①その病気にかかる可能性があると信じており(認識された罹患性)、②その病気にかかると深刻な事態が生じると信じており(認識された重大性)、③予防的保健行動が罹患可能性や深刻さの低減に役立つと信じ(認識された有益性)、その行動をとる際の心理的障壁(認識された障壁)が小さい場合である(図8)。

個々人の認識に影響を与える要因として、人口統計学的変数(年齢、性別、民族)、社会心理的変数(性格、社会階層、準拠集団の圧力)、構造的変数(知識、経験)などを挙げている。

図8　保健信念モデル

個人の認識	修飾因子	行動の可能性
病気 X の認識された罹患性 病気 X の認識された深刻さ	人口統計学的変数 (年齢、性、人種、民族など) 社会心理的変数 (性格、社会階層、仲間や準拠集団からの圧力など) 構造的変数 (その病気の知識、その病気の経験など)	予防的行動の認識された利益 マイナス 予防的行動の認識された障壁
	病気 X の認識された脅威	すすめられた予防的保健行動を起こす可能性
	行動のきっかけ マスメディアのキャンペーン 他者からの助言 医師や歯科医師からの督促状 家族や友人の病気 新聞や雑誌の記事	

● プリシード・フレームワーク

概念　1980年代に入って、人々の行動変容は、食習慣の改善のように日常生活の大幅な変更を伴う場合が増加し、日常生活の中に保健行動を明確に位置づけた健康教育が必要になったことから、**グリーン**(**Green**, L. W.)と**クロイター**(**Kreuter**, M. W.)によって健康

教育に直接役立つ枠組みとして開発された。

健康教育の最終目標を QOL におき、保健行動に影響を及ぼす要因を、前提・実現・強化の3要因に分けて明確化し働きかける。すなわち、本人のやる気を起こし（前提要因）、技能や資源を確保することにより行動を起こさせ（実現要因）、社会的な環境などを整えることにより好ましい行動を維持させる（強化要因）ことにより、保健行動への変容が図られることが認識される。これらへの働きかけも健康教育の機能と考えられるようになった。

プリシード・プロシードモデル

概　念　1991 年、プリシード・フレームワークの発展形として開発されたもので、WHO のヘルスプロモーションの企画・実施・評価の手順を示すモデルであり、人々の行動や生活習慣と社会環境の双方を段階的・多角的に診断し、その根拠に基づいて健康教育を進める考え方である。

このモデルは、QOL をゴールとし、「計画と診断」にかかわるプリシード（PRECEDE）の部分（第1から第4段階）と「実施・評価」に関わるプロシード（PROCEED）の部分（第5から第8段階）から成り立つ（図9）。

図9　プリシード・プロシードモデル

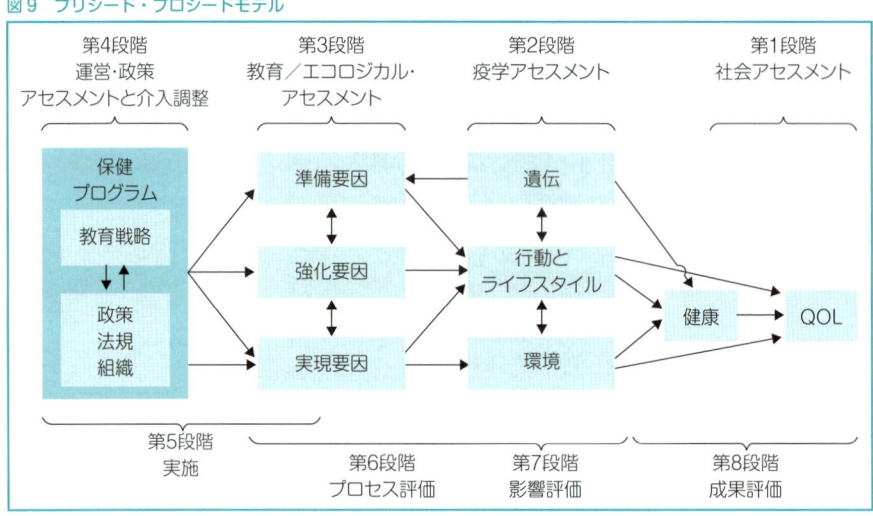

Green, LW ほか（神馬征峰訳）：「実践ヘルスプロモーション：PRECEDE-PROCEED モデルによる企画と評価」．医学書院，2005. p.19

このモデルを健康教育に活用するには、準備・実現・強化の3要因を明確にすることに加えて、ニーズ確定のために行った社会アセスメント、疫学アセスメント、教育／エコロジカル・アセスメントを基に設定した目標の達成状況を影響評価、結果評価を通して検討する。

●健康学習（学習援助型健康教育）

概　念　1980年代後半から、これまで行ってきた、専門家が一方通行で情報を提供する指導型の健康教育の見直しが図られ、「学習」をキーワードとして健康教育を捉え直す考え方が提唱されるようになった。

健康教育を対象者の主体的な学習への援助と考え、これまで、教育・指導を受ける者として受動的に捉えられていた対象者を、学習者として能動的に参加する者として位置づける考え方である。

教育の前提として、①健康問題の解決は対象者には生活を豊かにする手段に過ぎないこと、②専門家の知識は決して完璧ではなく、対象者から学ぶべきことも少なくないこと、③対象者との相互作用が教育においては重要であること、を再確認することが必要であるとされた。

分　類　指導型と学習援助型の健康教育の差異は表3の通りである。

学習援助型健康教育の進め方は、①問題の掘り起こし（対象者自身に自分たちの置かれた状態を点検してもらう）、②問題意識の向上（その人の実行可能な方法で、自分の生活実態を把握してもらう）、③実際活動（把握された問題について解決策を考え、実行に移し、結果を点検し、さらによりよい方法を考える。学習の主体は対象者であり、自分たちで考えた方法を自分たちで実行することで、対象者の力量が形成されるのである。

表3　指導型と学習援助型の教育の差異

	指導型	学習援助型
対象者との接し方	診断的理解による	共感的理解による
コミュニケーションの主体	専門家（栄養士など）	対象者（患者など）
専門家の教育技術	話すこと、説明すること	聞くこと、尋ねること
対象者相互の関係	あまり考慮されない	積極的に活用される

健康教育のプロセス

健康教育のプロセス

目標設定：地域の健康課題の内容が健康教育という方法で支援することが適していると判断した場合、結果評価のできる具体的な目標を設定し、それに基づいて企画立案を行う。

企画書の作成：地域診断や日常の地区把握、保健活動で把握した地域の実態を反映させた企画書になるよう工夫する。おもな内容は、①テーマ、②目的・目標、企画の意図、③健康教育で取り上げる内容と方法の概要、④対象者、⑤日時・場所、⑥周知方法、⑦担当者、関係者・関係機関、⑧予算、⑨評価方法・期待される効果、⑩事業の継続性の予測、他の事業との関連性など。

健康教育の実施：①実施計画書の作成（指導案など）、②教育媒体の準備、③場所の設定、④実施。

評価：評価計画に基づいて、プロセス評価、影響評価、結果評価などを行う。実施方法としては、担当者や関係者による評価、参加者による評価などがあり、事後の活動に結びつける。

Column 大切にしたい「保健師活動の原点」〜 その４〜

原点３：個や集団の特性に合わせた公衆衛生看護技術の適用を！

　個人や家族、集団や地域のもつ健康課題は、一見共通しているように見えても、その原因や影響要因には対象によって個別性があり、解決のための方法や手段を選択するに当たっても、地域特性や生活実態に即したものでなければ、真の課題解決や行動変容には結びつかないように思います。

　児童虐待や高齢者虐待、緊急支援の必要な精神障害者などの事例をみても、表出されている出来ごとや困りごとは同じでも、個々の事例の背景にある状況は一人ひとり個別性があります。丁寧に個別の状況を見極め、事例にマッチした支援方法を選択することが、課題を解決する近道ではないかと思います。

　そのためには、地区分担制であれ、業務分担制であれ、日頃から住民の生活の様子を見守り、リスクをもつ人々の状況把握に努めること、その努力が、早期に個別的な対応を可能とし、さらに背景要因などの共通性に着目して、地域全体での積極的な予防活動を導き出すことに繋がります。

　地域における保健師活動の特徴として、よく"木をみて森もみる、森を見て木もみる"、"虫の目と鳥の目"などと表現しますが、保健師の活動は、人々の健康課題に"個別に関わる視点"と、地域全体を視野に置き、個・集団・地域などの関係性の中で"俯瞰的にみる視点"をもって双方向性の活動を展開することに大きな意味があります。

　活動に当たっては、個別的な支援を通して地域に共通する課題を見出し組織的に解決を図ったり、集団のデータからリスクの高い対象者を見出して個別的なアプローチを行うなど、必要に応じて的確に公衆衛生看護の技術が駆使できるプロでありたいものです。

Chapter II 公衆衛生看護方法論

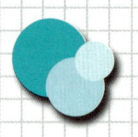

4. 地域診断・活動計画

Check Words!!

■■■ **地域診断**
地域保健活動の過程
地域診断(地区診断)
地域の情報収集とアセスメント
健康課題の明確化および優先順位の決定

■■■ **活動の計画・実践・評価**
地域保健活動計画の作成:目的・目標の明確化
地域保健活動計画の作成:活動内容・方法の選定
地域保健活動計画の作成:実施のための計画づくり
必要量・稼働量
地域保健活動(事業)の評価
コミュニティ・アズ・パートナーモデル
エスノグラフィー(民族誌学的方法によるアプローチ)

地域診断

地域保健活動の過程

意　義　　地域で生活している人々を対象にした保健活動を効果的に進めるためには、一定のプロセスに沿って展開することが重要である。

活動のプロセスは、看護職が個別の対象に対して行う看護過程の展開と同様であるが、活動の対象が、個人や家族、様々な集団を含む地域全体であることから、情報収集の方法や内容、診断の手法、実践活動や評価の方法などに固有の特徴がある。

過　程　　地域保健活動の過程は、①地域アセスメント（地域特性や社会資源に関する情報収集・分析、住民のQOLや健康ニーズの把握）、②地域診断（健康問題の明確化、健康課題の抽出、優先順位の判断）、③地域保健活動計画の立案、④計画に基づく活動の実践・モニタリング、⑤評価（活動過程の評価、本人や周囲への影響評価、結果の評価）から成り立っており、さらに評価結果に基づき、地域アセスメント、地域診断などの過程へと循環しながら展開される一連の過程である（図10）。

図10　地域保健活動過程

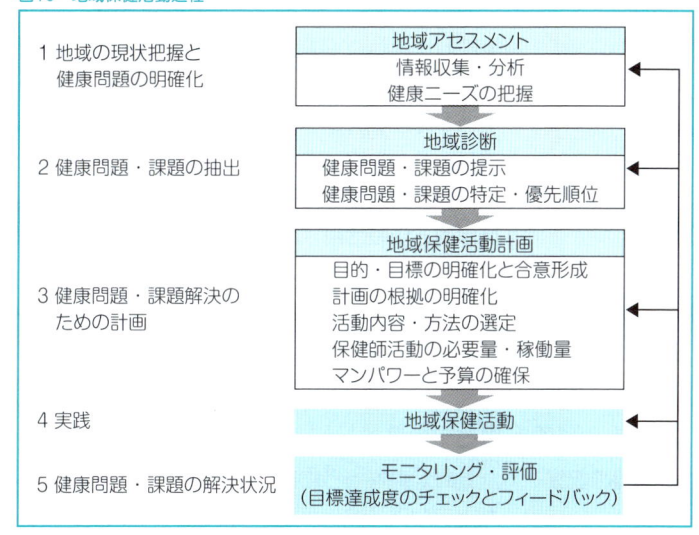

1 地域の現状把握と健康問題の明確化	**地域アセスメント** 情報収集・分析 健康ニーズの把握
2 健康問題・課題の抽出	**地域診断** 健康問題・課題の提示 健康問題・課題の特定・優先順位
3 健康問題・課題解決のための計画	**地域保健活動計画** 目的・目標の明確化と合意形成 計画の根拠の明確化 活動内容・方法の選定 保健師活動の必要量・稼働量 マンパワーと予算の確保
4 実践	**地域保健活動**
5 健康問題・課題の解決状況	**モニタリング・評価** （目標達成度のチェックとフィードバック）

地域診断（地区診断）

地域診断（地区診断）は、1960年代の公衆衛生活動において、地域の健康問題解決の方策を見出す手段として積極的に導入された技法であり、その後、公衆衛生活動の専門職や地域で活動する保健師

は、**地区把握**、**地域看護診断**とも呼称されるこの手法を用いて地域のヘルスニーズを明確にし、活動計画を立案してきた。

1997（平成9）年4月の地域保健法の施行後、特に2000年代以降、各自治体では、「**地域保健医療計画**」「**高齢者保健福祉計画**」「**健康日本21計画**」「**健やか親子21計画**」など、各種保健計画の策定のために、住民のニーズを把握し、課題を整理して活動に反映することが求められている。

目 的

地域診断の目的は、地域で生活している人々の健康や生活の質（QOL：quality of life）の向上を目指して、個人・家族・地域全体の潜在的・顕在的な健康問題や健康課題を把握し、その原因や背景を明らかにしながら、解決の方向性を見出すことにある。

地域診断と地区診断という用語は混同して使われていることが多いが、厳密には意味が異なる。**地域診断**は、保健所管内、市町村全体等について健康問題解決や保健計画策定のために、保健師を含む各種の専門職や関連する者が共働して取り組む共有技術である。**地区診断**は、保健師個々人が担当している地区を対象に、独自の活動計画をつくる出発点として実施するものをいう。保健師が担当地区に対して、あるいは担当業務を展開するために行う地区診断は、地域診断と連動して実施されるべきものである。

診断方法に関する理論

地域診断の方法については、いくつかの理論やモデルが紹介されている。従来から用いられてきた**問題解決方式**のほか、**コミュニティ・アズ・パートナーモデル**、**プリシード・プロシードモデル**（p.78参照）、**地域づくり型保健活動**（p.327参照）、**エスノグラフィー（民族誌学的方法の活用）**などである。いずれの方法も診断のプロセスは共通しているが、アセスメント項目やすすめ方は、それぞれの理論や考え方により違いがある。これらの理論やモデルの使用に当たっては、その内容や活用方法を十分に理解したうえで活用することが望ましい。

● 地域の情報収集とアセスメント

情報の収集

地域診断を行うには、第1段階として地域（community）の情報収集とアセスメントが重要である。アセスメントする方法はいろいろあるが、根拠となる情報やデータの収集を行い、各種の情報を目的に沿って整理、分類、比較する過程は重要である。情報収集の方法および収集する内容は、地域診断の目的によって異なるが、保健師が日常的に行う方法や内容について例示すると表4、5のとおりである。

表4 情報収集の方法

情報収集の方法	情報源・把握する内容など
既存資料の分析	人口動態統計、疾病統計、健康診査の結果、公費負担申請資料、市勢要覧、市町村広報、マップなど
関係機関との連携から	各種社会資源の特徴、活動内容、関係職種、利用者の実態、連携状況など
実態調査	面接調査、質問紙調査、集合調査など 住民の考えや思い、問題解決のための知見や方法の把握など
日常の保健師活動から	家庭訪問、健康相談、健康診査、健康教育などの活動を通して地域住民の生活や健康に対する意識、保健行動、ニーズなど
地区踏査	地区視診・住民との対話など 地区を歩いて人々の生活について五感を通して観察・聴取
地域の人々との話し合い	住民代表など少人数グループによるフォーカスグループインタビュー、一般住民から地域の課題や活動に関する意見を得るタウンミーティングなど

表5 情報収集のおもな内容

項目	おもな内容
対象とする地域の構成	地域を構成する人々、地理的条件・気象条件などの自然環境、安全や交通・通信の条件、産業・職業の実態、経済的特性、文化的環境、教育、政治および行財政、公共施設、健康生活に関わる社会資源の実態とサービス内容・利用者の特徴など
人々の健康状態の特徴・健康問題	人口動態・死因別統計・疾病統計、各種健康診査結果・学校保健統計・保健事業の記録等からの健康指標の分析、精神障害者の実態・電話相談や健康相談時の訴えなど精神心理面の指標の分析、住環境・空気・水・悪臭・騒音などの生活環境要因の分析、貧困・独居・福祉サービス受給者などの社会的要因の分析など
人々の保健行動	労働・食事・住居・清潔・睡眠などの健康習慣の特徴、健康に関する知識・情報・関心・意識・価値観などの状況、医療機関・保健事業・福祉制度などの利用状況や考え方など
家族および地域社会の人々の機能や結びつき	家族の形態・役割分担・家族の結びつきの強さ・危機への対応能力等の家族機能、近隣同士の付き合い、町内会など地域組織の活動、NPO・ボランティア・自助グループ等の活動、組織や団体・住民の健康生活に対する意識など地域社会の機能

アセスメント　アセスメントとは評価・査定・分析などの意味で、第2段階の「地域診断」をより的確に行うために情報を整理し検討することをいう。アセスメントは、地域のニーズを明確にすること、その背景にある問題や影響要因を検討することなどにより、真に必要な援助や地域に内在する力量を見極めていく最初の段階である。アセスメントを丁寧に行うことが、問題の本質を捉えることになり、以後の活動の成否に影響する。収集した情報は、目的や内容に即して「意味づけ」「グルーピ

ング」「関連項目との組合せ」などの分析過程を経て意味のある結論に導くことができ、根拠に基づいた健康課題抽出に繋がる。

統計資料の分析においては、①全国や都道府県、他地区などと比較してみること、②数年間の年次推移をみること、③人口規模が小さい地域では数年間まとめて統計をとること、④正確さ・客観性・妥当性があること、などに留意することが大切である。

● 健康課題の明確化および優先順位の決定

計画作成の前提として、的確な地域診断を行い、顕在・潜在する健康問題・健康課題を明確にすることはきわめて重要である。

問題とは、地域の現状が、地域の人々が望む生活や健康の状態と異なる場合発生するもので、この現状と目標の差（ギャップ）を健康問題という。同じ現象をみても、ある人にとっては問題であるが、他の人には問題でないこともあり得る。**課題**とは、問題のうちで目的対応性・解決可能性という条件をもったものをいう。すなわち、解決すべき問題として認識され、解決の見通しがある問題であり、具体的に考えたり行動を起こし始めたとき問題は課題となる。したがって、健康課題を解決するには、解決に有用な情報（地区組織や自主グループ等の地域資源や地域の力量など）の収集と分析が必要である。

地域が抱えている問題や課題の優先順位については、地域診断に基づく明確な根拠をもって決定する。このことにより、より確かな目的・目標が設定でき、具体的な活動計画へと結びついていく。健康課題の**優先順位を決定する視点**として、①課題の重要性、②課題の緊急性、③課題の地域的広がり、④地区住民の要求、関心の深さ（住民のディマンズやニーズ）、⑤解決方法についての見通し（予算的・人的に対応可能・関係者の意見・社会資源活用の可能性）、地域の特徴的事業（国や関係団体のモデル事業）などがある。

■ 活動の計画・実践・評価

● 地域保健活動計画の作成：目的・目標の明確化

健康課題が明確になったら、課題が解決したときに到達すべき状態を具体的目標として設定する。

目標は、短時日で達成できるものは少なく、5年、10年などの長期間をかけて活動を蓄積し達成を目指す**長期目標**と、そこにいたるまでの段階的目標＝**短期目標**に分けて設定する。目標には、活動の

対象、達成すべき状態、達成時期などを明確に示し、活動後の評価基準として使用できる具体的な形で表現する。

活動目標に用いる指標としては、①対象集団の健康水準（健康診査等における疾病・異常の出現率、壮年期の死亡率、低出生体重児の出現率など）、②住民の健康意識や保健行動（健康診査等の受診率、各種保健事業への参加率、健康への関心・日常生活における保健行動の改善状況など）、③地域活動の基盤となる条件（住民組織や団体の健康への関心、保健師と住民の関係性の深まり、関係職種との協力関係・協働活動、地区組織や地域ケアシステムの構築状況など）などがある。

● 地域保健活動計画の作成：活動内容・方法の選定

活動目標を設定したら、それを達成するための活動内容・活動方法を選定する。選定に当たっては、地域や集団の特性、健康問題や課題の種類に合わせて、効果的な内容や方法を検討する。活動方法には①家庭訪問、②健康相談、③健康教育、④集団健康診査、⑤地区組織活動等があり、これらの方法を相互補完的に組み合わせて用いる。

● 地域保健活動計画の作成：実施のための計画づくり

活動内容や方法が決定されると、次に活動を実施に移す具体的な条件を整える必要がある。①活動を支える専門職や住民の参加（人）、②地域の社会資源や施設・設備・物品など（物）、③活動のための予算（金）の３つの資源である。これらは、保健師が独自に行う活動においても、他の職種や機関と共同で実施する場合においても、根拠を明確にして計画的に準備する必要がある。

計画の決定においては、住民、関係職種や関係機関との話し合い、連携、調整などを行う。地域保健活動は、住民や多くの職種が目標に向かって協働して展開するものであり、実践の経過においても連携・調整に努め、必要に応じて計画の修正を行う。事業ごとの計画に盛り込む要素としては、事業の目的、対象、実施内容、担当者の役割分担、時期、場所、実施方法など（5W1H）が含まれる必要がある。

● 必要量・稼働量

必要量 ▶ 目標達成のための活動を実施するに当たっては、活動を展開するためにどれくらいの人員や時間が必要かを予測する必要がある（**必要量**）。必要量は、厳密には、目標達成のためにどのような対

象に、どのような方法で、どのくらいの密度で関わればよいかを、実行の可能性に関わらず理論的に見積もるもの（理論値）であるが、実際には、優先順位を設定して計画にのせた活動量（実施可能量）を必要量と称して用いていることが多い。算定方法は図11の通りである。

図11　必要量と稼働量の算定

◆**必要量の算定**
1. 乳児相談を毎週1回月曜日の午前中、定例で開催する
   保健師を3名配置する
   48回（年間回数）×3人（配置保健師数）×1／2日＝72人日（144単位）
2. 山間地への出張相談を毎月1回開催する
   （交通2時間、実施4時間、準備・後片づけ2時間、計8時間）
   保健師を4名配置する
   12回×4人×1日＝45人日（96単位）
3. 新生児の家庭訪問…個人で行う活動
   受け持ち地区の1カ月平均出生数10名、全数訪問を予定
   1人の家庭訪問に交通時間も加えて2時間を要する
   10人（対象数）×2時間（1人あたり所要時間）×12カ月
   ＝240時間＝30人日（60単位）

◆**稼働量の算定**
1. 一人の保健師の年間活動単位数
   ＝{365－（土・日曜日＋祝祭日＋年末年始休＋年休）}×2＝◆◆単位
   例：365－（102日＋12日＋7日＋10）×2＝468単位
2. 所属体の保健師数が8名の場合
   468単位×8＝3744単位
   ※必要に応じて、管理的業務、研修、育児時間などの時間を差し引く

稼働量▶一方、限られた人員と時間の中で効果的・効率的に活動するためには、1人の保健師が1年間に活動できる年間稼働量、地域全体の保健師の年間稼働量を算出することも必要である。計算方法は図11の通りで、日数で示す場合と単位で示す場合がある。

活動の調整▶必要量と稼働量を算定したら、事業計画にそって人員を組み入れていく。活動方法には、健康診査など所属体のプログラムに合わせてチームでかかわるもの、家庭訪問など保健師自身の判断で活動するものがあり、全体を調整しながら年間・月間・週間計画を作成し実施に移す。また、研修に要する時間の見積もりや、災害や感染症の発生など突発的な出来事に対応するための余裕時間の見積もりも必要である。**余裕率**は、通常、年間稼働量の10～15％程度を予定しておく。

● 地域保健活動（事業）の評価

目的　評価の目的は、目標を掲げて実践した活動の過程と結果の有効性（価値）を判断することである。すなわち、活動によって健康課題は解決したか、健康レベルは向上したか、活動のプロセスは適切だったかなどを見直し、計画の修正、実施方法の改善、実施のための条件づくりなどに活用する。

評価は、実施結果のみについて行うのではなく、活動のすべての段階について行うものであり、評価の目的からみると、事業やプログラムの過程を評価するものと、事業の成果を評価するものがある。

評価の視点　評価の視点としては、事業の必要性、過程、有効性（影響）、成果、費用効果などがある。

① **事業の必要性**：取り上げた目標やプログラムが住民にとって必要とされているか。

② **過程の評価**：地域診断、目標設定、事業やプログラムの実施の全過程について評価する。

③ **有効性の評価（影響評価）**：目標の達成状況を短期的に確認するもので、参加者の参加状況や満足度、知識や保健行動の改善状況などを事業が終了するごとに関係者とともに検討し、有効性を評価する。

④ **成果の評価（結果評価）**：目標への到達状況を最終的に判断するもので、おもに長期目標の達成状況を検討する。健康状態の改善についての疫学的な指標の検討、住民のQOLについての質的な分析などの方法から、長期的な活動の成果を評価する。

⑤ **費用効果**：**費用便益分析**（事業の社会経済への影響を貨幣単位で算出し、実施に要した費用との差によって評価し、便益が費用を上回れば妥当と判断する）、**費用効果分析**（事業の実施に係る費用とある一定の効果に対して係る費用を比較し効率を検討する）が代表的で、その他に**費用最小化分析**、**費用効用分析**などがある。

● コミュニティ・アズ・パートナーモデル

コミュニティ・アズ・パートナー・モデルは、**ニューマン（Neuman, B.）** のシステムモデルに基づいて地域を捉え、活動を看護過程の展開として示したモデルで、アメリカの**アンダーソン（Anderson, E.T.）** と**マクファーレン（McFarlane, J.）** によって開発された。1980年代に開発したコミュニティ・アズ・クライエント・モデルを基盤に、プライマリヘルスケアに力点を置いて、コミュニティを

ひとつのパートナーとしてとらえる考え方から名称が改められた。このモデルには、地域のアセスメントと活動の過程（プロセス）という二つの中心的な要素が示されている（図12）。アセスメントの要素は、「地域アセスメントの車輪」として表現され、車輪の中心には地域で暮らす住民がいる。その周囲を物理的環境、教育、安全と交通、政治と行政、保健・社会サービス、コミュニケーション、経済、レクリエーションの **8つの構成要素** が取り囲んでいる。もう一つは、

図12 「パートナーとしての地域」のモデル

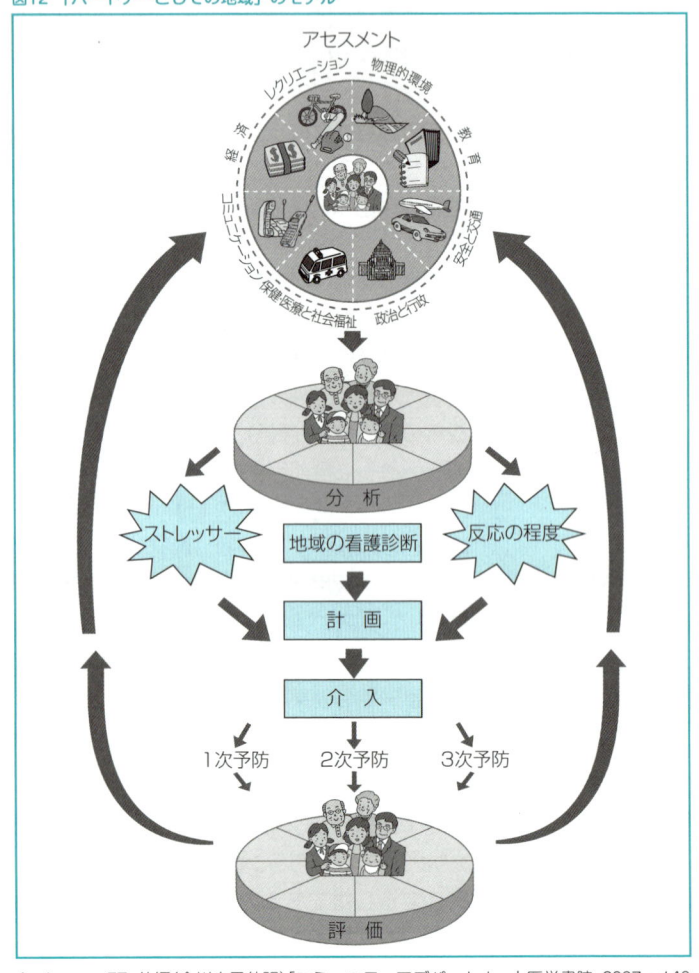

Anderson, ET, 他編（金川克子他訳）「コミュニティアズパートナー」医学書院. 2007. p.140 を改変

アセスメントから分析、診断、計画、実践、評価という、公衆衛生看護活動のプロセスが示されている。

目 的　このモデルの活動の目的は、地域の健康の保持増進であり、対象は個人と家族、地域全体であり、保健師の役割は、地域の健康の保持増進のために住民が課題解決のためのエンパワメントができるように支援することであるとされている。

エスノグラフィー（民族誌学的方法によるアプローチ）

概 念　エスノグラフィー（Ethnography）は、「民族誌」を意味し、文化人類学で使用されている方法論の一つである。フィールドワークにより、特定の民族や集団の文化・社会について、身近に観察・記録し、それらに自ら参加し、分析し、記録した報告書、または、そのような調査・研究のプロセス（民族誌学的アプローチ）を指す。

特 徴　この方法は、対象とする人々の生活様式やものの見方・考え方を、現地での観察、インタビュー、体験などを通して丸ごと捉えようとする方法で、地域診断に地域に住んでいる人々の質的データを積極的に活用し、統計的データからは明らかにしにくい問題を見つけ出そうとするところに特徴がある。

情報収集は、情報提供者との面接や参加観察により行うが、情報提供者には「**主要な情報提供者**」と「**一般の情報提供者**」の2種類があり、「主要な情報提供者」とは、地域のリーダーとなる人々（民生委員、健康推進員、町内会長など）、「一般の情報提供者」とは、地域住民そのもの（家庭訪問対象者、健康診査受診者、相談来所者など）である。

Chapter II 公衆衛生看護方法論

5. グループ支援・組織化

Check Words!!

グループの役割、育成支援と組織化
- グループ支援
- グループ
- グループ・ダイナミックス
- 集団規範
- グループワーク
- グループの発展過程
- セルフヘルプ・グループ
- セルフヘルプ・グループの発達過程

住民組織・地区組織
- 地区組織化活動
- 地域ケアシステム
- 地域ケアシステムの発展過程

組織化と地域活動への発展・貢献
- ネットワークづくり
- 地域ケアコーディネーション

グループの役割、育成支援と組織化

●グループ支援

意　義　　グループ支援の技術は、地域の人々が、一人ひとりでは気づきや解決が困難な健康上の課題に対し、グループのもつ力を活用して主体的、あるいは健康を保持増進するための力量形成ができるよう支援する方法論である。保健師がグループ支援を行う意義は、地域の人々の健康や生活上のニーズに基づき、地域で支え合う基盤を住民とともにつくること、さらに地域の健康レベルの向上や QOL を高めることである。

目　的　　グループ支援の目的は、①個々人の意識や行動を変えること、②コミュニティの人々の利用できる資源として機能すること、③グループ自身がコミュニティに働きかけることにより、コミュニティを変化させること、である。

●グループ

定　義　　グループとは、複数の人間が何らかの共通した意識に基づいて相互に働きかけ合っている状態をいう。ある場所に複数の人々が集められている状態は、人々の集合体ではあるがグループではない。

成立要素　　グループが成立する要素は次のとおりである。

> ① 2 人以上のメンバーをもち、他のグループから別個の者として区別でき、独自性が明確である。
> ② メンバー間に意識的な結びつきがある。
> ③ メンバー間に共通の目標や理想がある。
> ④ メンバーは目的達成のために互いに助け合い、グループの力を活用する。
> ⑤ メンバー間で互いに影響し合い、相互作用が展開されている。
> ⑥ まとまりのある生活共同体として互いに統一した行動がとれる。

●グループ・ダイナミックス

概　念　　グループ・ダイナミックスとは集団力学、社会力学ともいわれる動態的な集団理論であり、1939 年に**レヴィン**（Lewin.K.）らによって「場の理論」と関連づけて体系化された。この理論は、「集団の中では人間の意識や行動はその集団の力による影響を受ける」という集団のもつ力動的作用を重視し、集団の内部や集団間に起こる現象の相互の関連性および因果関係の法則を社会心理学的に明らかにしよ

うとするものである。

3要素▶グループ・ダイナミックスは、個人、個人間、環境の3要素から構成され、相互に影響し合いグループ全体の方向性を決定づける。

力動的関係性▶グループ・ダイナミックスの力動的関係性の特徴として、①相互に癒し合うこと、②互いに学び合うこと、③ともに新しい挑戦や創造的活動に向かう意志が生じることの3つがある。これらのダイナミックな関係を体験することにより、人間は変化し、成長し、グループも変革する。

相互作用▶ある人の行動が他の人の反応を生み出すような作用・反作用の系列のことである。どのようなグループも成員同士の相互作用から始まり、相互作用を通してメンバーおよびグループは、グループ独自の価値を志向したり、社会的態度を形成しつつ成長・発達していく。

凝集性▶集団の凝集性とは、グループのまとまりのことである。凝集性の高いグループのメンバーはお互いに親密であり、メンバーの満足度も高い。一般に、グループの凝集性は、メンバーがグループ内で要求を充足させ、威信を獲得できると感ずる場合、あるいは、メンバー間に自由な相互作用が多くなり、親密さや暖かさの度合いが増したときに高くなるといわれる。

凝集性の測定にはソシオメトリックテストを用いることが多い。これは、各メンバーに好きな人、嫌いな人、望ましい人、望ましくない人を選ばせ、その相互関係を表すものである。

● 集団規範

集団規範とは、"集団の価値体系"のことであり、物の考え方から態度まで幅広い要素を含んでおり、明確に表面化した規範と隠れた規範がある。規範は、グループの発達とともに相互作用の過程で発展する。集団に受け入れられたいという願望が、集団規範を自分の中に取り入れさせるが、逆に、集団規範は成員に圧力をかけ、ますます成員の意識や行動を画一化することになる。

● グループワーク

社会福祉の分野で発展した理論であり、グループの中の人間関係を活用してプログラム活動を意識的に展開することにより、メンバー同士の相互作用から仲間同士の支持や問題解決の力を引き出し、目標を達成していく過程である。

● グループの発展過程

グループワークは、グループの中の人間関係を活用して、プログラム活動を目的意識的に展開することにより、目標を達成していく過程であり、グループ支援に当たっては、グループの発展過程をふまえながら支援する必要がある。"グループの発展過程"は、準備期、開始期、作業期、終結期の4段階があり、グループ支援は、グループの発展過程に沿って行う。

① **準備期**：グループ形成の計画を立て、グループづくりのために対象者と予備的な接触を始めるまでの段階。
② **開始期**：第1回目の集まりから、グループとして動き始めるまでの段階。
③ **作業期**：個人とグループが自分たちの課題に取り組み、それを展開し、目標達成に向けて成果を出そうとする段階。
④ **終結期**：一定の理由（目標達成など）により終結を迎えるための準備から支援を終結するまでの段階。

● セルフヘルプ・グループ

定義
セルフヘルプ・グループとは、病気や障害などによる共通する問題（ニーズ）をもつ人々、およびそれを予期する人々自身が対面的な相互作用をもち、特定の目的を達成しようとする自発的な集団であり、自助グループ、当事者グループ、当事者組織などとも呼ばれている。

特徴
セルフヘルプ・グループの特徴として、次のようなものがある。

① 参加は自発的である。
② メンバーは共通の問題や課題をもつ。
③ 対面的な相互関係（face to face）がある。
④ メンバー同士は対等な関係にある。
⑤ 共通のゴールがある。
⑥ 専門家との関係は様々であるが、基本的にはメンバーの主体性を重視する。

活動例
保健師活動においては、育児グループ・患者会・家族会などの住民活動が代表的である。

● セルフヘルプ・グループの発達過程

セルフヘルプ・グループには一定の発達の過程がある（表6）。

Chapter Ⅱ 公衆衛生看護方法論

表6 セルフヘルプ・グループの成長段階

成長段階	特　徴
結成期	少人数のメンバーが出会い、自分たちの問題を語り合い、仲間を見つけようとする時期。 オープンな集会を何回か開くこともある。 メンバーは、まだ、ありのままに自分の考えや感情を表現したりしない。メンバー同士の間に信頼関係ができるのを待っている時期で、あまり率直な意見が飛び交う状況は避けたほうがよい。
発展期	活動が広がりを見せ始め、グループは、他のグループや専門職、地域の有力者との関係をつくろうとする。 集会の仕方に一定の形ができ、ルールができる。 話し合いはオープンになり、人間関係も深まる。 グループの目的ができ、達成のための活動も充実してくる。 個々のメンバーは、自分の役割を持ち始める。
転換期	ある種の不一致が表面化してくる。ほとんどのグループで現われてくる。 メンバーは、グループの目的や活動、規則などに不満を感じている可能性がある。
成熟期	本格的に「しごと」にとりかかる。各メンバーの役割が決まり、メンバーとしてとるべき行動も決まってくる。 グループの目的や活動についての合意ができてくる。 メンバー間の信頼関係も確立し、体験談や意見は感情のこもった率直なものとなるが、意見の不一致があっても問題は起こりにくい。体験による意見の違いも尊重し合うことができ、目的のために互いを許し合える。

住民組織・地区組織

地区組織化活動

定　義　　地区組織化活動（コミュニティ・オーガニゼーション）とは、一定の地区を単位とする住民の共通する生活や健康上の課題を、住民自らが組織的に解決できるように専門家が側面的に支援する過程であり、社会福祉援助技術の一つの手法である。

地区組織化活動の理論は、1950年代に**ロス（Ross,M.G.）** によって紹介された次の定義が代表的である。「地区組織活動とは、あるコミュニティがそのニーズ又は目標を見出し、順位づけを行い、ニーズや目標を順次解決あるいは達成するための確信と意志をつくり出し、解決や達成に必要な社会資源を発見し、必要な解決をすることと、その一連の過程を通してコミュニティに協力的、共同的な態度や実践を醸成することである」

プロセス　①地区診断による健康課題の明確化→②協働による計画立案→③計画の実践→④評価、のプロセスで展開される。

地域ケアシステム

定　義　地域ケアシステムは、住民のために安全、安心、健やかな町づくりを目的とするシステムであり、ケアを必要とする人々とケアを提供する組織や機関が、あるいは組織・機関同士がつながり、サービスを受けやすく、支援が途切れないような状態に、一定のプロセスを経て構築される。

具体例　具体的には、高齢者・難病・障害者など、保健・医療・福祉の援助が必要な人々に対し、フォーマルまたはインフォーマルな援助を一体的・継続的に提供していくシステムとして機能している。

キーワード　地域ケアシステムのキーワードとして、ネットワーク、コーディネート、ケアマネジメントなどがある。

地域ケアシステムの発展過程

地域ケアシステムの発展過程は、形成期、展開期、充実期の段階を、相互に重なり合いながら螺旋状に発展していく。

①**形成期**：日常の保健活動のなかで、ケアシステムがなければ解決が困難な課題が生じた場合、あるいは地域ケアシステムを構築しておくことで様々な課題の解決を期待する場合など、地域ケアシステムの必要性が認識されるところからプロセスは始まる。この段階では、実態把握、問題や課題の確定、システムのデザインの決定、予算の確保、関係者との調整などが行われる。

②**展開期**：問題や課題の性質が明確になり、システムの方向づけが行われ、継続的な仕組みとして構築される時期である。この段階では、関係する住民や関係職種間の共通認識の形成、マンパワーの確保、資源や場所の確保、連携会議の開催、事務局機能の整備などが必要である。

③**充実期**：展開期でつくり上げた成果をもとに、定期的に会議を開催してシステムを継続させ、活性化を図っていく時期である。システムがスムーズに機能することにより、いつでも、どこでも、誰でもが必要に応じて適切なケアを受けることができる。システムの根底にあるものは住民のニーズであることを意識し、常に住民のニーズに立ち戻りながら推進することが重要である。

組織化と地域活動への発展・貢献

ネットワークづくり

概念　ネットワークとは人と人、組織と組織が知り合い、有機的につながりをもつことであり、地域ケアにおいては、住民やそれに関係する職種や機関のつながりのことである。住民や関係職種や機関が日常的につながりをもち、互いに考え方や役割を認識し、パートナーシップを保ちつつ目標に向けて取り組むことにより、活動は活発化する。ネットワークづくりは、従来は、住民と保健・医療・福祉などの分野の公的機関で構成されることが多かったが、最近では、民間機関、NPO、ボランティアなど、多様な機関や人々の参加によるネットワークが形成され、地域の問題解決に取り組んでいる。

関係機関・関係職種　ネットワークづくりのための関係機関・関係職種は次のとおりである。

①**関係機関**：保健行政機関（保健所・市町村保健センター）、福祉行政機関（児童相談所・福祉事務所・福祉主管課）、教育機関（教育委員会・学校・公民館）、医療機関、消防署、警察署、社会福祉協議会、訪問看護ステーション、老人保健施設、老人福祉施設（特別養護老人ホーム・デイサービスセンターなど）、薬局、介護用品業者、住宅改修業者、ボランティア団体、市民グループ、NPO、住民自治組織、地区組織、患者会・家族会、PTA など

②**関係職種**：保健医療分野（保健師・助産師・看護師、医師・歯科医師・薬剤師、栄養士、歯科衛生士、理学療法士・作業療法士・言語聴覚士、検査技師など）

　福祉分野（社会福祉士・介護福祉士、児童福祉司、民生委員・児童委員、ケアマネジャー、保育士、臨床心理士、ホームヘルパーなど）

　教育分野（養護教諭、保健主事、学校医、調理員、公民館長・主事など）

　関係団体等（ボランティア、組織の役員、事務局担当者、支援者など）

地域ケアコーディネーション

定義　地域ケアコーディネーションとは、地域の住民が、質の良い適切なサービスが受けられるように、また、個々のケアコーディネーションが地域において円滑に展開できるように、それぞれのサービスを提供する施設や機関が連携する仕組みをつくることである。さらに、

ケアコーディネーションの円滑な実施に加えて、新たに地域に生じた様々な生活や健康に関する課題を、住民と関係者が連携・協働して解決できるように、人々や機関を調整する機能である。

目　的　地域ケアコーディネーションの目的は、関係者が互いに知り合い、日常的に連携・協働して住みやすい地域に変えていくことである。地域を変えることにより、サービスを必要とする住民の誰もが、いつでも総合的・一体的なサービスを受けられるようになる。地域ケアコーディネーションは、顕在している問題への対応にとどまらず、問題の拡大の予防、あるいは問題が発生する前に将来を予測して発生を予防するためにその機能を発揮し、住民が地域で安心して生活できることを指向している。

Chapter Ⅱ 公衆衛生看護方法論

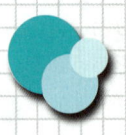

6. 公衆衛生看護管理

Check Words!!

■■■ 公衆衛生看護管理の目的
- 管理とは
- 公衆衛生看護管理とは

■■■ 情報管理
- 情報管理とは
- 情報公開法・情報公開条例
- 個人情報保護法・個人情報保護条例

■■■ 組織管理
- 保健師活動と組織管理
- 地方分権
- 平成の大合併
- 地方分権化の要件
- 地方分権の経緯

■■■ 人材育成・人事管理
- 人材育成とは
- 現任教育
- 職場内研修（OJT）と職場外研修（Off-JT）
- 人事管理
- リーダーシップ

■■■ 予算管理・その他の管理
- 予算管理とは
- 地域保健サービスの質保証
- 社会資源（フォーマル／インフォーマル）の管理
- 文書管理
- 職業倫理
- 健康危機管理

公衆衛生看護管理の目的

管理とは

一般に管理とは、「目標を達成するために、人、物、金、情報、時間、組織を資源として、それらを効率的・効果的に活用すること」をいう。

公衆衛生看護管理とは

目的　公衆衛生看護管理とは、住民への保健サービスの提供を通して地域の実態を把握するとともに、関係機関からの情報、統計情報や調査・研究の結果を活用して地域の健康問題を明らかにし、その解決のために計画を策定し、予防的な活動を行い、住民や関係機関と連携しながら、ネットワーク化、システム化を促進し、施策化することにより、公衆衛生の向上と住民の健康水準の向上を図ることである。

機能　公衆衛生看護管理は、①計画、②組織化、③動機づけ、④調整、⑤評価などの機能を有し、各分野の保健管理の目的・目標を達成するために計画を立案し、必要な資源配分・組織編成を考慮するとともに、各人の意識向上や種々の調整により効果的に計画を推進し、経過・達成度・影響などに対する評価を行い、業務にフィードバックする。

管理の内容　①情報管理、②組織管理、③人材育成・人事管理、④予算管理、⑤地域保健サービスの質保証などがある。

情報管理

情報管理とは

健康関連情報の収集▶情報をどれだけ組織内で共有し、数ある情報の中から必要な情報を選別するかは、地域特性に即した活動や事業の企画において不可欠である。収集・整理しておくべきおもな情報として、①国や世界の健康関連の動向、②地域保健に関連する法令や規則、③自治体の基本構想、④所属組織の歴史、目的、活動方針、組織の構造、所管業務活動実績、⑤地域の健康関連情報などが挙げられる。既存資料の管理に加えて、職場関連の情報網やインターネットによる最新情報の収集、職員間の情報の共有と活用も重要である。

情報の発信・活用▶収集した情報は、活用されてこそ意味がある。情報を活用しやすい体制や状況をつくることが管理の課題である。

個人情報の保護▶情報通信技術(IT)の進展に伴い様々な情報が入手

できる反面、個人の情報に対する市民意識の高まり、個人情報保護に関する法律の制定などの状況をふまえて、施錠できる場所への保管など、管理体制を整えることが求められる。

情報公開(開示)▶公共性の高い活動を行っている組織・機関には説明責任を果たすために情報公開が求められる。住民からの情報開示要求に適切に対応できるよう「情報開示マニュアル」などに熟知し、適切な情報を発信することも管理の重要な機能である。

情報ネットワークの構築▶住民のニーズや地域実態の情報を、住民のプライバシー保護に配慮しつつ広く発信するには、日常のネットワーク構築状況が大きく影響する。

● 情報公開法・情報公開条例

情報公開法　「情報公開法」は1999(平成11)年に制定され、2001(平成13)年から施行された。

情報公開法の目的▶「国民主権の理念にのっとり、行政文書の開示を請求する権利等について定めることにより、行政機関の保有する情報の一層の公開を図り、諸活動を国民に説明することができるようにするとともに、国民の的確な理解と批判の下にある公正で民主的な行政の推進に資すること」である(第1条)。

行政文書▶情報公開法第2条によると、「行政文書」とは、行政機関の職員が職務上作成または取得した文書、図画および電磁的記録で、当該行政機関の職員が組織的に用いるものとして当該行政機関が保有しているものである。

情報公開条例　各地方自治体においては、この法律に基づいて**情報公開条例**づくりが普及しており、すべての都道府県および多くの市町村で情報公開に関する条例または要綱を制定している。

● 個人情報保護法・個人情報保護条例

個人情報保護法　「個人情報の保護に関する法律(個人情報保護法)」は、2003(平成15)年5月に成立、2005(平成17)年4月全面施行された。

目的　この法律の目的は、①個人情報の取り扱いに関し、基本原則および政府による基本方針の作成等について定め、国および自治体の責務を明らかにすること、②個人情報を取り扱う事業者の遵守すべき義務等を定めることで、個人情報の有用性に配慮しつつ、個人の権利利益を保護することである(第1条)。

関連する法制度　個人情報保護に関する法制度は、「個人情報保護法」を基本法制とし、公的部門を対象とした「行政機関の保有する個人情報の保護に関する法律」、独立行政法人対象の「独立行政法人等の保有する個人情報の保護に関する法律」、「情報公開・個人情報保護審査会設置法」「行政機関の保有する個人情報の保護に関する法律等の施行に伴う関係法律の整備等に関する法律設置法」がある。これらを"個人情報保護関係5法"といい、これらの法律で制度を実効あるものにしている。

個人情報保護条例　地方自治体では、各々「個人情報保護条例」を定めて個人情報の保護を行っている。

法制化の背景　情報通信技術(IT)の急速な発展・普及に伴い、本人の関知しないところで個人情報が流通・利用され、個人の権利利益の侵害が予測される高度情報通信社会になったため、個人情報の適正な取り扱いを基本ルールとして定めたものである。

個人情報とは▶生存する個人の情報であって、当該情報に含まれる氏名、生年月日その他の記述事項により、特定の個人を識別することができるもの(他の情報と照合することができ、それにより特定の個人を識別できるものを含む)をいう。

組織管理

保健師活動と組織管理

組織は目的をもった集団である。組織の一員である保健師は、所属組織の目的、機構、所管事務や権限などを理解してその目標を実現するために活動する。

組織管理とは▶所属する部門や関連する部門の役割、業務内容、指示系統などを明確にし、業務が円滑に推進できるようにすることである。保健師は、健康づくり、児童福祉、高齢者福祉などさまざまな部門に所属するが、組織についてよく理解し、健康課題の提示、情報の収集や提供、業務の進行管理、事業実施後の評価と組織へのフィードバック、他部門との連携などを行う。

組織運営の管理的機能▶組織運営の管理的機能として、組織全体の目的や活動方針が職員全員に浸透し、共通認識が図られるようにすることが重要である。

組織運営▶組織が機能するには、組織の目的に応じた意思決定がで

きるよう指示命令系統が組織図に示され、そのルートを通してスムーズに情報が流れるようにすることも組織運営の基本的役割である。組織全体の目的と部門の目標を達成するには、必要な人員の確保と適切な配置、設備備品の整備、快適な職場環境づくりなどが必要である。

地方分権

概　念　　地方分権とは、国がもっている権限や事務、税財源を住民の最も身近なところで行政を進行している都道府県や市町村にできるだけ委譲することで、地域の特性にあった住民への行政サービスを行うことをねらいとしている。

平成の大合併

2003(平成15)年には3,200余の市町村があったが、地方分権化の推進に伴い「平成の大合併」が進行しており、市町村数は大幅に減少している。背景として、交通手段の発達により住民の生活圏が拡大したため広域連携が必要になっていること、市町村財政が逼迫しており、より効率的な行政運営が必要なことが挙げられる。

地方分権化の要件

地方分権が有効に実施されるためには、地方自治体の財政が安定し、財源が確保されていることが重要であるが、地方の自主財源率は低く、近年ますます財政状況の悪化が指摘されており、日常生活に関係の深い身近な共通する問題を、地方公共団体が憲法の保障と乖離しないよう推進できるための検討が重要な課題である。

地方分権の経緯

地方分権の経緯は、以下の通りである。

平成5年6月：地方分権推進会議(衆参両議院)
平成6年9月：地方分権の推進に関する意見書(地方6団体)
平成7年5月：「地方分権推進法」の成立
平成9年12月：機関委任事務制度の廃止後における地方公共団体の事務のあり方等についての大綱
平成10年5月：地方分権推進計画の決定(内閣)
平成11年3月：地方分権一括法案決定(内閣)
平成11年7月：地方分権一括法の成立・公布
平成12年4月：地方分権一括法の施行

> 平成16年5月：合併関連3法成立
> 平成18年12月：「地方分権改革推進法」成立

人材育成・人事管理

● 人材育成とは

概念　**人材育成**は、専門学校・大学などで実施される「基礎教育」、卒業後現場で行われる「現任教育」、大学院等で行われる「卒後教育」に分類される。質の高い地域保健活動を実施するには、自己研鑽の継続とともに、後輩や部下の育成、職場の組織の育成は重要であり、計画的な人材育成が必須である。

● 現任教育

現任教育では、新人・3年目・5年目研修などの「階層別研修」、地域保健活動を展開するうえで必要な「技術研修」、活動をまとめ事例研究や学会報告をする「研究的な取組み」などを計画的に実施することが必要である。「看護師の倫理綱領」には「看護者は、常に、個人の責任として継続学習による能力の維持・開発に努める」とあり、専門職として研鑽を続けることが求められる。

● 職場内研修（OJT）と職場外研修（Off-JT）

人材育成の方法として、職務を通じて行う学習や訓練、上司や先輩などから学ぶ知識・技術、事例検討などの「職場内研修（On the Job Training）」と、新しい知識や技術の習得を図るために、国・都道府県や専門機関が実施する研修に参加する「職場外研修（Off the Job Training）」がある。保健師の質向上を図るためには、研修に取り組める職場環境の整備や、組織としての人材育成計画の作成、職場内研修のリーダーの確保などが重要である。

● 人事管理

人事管理としては、業務に必要な職員の確保、職員の人間関係の調整、労務の管理（年間・月間勤務予定の作成、就業中の事故防止と労務災害などへの対応など）、人事評価（職業人としてのキャリア向上に向けて）などがある。

リーダーシップ

定義　リーダーシップとは、集団の目標達成に向かって促進的に働きかけ、集団自体が効果的に機能するよう支援する過程であり機能である。

リーダーシップ機能▶目標達成機能と集団維持機能の2つからなり、両機能は、各々の集団の目的や課題、特性や状況に応じて選択され、各々が持っている独自の機能として発揮されることが望ましい。

　目標達成機能：集団の目標を明確にし、計画・方法を具体化し、目標達成に向かってメンバーを動機づけ、結果を評価するなど、集団が目標に向かって進むようし向ける機能。

　集団維持機能：メンバーの意見や不満に耳を傾け、メンバー間のコミュニケーションや人間関係を良好に保ち、集団の魅力や士気（モラール）を高め、集団が全体としてまとまり、意欲がもてるよう働きかける機能。

基礎的能力▶リーダーシップ発揮の基礎的能力としては、①リーダー自身の積極的・情熱的態度、②コミュニケーションの技能、③企画運営能力などが期待される。

予算管理・その他の管理

予算管理とは

予算管理とは、事業の実施や人員の確保のための予算を編成し、執行することである。

意義　保健所や市町村など地方公共団体で事業を実施するには、予算は不可欠である。必要な予算を獲得するには、情報収集能力、説得力のある資料作成能力、企画書作成能力、プレゼンテーション能力、管理能力などが必要であり、国や自治体の予算の仕組みにも精通していることが求められる。

要件　予算管理を行うには、日常の活動において予算化の必要な課題が整理されていること、予算編成の仕組みに熟知していること、事業をスクラップアンドビルドの視点から検討できること、予算執行状況を把握し進行管理ができること、決算と事業評価を行うことなどが求められる。

地域保健サービスの質保証

意義　地域で生活するすべての人々が、公平に良質なサービスを受ける機会が得られるようにし、提供されるサービスの質の向上を図るこ

とも管理的機能の一つである。

方法　地域保健サービスの質保証の方法としては、①日常業務を通しての情報交換や事例検討、②指導・監視への参画、③地域の特性を生かした社会資源の開発とその管理、④住民のサービスへのアクセスや満足度の評価と見直しなどが挙げられる。

● 社会資源（フォーマル / インフォーマル）の管理

社会資源とは、生活上の諸要求の充足や問題解決を目的として、利用できる各種の制度、施設・機関・団体、および人々の知識・技術などの物的・人的諸要素を総称したものである。

分類　社会資源の供給主体による分類（白澤による）は、以下の通りである。

> ① **フォーマル（公式）セクター**
> ・行政による種々の制度、施策、保健医療福祉に係る機関・施設、経済的給付などの公的サービスやマンパワー
> ・認可や指定を受けた公益法人、民間企業、各種団体の各種サービスやマンパワー
> ② **インフォーマル（非公式）セクター**
> ・住民参加型サービス（地域通貨など）、当事者組織など非営利のサービス
> ・ボランティア、民生・児童委員、老人クラブなどの地域組織やマンパワー
> ・家族成員、親戚、友人、近隣の人々などの身近な個人的資源

活用と開発　地域で保健師活動を展開するには、地域住民のニーズを充足するための社会資源を的確に把握し、必要に応じて活用できることが必要である。また、地域に必要な社会資源が不足している場合は、十分なアセスメントのもとに社会資源を開発・整備することも重要な役割である。

● 文書管理

文書の役割　行政における文書の役割とは、組織内で情報を共有し、情報を交換する道具である。文書は文字で伝達するコミュニケーション手段であり、どの情報を、誰と、何のために、共有するかという共通理解が必要である。

ガイドライン▶「行政文書の管理方策に関するガイドライン」が、2000（平成12）年2月に各省庁事務連絡会議申し合わせにより発布

されており、その目的は、「行政機関における事務の適正かつ能率的な遂行および法の適切かつ円滑な運用に資するため」とされている。

保健師活動における留意点▶ 保健師は、対人保健サービスの中心的担い手であるため、個人情報の扱いや守秘義務は基本であり、とくに意思決定の困難な高齢者や障害者、小児・児童の人権擁護に留意しなければならない。日本看護協会では、看護職者としての行動指針を2003(平成15)年「看護者の倫理綱領」に規定し、知る権利および自己決定の権利の尊重、守秘義務、個人情報の保護、情報を他者と共有する場合の適切な判断などについて示している。

保健師と記録▶ 保健師が記す文書類は、事業の関係法律(感染症法の結核予防に関する項目、母子保健法、精神保健および精神障害福祉に関する法律や通達など)に規定され、その必要性が位置づけられている。保健師の記録は、行政文書として文書管理規定に明記しておく必要がある。文書管理規定は、情報公開法第37条に、文書の分類、作成、保存、廃棄に関する基準等が定められている。

● 職業倫理

保健師は、人権尊重を基盤にして保健師助産師看護師法を遵守するとともに、法的責任としての注意義務、民事上・刑事上・行政上の責任について理解し、住民の安全な生活を守らなければならない。

保健師助産師看護師法には、看護職の定義、資格、業務、業務制限や秘密漏洩違反に対する罰則を規定している。また、日本看護協会の「看護者の倫理綱領」は、病院、地域、学校、教育・研究機関、行政機関などあらゆる場で活動する看護者の行動指針であり、専門職としての責任の範囲を社会に明示するものである。

● 健康危機管理

定義 　健康危機とは、これまでの日常で遭遇する感染症や事故などと規模や性質を大きく異にする健康に関する危機的状況をいい、予測可能な危機のほか、災害や感染症など予測できない危機がある。

健康危機管理とは、健康危機の発生予防、拡大防止、適切な治療などによって、危機の拡がりを最小限にとどめ、被害者への適切な治療や看護を行うことである。

事例 　近年の健康危機管理事例としては、阪神・淡路大震災、地下鉄サリン事件、薬害エイズ事件、O-157学童集団食中毒、和歌山毒物カレー事件、東海村臨界事故、有珠山噴火土石流災害、三宅島噴火火

山ガス災害、SARS、丹波町鳥インフルエンザ事件、中越大地震、宮崎狂牛病、東日本大震災などがある。

基本的指針　厚生労働省では、このような状況をふまえ、「地域保健法」第4条に基づく「地域保健対策の推進に関する基本的な指針」を2000(平成12)年3月に改正し、地域における健康危機管理等の基本的な方針を示した。指針には、地方公共団体の健康危機管理の具体的対応に関する手引き書整備や、健康危機管理の中核的拠点としての保健所の役割が明記されている。

2001年3月に定められた「厚生労働省健康危機管理基本指針」では健康危機管理を、「医薬品、食中毒、感染症、飲料水その他何らかの原因により生じる国民の生命、健康の安全を脅かす事態に対して行われる健康被害の発生予防、拡大防止、治療などに関する業務であって、厚生労働省の所管に属するものをいう」と定義している。

「地域における健康危機管理について〜地域健康危機管理ガイドライン」では、保健所における健康危機管理業務を平常時と発生時に分け、4つの対策に整理して示している(図13)。

ココミル 災害保健活動(災害時の保健師活動の過程)(p.215)、感染症保健活動(感染症対策と保健所)(p.198)

図13　保健師における健康危機管理業務の4つの対策

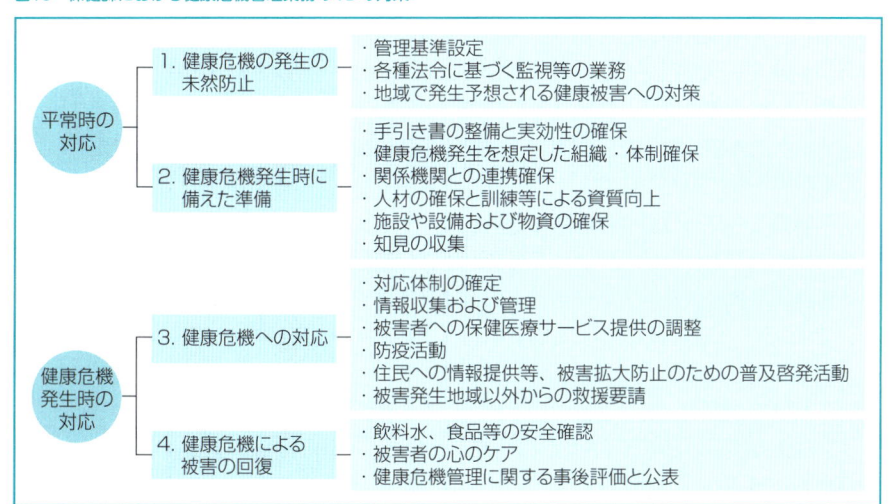

平常時の対応
1. 健康危機の発生の未然防止
   - 管理基準設定
   - 各種法令に基づく監視等の業務
   - 地域で発生予想される健康被害への対策
2. 健康危機発生時に備えた準備
   - 手引き書の整備と実効性の確保
   - 健康危機発生を想定した組織・体制確保
   - 関係機関との連携確保
   - 人材の確保と訓練等による資質向上
   - 施設や設備および物資の確保
   - 知見の収集

健康危機発生時の対応
3. 健康危機への対応
   - 対応体制の確定
   - 情報収集および管理
   - 被害者への保健医療サービス提供の調整
   - 防疫活動
   - 住民への情報提供等、被害拡大防止のための普及啓発活動
   - 被害発生地域以外からの救援要請
4. 健康危機による被害の回復
   - 飲料水、食品等の安全確認
   - 被害者の心のケア
   - 健康危機管理に関する事後評価と公表

Column 家庭訪問に前向きに臨むために！

　保健師活動の中でも地域の方々と密度の濃い関わりができ、やりがいを実感できる支援技術に「家庭訪問」があります。しかし、最近、「家庭訪問に消極的な新任保健師が多い」とよく耳にします。教育の問題、職場配置や指導体制、事例の複雑さなど要因は多々あると思います。
　対応策として、厚生労働省からは、「新人看護職員研修ガイドライン」が示され、研修プログラムや技術指導例も紹介されていますが、保健師の働くすべての職場で有効に活用できるには時間がかかるように思います。
　職場の条件は異なっても、達成感のある訪問をするために一工夫してみましょう。

○人々の暮らしの実態や健康の様子を書きとめ活用するために"保健師ノート"を
　どこで活動しても、地域を基盤にして人々の生活と健康課題の関連を考えるという原則は共通しています。活動を通して見たこと・聴いたこと、統計資料や調査データから読みとったことなどを"保健師ノート（活動の知恵袋）"にこまめに整理しておくと、共通する話題が選択できて対象との信頼関係が構築できる、健康課題の背景が推測できる、適切な解決策が提案できるなど、手ごたえのある活動に繋がります。

○対象との立ち位置や目の高さを同じに
　何か指導をしなければという気負いはありませんか。虐待や治療中断など健康課題が大きければ大きいほど対象者は身構えてしまいます。単なる座る位置ではなく、気持ちも目の高さも対象者と同じ方向を向くことが本音を語れる状況をつくります。
　一度で結果を出そうとしないで継続してタイムリーに関わること、別れるときは必ず次回への余韻（お互いの約束ごとなど）を残し、計画的に関わっていきましょう。
　専門職としての信頼関係が構築できたところで対象者の考える力や実践力を引き出していくことが有効な保健指導に結びつきます。

Chapter III
公衆衛生看護学各論

Chapter III 公衆衛生看護学各論

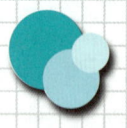

1. 母子保健活動

Check Words!!

■■■ 母子保健の動向
- 母子保健法
- エンゼルプラン・新エンゼルプラン
- 健やか親子21
- 次世代育成支援対策推進法
- 乳児家庭全戸訪問事業（こんにちは赤ちゃん事業）

■■■ 母子保健対策
- 妊娠の届け出
- 母子健康手帳の交付
- 妊娠高血圧症候群（妊娠中毒症）等療養援護
- 妊産婦健康診査
- 不妊治療
- 乳幼児健康診査
- 新生児訪問指導
- 低出生体重児・未熟児に対する対策
- 育成医療（身体障害児の医療給付）
- 小児慢性特定疾患治療研究事業
- 結核児童療育医療

■■■ 乳幼児期の発育・発達および生活の特徴と保健指導
- 1歳6か月児健康診査
- 3歳児健康診査
- 予防接種
- 乳幼児の発達評価
- 日本版デンバー式発達スクリーニング検査

- 遠城寺式乳幼児分析的発達検査法
- 新版K式発達検査法
- 津守式乳幼児精神発達検査（質問紙法）

■■■ 健康上のリスクをもつ母子への保健指導
- リプロダクティブ・ヘルス/ライツ
- 就労女性への保健指導
- 外国人母子の健康支援
- ドメスティック・バイオレンス
- 児童虐待

■■■ 発達障害
- 発達障害とは
- 発達障害者支援法
- 広汎性発達障害（自閉症スペクトラム）
- 自閉症
- レット障害
- アスペルガー症候群
- 学習障害
- 注意欠陥・多動性障害（ADHD）

■■■ 母子保健に関わる社会資源
- 児童福祉施設
- 助産施設
- 乳児院
- 児童養護施設
- 障害児入所施設
- 児童発達支援センター

母子保健の動向

◯ 母子保健法

目的　母子保健法は、1965（昭和40）年、それまでの児童と妊産婦を対象とする母子保健から対象を拡大し、妊産婦になる前段階の女性の健康管理を含めた一貫した総合的な母子保健対策の推進を目的に制定された。

歴史・変遷　わが国では、明治から大正時代にかけての伝染病蔓延と栄養不良、劣悪な衛生環境などから、多数の妊産婦・乳幼児が死亡していた。昭和初期に至っても、貧困と生活不安の中で依然として母子保健の水準は低かった。第二次世界大戦中、富国強兵を目的とした出産の奨励から母子衛生行政が強化されたが、それらは国策を具現化するためのものであった。

1947（昭和22）年、厚生省に児童局が設置され、母子衛生課が母子保健行政を所管することになり、同年、児童福祉法も制定された。以来、母子の保健と福祉対策は年を追って制度化がなされた。**妊産婦・乳幼児の保健指導、育成医療、養育医療、母子健康センターの設置、新生児訪問指導、3歳児健康診査**等である。しかし、乳児死亡・周産期死亡・妊産婦死亡など母子の健康に関してさらに改善すべき課題が残されており、その解決を図るべく母子保健法が制定された。

1994（平成6）年6月、住民により身近な母子保健サービスの提供を目指して母子保健法改正が行われ、1997（平成9）年度から、基本的な母子保健サービスは、**市町村母子保健計画**に基づいて市町村の責任において提供されることになった。

◯ エンゼルプラン・新エンゼルプラン

理念　1994（平成6）年12月、少子化の進行や女性の社会進出など、子どもを取り巻く環境の変化に対応して、子ども自身が健やかに育っていける社会、子育てに喜びや楽しみをもてる社会を形成するには、国や地方自治体、企業や地域社会などが各々の役割を果たし、「子育て支援社会」を構築する必要があるとの観点から、「今後の子育て支援のための基本的方向について」（エンゼルプラン）が策定された。

基本的視点　基本的視点は、①安心して出産や育児ができる環境の整備、②家庭における子育てを基本とした「子育て支援社会」の構築、③子どもの利益が最大限尊重されるための配慮、の3点である。

緊急保育対策等5か年事業▶ 1994（平成6）年12月、**エンゼルプラ**

ンの施策の一環として「当面の緊急保育対策を推進するための基本的考え方」(緊急保育対策等5か年事業)が策定され、低年齢児保育・延長保育などの推進が図られた。

新エンゼルプラン▶ 5年後の1999(平成11)年12月、少子化対策推進関係閣僚会議により「少子化対策基本指針」が決定されるとともに、「重点的に推進すべき少子化対策の具体的実施計画」(**新エンゼルプラン**)が策定され、平成16年度までの目標値が設定された。

少子化社会対策基本法▶ 子育て支援対策として、エンゼルプラン、新エンゼルプランが策定され実施されたが、その後も少子化の流れは止まらず、本格的な対策が必要であるという認識が高まり、2003(平成15)年に議員立法で少子化社会対策基本法が制定された。具体的な実施計画として「少子化社会対策大綱に基づく重点施策の具体的実施計画について(子ども・子育て応援プラン)」が策定され、若者の自立や働き方の見直し等を含めた幅広い分野で2009(平成21)年度までの5年間に講ずる具体的目標を掲げた。さらにおおむね10年後を展望し、育児休業取得率など目指すべき社会の姿を掲示した。

健やか親子21

策定の経緯　2000(平成12)年11月、20世紀の母子保健の取組みを踏まえ、少子化、育児力の低下、思春期の健康問題、不妊、ドメスティック・バイオレンス(DV)、児童虐待等の新たな課題、小児医療や地域母子保健活動水準の低下防止などの課題を整理し、21世紀の母子保健の方向性を示す国民運動計画として「健やか親子21」が策定された。子育て支援の福祉施策に力点があったエンゼルプランに対し、健やか親子21は、ヘルスプロモーションの理念に基づき、市町村が具体的な数値目標を設定し展開する保健計画である。

主要課題　健やか親子21の主要課題は、①思春期の保健対策の強化と健康教育の推進、②妊娠・出産に関する安全性と快適さの確保と不妊への支援、③小児保健医療水準を維持・向上させるための環境整備、④子どもの心の安らかな発達の促進と育児不安軽減の4つであり、2001～2010年までの10年間の目標として61項目が設定されており、県、市町村、各種専門団体等の協力と国の支援によって推進されることになった。

中間評価　2005(平成17)年に中間評価が実施されたが、多くの指標が改善傾向にあるものの、未解決の課題や新たな課題も明らかになり、指標の追加などの見直し、関係者間の連携強化が図られた。

| 計画の延長 | 計画期間は2010(平成22)年までの10年間の予定であったが、次世代育成支援計画(2014年までが計画期間)との連携を図る観点から、4年間の延長が図られた。

また、2009(平成21)年に第2回中間評価が実施されたが、67指標72項目のうち、第1回評価に比べて、改善51項目(70.8%)、悪化14項目(19.4%)であった。

| 重点施策 | 評価結果から、次の4点を重点施策として推進することになった。
①思春期の自殺防止を含む子どもの心の問題への取組み強化
②産科医療・周産期医療を担う人材の確保
③低出生体重児の割合の低下への取組み
④子どもの虐待防止対策のさらなる強化

◎次世代育成支援対策推進法

| 法制定の経緯 | 2002(平成14)年9月、厚生労働省は、少子化の流れを変えるためのさらなる対策として**少子化対策プラスワン**を発表、地域における子育て支援、社会保障における次世代支援、子どもの社会性の向上や自立促進の視点が盛り込まれた。2003(平成15)年3月、少子化対策推進関係閣僚会議において「次世代育成支援に関する当面の取組方針」が出され、同年7月、「少子化社会対策基本法」と「次世代育成支援対策推進法」が成立した。

「次世代育成支援対策推進法」は、10年間の時限立法として成立し、地方公共団体および事業主は、仕事と子育てに関する雇用環境の整備状況や労働者ニーズを把握し、2004(平成16)年度内の行動計画の策定と実施を義務化し、健やか親子21とあわせて2005(平成17)年度から実施された。計画期間は、2005年4月から2015年3月までの10年間であり、期間や数値目標など達成状況を客観的に判断できるように計画することが望ましいとされている。

| 制定事項 | おもな内容は、次代の社会を担う子どもが健やかに生まれ育成される環境の整備を図るための基本理念、国による「行動計画策定指針」の作成、地方公共団体や事業主による行動計画の策定等である。

地方自治体が策定する「地域行動計画」については、平成17年度から取組みがスタートしている。

| 法の一部改正 | 2008(平成20)年、児童福祉法の一部改正に伴い、「次世代育成支援対策推進法」の一部改正が行われ、2009(平成21)年度から一般事業主行動計画の公表と労働者への周知が義務づけられた(図1)。一般事業主行動計画の策定・届け出義務は、これまでの常時雇用労

働者301人以上の企業から、101人以上の規模の企業に拡大された。100人以下の企業の行動計画の届け出は、現在"努力義務"となっているが、届け出率は低位に留まっている。

図1 次世代育成支援対策推進法(改正後の概要)

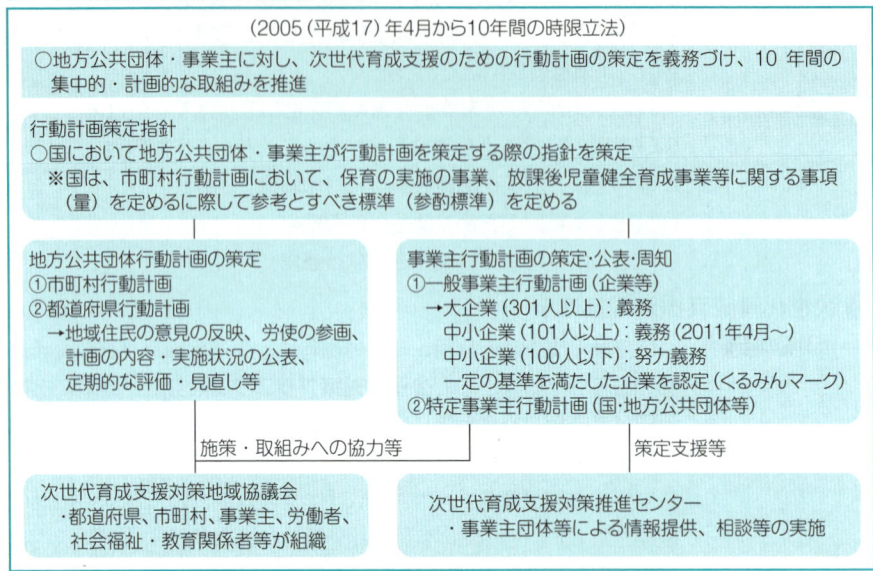

```
(2005(平成17)年4月から10年間の時限立法)
○地方公共団体・事業主に対し、次世代育成支援のための行動計画の策定を義務づけ、10年間の
  集中的・計画的な取組みを推進

行動計画策定指針
○国において地方公共団体・事業主が行動計画を策定する際の指針を策定
  ※国は、市町村行動計画において、保育の実施の事業、放課後児童健全育成事業等に関する事項
   (量)を定めるに際して参考とすべき標準(参酌標準)を定める

地方公共団体行動計画の策定          事業主行動計画の策定・公表・周知
①市町村行動計画                    ①一般事業主行動計画(企業等)
②都道府県行動計画                    →大企業(301人以上):義務
→地域住民の意見の反映、労使の参画、      中小企業(101人以上):義務(2011年4月〜)
  計画の内容・実施状況の公表、          中小企業(100人以下):努力義務
  定期的な評価・見直し等               一定の基準を満たした企業を認定(くるみんマーク)
                                   ②特定事業主行動計画(国・地方公共団体等)

        施策・取組みへの協力等              策定支援等

次世代育成支援対策地域協議会         次世代育成支援対策推進センター
・都道府県、市町村、事業主、労働者、    ・事業主団体等による情報提供、相談等の実施
  社会福祉・教育関係者等が組織
```

厚生労働統計協会「国民衛生の動向2012/2013」2012. p.73

乳児家庭全戸訪問事業(こんにちは赤ちゃん事業:児童福祉法第6条の2)

目的 生後4カ月までの乳児のいるすべての家庭を訪問し、様々な不安や悩みを聞き、子育て支援に関する情報提供等を行うとともに、親子の心身の状況や養育環境等の把握や助言を行い、支援が必要な家庭に対しては適切なサービス提供につなげることを目的としており、子育て交付金(次世代育成支援対策交付金)による事業として実施されている。この活動を通じて、乳児のいる家庭と地域社会をつなぎ、乳児家庭の孤立化を防ぎ、乳児の健全な育成環境の確保を図るものである。実施主体は市町村である。

おもな内容 生後4カ月までの乳児のいるすべての家庭を訪問する。おもな相談内容は、①育児等に関する不安や悩みの相談や子育て支援に関する情報提供等を行う。②親子の心身の状況や養育環境等の把握や助言を行い、支援の必要な家庭に対し適切なサービス提供につなげる。③訪問スタッフには、保健師・助産師・看護師等の専門職に加え、本事業実施のために行う研修を受講した愛育班員、母子保健推進員、

児童委員、子育て経験者等を幅広く登用する。④訪問結果により支援が必要と判断された家庭については、適宜、関係者によるケース会議を行い、「養育支援訪問事業(次世代育成支援対策交付金による)」をはじめとした適切なサービスの提供につなぐこととしている。

母子保健対策

目的 　現在の母子保健対策は、思春期から妊娠、出産、育児期、新生児期、乳幼児期を通して一貫した体系のもとに総合的に推進することを目指しており、体系化が図られている。

おもな施策 　おもな母子保健施策は図2に示す通りである。

図2　おもな母子保健施策

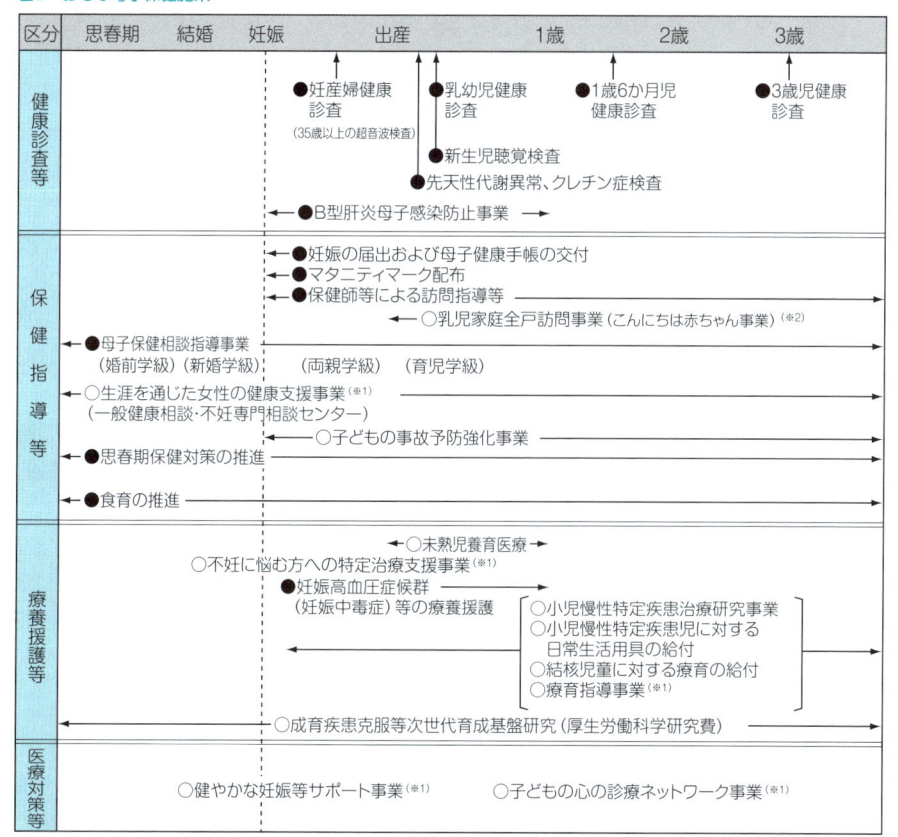

区分	思春期	結婚	妊娠	出産	1歳	2歳	3歳
健康診査等				●妊産婦健康診査 (35歳以上の超音波検査) ●新生児聴覚検査 ●先天性代謝異常、クレチン症検査 ←●B型肝炎母子感染防止事業→	●乳幼児健康診査	●1歳6か月児健康診査	●3歳児健康診査
保健指導等	●母子保健相談指導事業 (婚前学級)(新婚学級) ○生涯を通じた女性の健康支援事業(※1) (一般健康相談・不妊専門相談センター) ●思春期保健対策の推進 ●食育の推進		←●妊娠の届出および母子健康手帳の交付 ←●マタニティマーク配布 ←●保健師等による訪問指導等 (両親学級) (育児学級) ○子どもの事故予防強化事業		←○乳児家庭全戸訪問事業(こんにちは赤ちゃん事業)(※2)→		
療養援護等			○不妊に悩む方への特定治療支援事業(※1) ←○未熟児養育医療→ ●妊娠高血圧症候群 (妊娠中毒症)等の療養援護 ○成育疾患克服等次世代育成基盤研究(厚生労働科学研究費)		○小児慢性特定疾患治療研究事業 ○小児慢性特定疾患児に対する日常生活用具の給付 ○結核児童に対する療育の給付 ○療育指導事業(※1)		
医療対策等			○健やかな妊娠等サポート事業(※1)		○子どもの心の診療ネットワーク事業(※1)		

注1) ○国庫補助事業　●一般財源による事業　※1 母子保健医療対策等総合支援事業　※2 子育て支援交付金による事業
注2) 妊婦健康診査については、必要な回数(14回)のうち、5回分は地方財政措置、残りの9回分は、妊婦健康診査支援基金(2012年度まで)により、国庫補助(1/2)と地方財政措置(1/2)。
厚生労働統計協会「国民衛生の動向 2012/2013」2012. p.103

妊娠の届け出

法的根拠 妊娠した者は、速やかに居住地の市町村(保健所を設置している市および特別区を含む)に妊娠届を出すことになっている(母子保健法第15条)。この届け出は、妊娠を行政的に把握し、妊娠から乳幼児まで一貫した母子保健対策を実施する出発点として重要であるとともに、妊婦が母子保健サービスを活用するうえでも重要である。

母子健康手帳の交付

法的根拠 市町村(保健所を設置している市および特別区を含む)は、妊娠を届け出た者に対し母子健康手帳を交付する(母子保健法第16条)。

内容 母子健康手帳は、妊娠、出産、育児に関する一貫した健康記録であるとともに、妊娠と乳幼児に関する行政情報、保健・育児情報を提供するものである。

歴史・変遷 母子健康手帳の前身は、第二次世界大戦中の**妊産婦手帳**、児童福祉法制定後の**母子手帳**である。前者は妊産婦・新生児の健康記録であるとともに、出産に必要な脱脂綿やさらし等の配給を可能にし、後者は、記録期間を予防接種等小児期まで拡大したことに特徴がある。「母子保健法」公布の翌1966(昭和41)年、「母子健康手帳」と改称されて以後、妊婦(母親)たちの健康記録としての内容も充実し、妊娠から就学までの母子の健康管理が可能となった。

1991(平成3)年、母子保健法改正により母子健康手帳の交付は都道府県から市町村に移管された。

平成24年改定 2012(平成24)年4月、10年ぶりの改定が行われた。**改正の趣旨**は、2010(平成22)年の「乳幼児身体発育値調査」や近年の社会的変化・母子保健の変化に対応することである。

変化した内容は、①妊娠記録のページが拡充された、②成長発達記録の確認項目が「はい」「いいえ」から達成時期に改められた、③発育曲線のグラフが2010(平成22)年の最新の調査をもとに変更された、④胆道閉鎖症の発見のために「便色カード」が綴じ込みに入れられた、⑤予防接種項目の記載欄の見直しなどである。

妊娠高血圧症候群(妊娠中毒症)等療養援護

妊娠高血圧症候群や糖尿病、貧血、産科出血、心疾患などの合併症は、妊産婦死亡や周産期死亡の原因として、未熟児や心身障害の発生原因となるおそれがあるため、上記疾病により入院治療を要する妊産婦(低所得階層)に対し、早期に適正な治療を受けるための医

療援助を行う制度である。本事業は、都道府県事業として定着していることから、1997（平成9）年度に一般財源化（地方交付税措置）された。

● 妊産婦健康診査（母子保健法第13条）

概要　妊娠中の母体と胎児の健康管理および疾病の早期発見のために行われる定期的な健康診査である。市町村を実施主体として医療機関委託による妊婦一般健康診査と、必要に応じて精密検査が実施されている。母子健康手帳発行時に医療券が交付され、妊娠健康診査は14回程度市町村指定の医療機関において公費負担（無料）で健康診査を受けることができる制度である。公費負担回数や方法は市町村により異なることがある。

健診の間隔は妊娠初期より23週までは4週間に1回、24週から35週までは2週間に1回、36週以降分娩までは1週間に1回を原則としている。

● 不妊治療

相談事業　不妊に悩む夫婦に対し、医学的・専門的な相談や不妊による心の悩み等について、医師・助産師等の専門家が相談および情報提供を行うため、各都道府県・指定都市・中核市に「不妊専門相談センター」の整備を進めており、その事業として「不妊相談事業」が行われている。

経済的支援　不妊治療には医療保険が適用されず、1回の治療費が30万円～40万円と高額であることから2004（平成16）年度から不妊治療に係る一部の費用を助成する特定不妊治療助成事業が開始された。2011（平成23）年度には、年齢が低いうちに短期間に集中して治療を行う環境を整える観点から、従来1回当たり15万円、年2回までだった助成回数を1年度目については3回まで（通算5年、10回を超えない）に拡大した。

● 乳幼児健康診査（母子保健法第13条）

制度の概要　乳幼児の健康管理（成長・発達）、疾病の早期発見を目的に、市町村を実施主体として医療機関委託による健康診査を実施する制度である。市町村指定の医療機関において無料で行われるが、内容・回数は市町村により異なる。

健診の時期　健康診査の時期は、乳幼児の発達の重点月齢である生後3～6カ月、9～11カ月に各1回である場合が多く、市町村によってはこれに7カ月を加える場合もある。

Chapter Ⅲ 公衆衛生看護学各論

● 新生児訪問指導

制度の概要　市町村長は、出生28日を経過しない新生児に対して、養育上必要があると認めるときは、医師、保健師、助産師またはその他の職員による家庭訪問と必要な指導を実施することが定められている（母子保健法第11条）。28日を経過しても引き続き指導を必要とする場合は、さらに継続して訪問指導を行うこととしている。

● 低出生体重児・未熟児に対する対策

低出生体重児の届け出（母子保健法第18条）▶体重が2,500g未満の乳児が出生したときは、その保護者は速やかに乳児の現在地の市町村に届け出なければならない。

未熟児の訪問指導（母子保健法第19条）▶市町村は、その区域内に現在地を有する未熟児について、養育上必要があると認める時は、医師・保健師・助産師またはその他の職員をして、未熟児の保護者を訪問させ、必要な指導を行わなければならない。

未熟児養育医療の給付（母子保健法第20条）▶身体が未熟な状態で出生した新生児が生命を維持できるようになるまでの経済的負担を公費で給付する制度で、医療保険の自己負担分を国が2分の1、都道府県と市町村が4分の1ずつ負担する。指定都市・中核市は市町村と同じ扱いとなる。

対　象　①出生時体重が2,000g以下のもの、②生活力が特に薄弱であって以下の症状があるもの。一般状態：体温34℃以下・運動が異常に少ない・呼吸器、循環器の問題（強度のチアノーゼ、呼吸数の異常）・消化器系の問題（24時間以上排便がない、あるいは48時間以上嘔吐が続く）・異常に強い黄疸（生後数時間以内に出現）などである。

🅜 Motto!　2013（平成25）年4月より、低出生体重児の届け出、未熟児の訪問指導、未熟児養育医療費の支給の認定は都道府県から**各市町村へ権限移譲**が施行された。

● 育成医療（身体障害児の医療給付）

制度の概要　身体障害児の医療給付は、児童福祉法第20条に基づく育成医療として実施されていたが、2006（平成18）年4月、障害者自立支援法の施行により、自立支援医療費として支給されるようになった（障害者自立支援法第52条〜第58条）。身体に障害のある児童、または疾患を放置すればかなりの障害を残すと認められる児童で、手術などの治療によって治療効果が期待できる場合、治療費の支給が行われる。

対　象　　おもな支給対象は、肢体不自由、音声・言語・そしゃく機能障害、視覚障害、聴覚・平衡機能障害、心臓障害等の内臓障害、ヒト免疫不全ウイルスによる免疫の機能障害などである。

利用者負担 ▶ 育成医療の利用者負担は、原則として定率1割負担であるが、低所得世帯や高額治療継続者などに対しては上限額を設定するなど負担軽減策を講じている。

Motto!　市町村への権限委譲 ▶ 育成医療費の支給の認定は2013 (平成25)年4月より市町村が行う(障害者自立支援法第41条1項、第76条第2条第3項、第77条第1項)。

小児慢性特定疾患治療研究事業(児童福祉法第21条の5)

制度の概要　　小児がんなどの小児慢性特定疾患に罹患している児童に対し、「小児慢性特定疾患治療研究事業」を実施し、同時に患者家族の医療費負担の軽減を図る制度である。所得に応じて指定医療機関での入院、通院にかかる医療費の一部または全額を公費で負担する。

歴史・変遷　　この制度は、1974(昭和49)年9月、それまで小児の慢性疾患の医療費負担を軽減する目的で実施されてきた先天性代謝異常、小児がん、慢性腎炎・ネフローゼ、喘息などへの治療研究事業を統合する形で制度化された。目的は、医療の確立と普及、患児家族に対する経済的・精神的負担の軽減である。

2005(平成17)年4月、次世代育成支援の観点から、子育てしやすい環境の整備を図るため児童福祉法の一部改正が行われ、「医療の給付等」として児童福祉法第21条の5に治療研究が位置づけられた。

対　象　　対象疾患は、11疾患群(悪性新生物、慢性腎疾患、慢性呼吸器疾患、慢性心疾患、内分泌疾患、膠原病、糖尿病、先天性代謝異常、血友病等血液疾患・免疫疾患、神経・筋疾患、慢性消化器疾患) 514疾病である。

おもな改正点 ▶ ①対象患者の重点化：一定基準による対象者の重点化、②通院拡大：すべての疾患で通院についても対象に、③対象年齢の延長：18歳から20歳未満まで延長、④自己負担の導入：低所得者に配慮した自己負担の導入、⑤福祉サービスの実施：小児慢性特定疾患日常生活用具給付事業(市町村で対応、13品目)、⑥療育指導費の拡大(小児慢性疾患ピアカウンセリング事業)等である。

結核児童療育医療(児童福祉法第20条)

制度の概要 入院を必要とする結核児童を対象に、療養にあわせて学習の援助を行うために医療給付を行うとともに、学用品、療養生活に必要な生活用具を支給する。指定医療機関の医師が治療を必要と認めた場合、保健所を経由して都道府県・指定都市・中核市などに医療援助の手続きを行う。世帯の所得に応じて自己負担がある。

乳幼児期の発育・発達および生活の特徴と保健指導

1歳6か月児健康診査(母子保健法第12条の1)

市町村は、1歳6カ月を越え満2歳に達しない幼児に対して健康診査を行わなければならない。

歴史・変遷 1歳6カ月の時期は、運動精神発達において重要な節目の時期であり、歩行や言語などの標識が容易に得られるようになることから健康診査の時期として定められ、1977(昭和52)年から市町村を実施主体として「1歳6か月児健康診査事業」が開始された。

1994(平成6)年、母子保健法の改正により、健康診査の時期が法的に明記された。

内 容 運動機能、視聴覚機能、精神発達などの障害の早期発見、生活習慣の自立、う歯予防、栄養状態のほか、予防接種の接種状況の確認、指導が行われる。健康診査において心身の発達に異常があると認められる場合、専門医による精密診査、児童相談所における心理判定など必要な支援が行われる。

3歳児健康診査(母子保健法第12条の2)

制度の概要 市町村は、満3歳を越え満4歳に達しない幼児に対して健康診査を行わなければならない。3歳児健康診査は、1961(昭和36)年から児童福祉法に基づき保健所において実施されており、母子保健法の制定により法制化された。目的は、身体の発育、精神発達面や視聴覚障害の早期発見である。

内 容 健康診査の内容は、発育・発達、栄養・疾病の有無、う歯、精神発達、予防接種の確認などである。1歳6か月児健康診査と異なり、眼の疾患、鼻・耳および咽頭の疾患の早期発見が加わっている(母子保健法施行規則:健康診査第2条第2項)。健康診査において心身の発達に異常があると認められる場合、専門医による精密診査、児童相談所における心理判定など必要な支援が行われる。

● 予防接種

目的　予防接種は、伝染のおそれのある疾病の発生およびまん延を予防することにより、公衆衛生の向上および増進に寄与することであり、予防接種法、感染症法などに基づき実施される。

歴史・変遷　予防接種法は、1948(昭和23)年に制定され、医学的・社会的状況の変化を踏まえ幾度かの法改正が行われ、1994(平成6)年の改正により現行の予防接種制度となった。2011(平成23)年10月、予防接種法および新型インフルエンザ予防接種による健康被害の救済に関する特別措置法が施行された。2012(平成24)年9月から、ポリオの予防接種ワクチンは、生ポリオワクチンから不活性化ワクチンに切り替えられた。

法改正(1994年)の要点▶①予防接種は、かつては国民に接種を義務づけることにより推進されてきたが(義務接種)、国民の理解と協力を求め自覚を促すことにより自ら進んで予防接種を受ける意思をもつことを期待する努力義務の考え方(勧奨接種)となった。②予防接種健康被害救済制度の内容が充実した。③副反応の発生を最小限にするために、予診・問診に関する規定を法的に規定し、健康状態についてよく相談をしたうえで行う「個別接種」を推進する。

対象疾病　2001(平成13)年の法改正により、集団予防目的に比重を置いた「一類疾病」と個人予防目的に比重を置いた「二類疾病」に類型化され、高齢者を対象とするインフルエンザが二類疾病に加えられた。二類疾病は、努力義務が課されておらず自己の判断に委ねられる。

予防接種法に基づき、一類疾病(ジフテリア、百日せき、急性灰白髄炎(ポリオ)、麻しん・風しん、日本脳炎、破傷風、結核)、二類疾病(インフルエンザ)のワクチンの定期接種は、各市町村が実施主体となっている。日本小児科学会は、ヒブ、肺炎球菌、ロタ、B型肝炎のワクチンは生後2カ月になったらすぐに始めることとし、接種スケジュールをスムーズにするために同時接種を推奨している。

定期接種　2012(平成24)年5月現在の定期の予防接種は、表1の通りである。

Chapter III 公衆衛生看護学各論

表1 定期の予防接種

2012（平成24）年5月現在

	対象疾病 （ワクチン）		接種			回数
				対象年齢等	標準的な 接種年齢等[2]	
一類疾病[1]	ジフテリア 百日せき 破傷風	沈降精製[3][4] DPT混合 ワクチン	1期初回	生後3～90月未満	生後3～12月	3回
			1期追加	生後3～90月未満 （1期初回接種（3回）終了後、6 カ月以上の間隔をおく）	1期初回接種 （3回）後12 ～18月	1回
		沈降DT混合 ワクチン	2期	11～13歳未満	11～12歳	1回
	ポリオ			生後3～90月未満	生後3～18月	2回
	麻しん 風しん	乾燥弱毒生麻 しん風しん混合 ワクチン、乾燥 弱毒生麻しんワ クチン、乾燥 弱毒生風しんワ クチン	1期	生後12～24月未満		1回
			2期	5歳以上7歳未満の者であって、 小学校就学の始期に達する日の 1年前の日から当該始期に達す る日の前日までの間にある者		1回
	日本脳炎[5]		1期初回	生後6～90月未満	3～4歳	2回
			1期追加	生後6～90月未満 （1期初回終了後概ね1年をお く）	4～5歳	1回
			2期	9～13歳未満	9～10歳	1回
	結核	BCGワクチン		生後6カ月未満（地理的条件、交通事情、 災害の発生その他の特別な事情によりやむ を得ないと認められる場合においては、1歳 未満）		1回
二類疾病[1]	インフルエンザ			①65歳以上 ②60歳以上65歳未満であって、心臓、じ ん臓もしくは呼吸器の機能またはヒト免疫 不全ウイルスによる免疫機能に障害を有 するものとして厚生労働省令に定める者	インフルエンザ の流行シーズ ンに間に合うよ うに通常、12 月中旬まで	毎年度 1回

資料　厚生労働省健康局調べ

注 1) 平成13年の予防接種法の改正により、対象疾病が「一類疾病」「二類疾病」に類型化された。両者は国民が予防接種を受けるよう努める義務（努力義務）の有無、法に基づく予防接種による健康被害が生じた場合の救済の内容などに違いがある。
2) 標準的な接種年齢とは、「予防接種（一類疾病）実施要領」「インフルエンザ予防接種実施要領」（いずれも厚生労働省健康局長通知）の規定による。
3) ジフテリア、百日せき、破傷風の予防接種の第1期は、原則として、沈降精製百日せきジフテリア破傷風混合ワクチンを使用する。
4) DPT混合ワクチンの接種部位は上腕伸側で、かつ同一接種部位に反復して接種することはできるだけ避け、左右の腕を交代で接種する。
5) 平成7年6月1日～19年4月1日生まれの者については、積極的勧奨の差し控えにより接種の機会を逃した可能性があることから、90月～9歳未満、13～20歳未満も接種対象としている。

厚生労働統計協会「国民衛生の動向 2012/2013」2012. p.153

BCG接種▶結核予防法に基づくBCG接種については、2003（平成15）年の政令改正により、小1、中1のツベルクリン反応検査、BCG再接種が廃止された。2004（平成16）年の法改正により、BCG接種前のツベルクリン反応検査を廃止し、生後6カ月未満で

接種することになった。結核予防法は2007（平成19）年に廃止され、感染症法に統合された。

● 乳幼児の発達評価

目的　発達評価は、子どもの精神運動機能の発達状況を全般的に把握するとともに、発達障害を早期に発見して適切な支援に結びつけることを目的としている。同時に、正常・異常の判定のみでなく、子どもの発達の特徴を把握し、発達を促進する手がかりを得るうえでも有効である。

方法　発達評価の方法には、健康そうに見える大勢の子どもの中から、発達上の遅れや歪みのありそうな児を短時間に見つけることを目的とする発達スクリーニング検査と、発達の遅れや環境上の問題が予測される児にさらに精密な評価を行い発達の遅れがあるか否かを判定する検査がある。

発達検査は標準化されているので、遅れの判定、発達援助の資料、他の地域などとの比較などに有効であるが、一つの検査ですべての発達が評価される検査法は存在しないので、発達に関してどんなことを知りたいかによって**検査法の選択**が必要である。**代表的な発達検査法**として、日本版デンバー式発達スクリーニング検査、遠城寺式乳幼児分析的発達検査法、新版K式発達検査法、津守式乳幼児精神発達検査（質問紙法）などがある。

● 日本版デンバー式発達スクリーニング検査

目的　DDST（Denver Developmental Screening Test）は、1967年にアメリカのFrankenburg.W.K.とDodds.J.B.によって標準化された検査法で、発達遅滞や歪みの疑いのある者を見つけることを目的としており、0～6歳の乳幼児を対象とする。

日本版デンバー式発達スクリーニング検査（Japanese version Denver Developmental Screening Test：JDDST）▶ DDSTを日本の乳幼児に適用した場合、人種的、文化・社会的背景の違いから検査本来の目的を達することができないため、上田礼子によって日本の乳幼児用に標準化された。

検査方法　まず親に対して**日本版プレスクリーニング用発達質問紙（JPDQ）**を行い、その回答から**日本版デンバー式発達スクリーニング検査－改訂版（JDDST-R）**を必要とする子どもを見つけ検査を実施する。

検査項目　104の検査項目が、4つの発達領域（個人－社会、微細運動－適応、言語、粗大運動）ごとに配列されており、専用の検査用紙と発達検

査用具を用いて子どもの年月齢に適した課題を提示し、子どもの状態を観察する方法である。熟練した検査者が実施する直接法である。

結果の解釈　被検児の年齢線を基準として「遅れ」の項目数が4つの発達領域のどの領域にいくつあるかにより、正常、疑問、異常、不能の4種類に分類し、疑問や異常と分類された子どもに関しては診断的な検査を受けるよう勧める。

● 遠城寺式乳幼児分析的発達検査法

目的　脳性麻痺など主として身体的・精神的に複雑な発達上の課題をもつ乳幼児を対象に、3歳児健診や児童相談所、医療機関などで発達状況を測定する検査で、遠城寺宗徳により作製された。

検査内容　検査は、移動能力、手の運動、基本的習慣、対人関係、発語、言語理解の6領域からなり、結果がプロフィールで示されるようになっている。

特徴　0～6歳までの発達障害児で、その発達状況を分析的に評価できる。項目数が少なく短時間に測定でき、また、結果を発達グラフに表し、一見して発達障害の領域や程度を知ることができる。しかし、検査者の技術や検査時の子どもの状態が検査結果に影響しやすい。

● 新版K式発達検査法

目的　検査項目に対する子どもの反応を観察し、子どもの発達が全体として到達している年齢段階を測定しようとする検査法である。

検査内容　検査項目は、姿勢・運動、認知・適応、言語・社会の3領域からなり、特定の発達年齢に特徴的な発達の力を観察する視点を提供しており、検査結果から、児の行動がどのような発達年齢級の特徴を有するのか、各機能の相対的な遅れや歪みなどの個別的なプロフィールを得ることができる。対象年齢は、0～14歳である。

● 津守式乳幼児精神発達検査（質問紙法）

目的　乳幼児および児童の精神発達の診断をする検査法で、養育者から日常の子どもの家庭生活における行動を聴取して発達指数（DQ）を算出する方法である。検査のための設備や用具を必要とせず、発達の概況を知ることができる。

検査内容　検査項目は、運動、探索・操作、社会、習慣、育児の5領域からなり、質問文は、子どもが成長発達していく日常生活に現れるそのままの行動から構成されている。対象年齢は0～7歳であるが、発達遅滞がある場合は7歳を超えても使用可能である。質問紙は、1～12カ月、1～3歳、3～7歳のそれぞれに分かれている。

健康上のリスクをもつ母子への保健指導

○ リプロダクティブ・ヘルス / ライツ

歴史・変遷　1994年のカイロ国際人口・開発会議で提唱された考え方で、「性と生殖に関する健康、権利」と訳され、その実現に向けた取組みが行動計画に盛り込まれた。

翌年の北京女性会議においてもリプロダクティブ・ヘルス / ライツを人権の一つとして掲げ、すべての人権侵害に対し行動を起こすことが宣言に明記された。

概　念　リプロダクティブ・ヘルス / ライツとは、主として妊娠・出産に限られがちだった従来の「女性の健康」を、月経、避妊、中絶、不妊、子育て、更年期障害、性感染症など、女性の誕生から老年期までのすべての期間における問題として捉え、女性が生涯にわたって自分の健康を主体的に確保することを目指そうという概念である。

基本的要素　リプロダクティブ・ヘルス / ライツの基本的要素は、①女性自らが妊孕性（にんよう）(妊娠する能力)を調節できること、②すべての女性において安全な妊娠と出産が享受できること、③すべての新生児が健全な小児期を享受できること、④性感染症のおそれなしに性的関係をもてること、が挙げられている。

わが国における対策▶　わが国では、この考え方に沿って、1996(平成8)年に「生涯を通じた女性の健康支援事業」が創設され、生活に密着した機関(保健所・女性センターなど)において、女性のライフサイクルに沿った健康課題への活動(思春期相談、不妊相談、更年期障害に対する健康教育や相談窓口)を実施している。

○ 就労女性への保健指導

施策の概要　勤労女性の増加や少子化対策の一環として、就労女性の母性保護対策に力が入れられるようになり、**労働基準法**や**男女雇用機会均等法**に基づく健康支援制度が整備されている。

労働基準法では、生理休暇、妊産婦の時間外労働・休日労働・深夜業の制限、産前産後の休暇の規定、育児時間の取得などが定められている。**男女雇用機会均等法**では、事業主に対して、妊婦および産婦に対して健康診査や保健指導を受けるための時間の確保や主治医からの指示があった場合には勤務時間の変更や勤務軽減の措置を講じなくてはならないとする母性の健康管理について定められている。育児休業、介護休業等育児又は家族介護を行う労働者の福祉に

母子保健活動

関する法律（**育児・介護休業法**）が1991（平成3）年に定められた。2010（平成22）年6月の育児・介護休業法の改正では、子育て中の短時間勤務制度および所定外労働（残業）の免除の義務化、②子の看護休暇制度の拡充、③父親の育児休業の取得促進、④介護休暇の新設、⑤法の実効性の確保が施行された。

外国人母子の健康支援

施策の概要　日本に入国した外国人は90日以内に居住地の市町村に**外国人登録**をすることが義務づけられている。日本に居住している外国人に**適用される医療保険制度**は、配偶者が日本人であれば日本人同様の制度が利用できる。オーバーステイであっても、感染症の結核予防に関する項目、母子保健法、児童福祉法は適用される。

母子健康手帳は日本語併記の各国語版（英語、中国語、タガログ語、ポルトガル語、ハングル、タイ語、インドネシア語、スペイン語）が作成されている。

● Motto!　**母子保健指標**▶外国人の母子保健指標は、死産率、乳児死亡率、妊産婦死亡率において高い傾向にあり、日本人よりハイリスク状態にあると考えられる。

ドメスティック・バイオレンス

定　義　ドメスティック・バイオレンス（domestic violence：DV）とは、一般的には「夫婦や恋人など密接な関係にある男女の間でふるわれる暴力」を指す。

制度の変遷　2001（平成13）年「配偶者からの暴力の防止及び被害者の保護に関する法律」（DV防止法）が成立し、2002年から施行された。2004（平成16）年には「第1次改正DV法」が施行され、2008（平成20）年1月には「第2次改正DV法」が施行された。

内　容　**DV防止法**は、配偶者からの暴力問題を明らかにし、暴力防止、通報、被害者の保護、自立支援等の体制について定めている。

実施機関　DV防止法では、婦人相談所、婦人相談員、婦人保護施設が法律上明記されている。

婦人相談所は**配偶者暴力相談支援センター**の機能として、配偶者からの暴力の防止および被害者保護のため、①被害者からの相談を受けるか、婦人相談員などの紹介、②被害者および家族の一時保護、③被害者の自立への援助、④保護命令や保護施設の利用への援助等などを行っている。

第2次改正DV法▶①市町村基本計画の策定、②市町村の「配偶者暴力相談支援センター」設置努力義務、③同センターの業務として被害者の緊急時の安全の確保、④保護命令制度の拡充などが規定された。

◯ 児童虐待

歴史・変遷　児童の虐待に関する規定は、児童福祉法（1948年）を基盤としており、長く根本的な改正がされていなかったが、児童虐待が社会問題化してきたことから、2000（平成12）年5月、児童虐待の防止に関する法律（**児童虐待防止法**）が制定された。

2004（平成16）年4月、児童虐待問題の深刻化を踏まえ、児童虐待防止法の改正が行われた。おもな改正点は、①定義の見直し、②国と地方公共団体の責務の強化、③通告義務の拡大、④警察署長に対する援助要請、⑤面会・通信制限規定の整備、⑥学業の遅れへの支援、進学・就職時の支援等に関する規定の整備である。

さらに2007（平成19）年、2008（平成20）年にも一部改正が行われ、2012（平成24）年には、民法等の一部改正に伴い、①親権と親権制限の制度見直し、②児童相談所長、施設長等による監護措置と親権代行、③法人および複数の未成年後見制度の許容等の改正が行われた。2012（平成24）年4月、児童福祉法施行令の一部が改正され、児童福祉司の担当区域を定める基準を、人口おおむね4万から7万までを標準として定める規定が施行された。

制度の概要　児童虐待防止法では、児童虐待の定義、国・地方公共団体の責務、虐待の早期発見、通告義務、立ち入り調査、保護義務等について明確化した。

定義　児童虐待とは、「保護者（親権を行う者、未成年後見人その他の者で、児童を現に監護する者をいう）が、その監護する児童（18歳未満）に対して、**身体的虐待、ネグレクト**（養育の怠慢ないし拒否）、**性的虐待、心理的虐待**の行為をすること」と定義された（児童虐待防止法第2条）。

通告の義務　児童虐待の早期発見と防止には、学校の教員、児童福祉施設の職員、医師、保健師、弁護士そのほか児童の福祉にかかわる関係者の協力が不可欠である。児童虐待を受けたと思われる児童を発見した場合は、速やかに福祉事務所もしくは児童相談所に通告しなければならない。

児童相談所の相談件数 ▶ 法制定直前の1999(平成11)年度は1万1631件であったが、2010(平成22)年度は5万6384件と5倍に増加している。

児童虐待対策 ▶ 厚生労働省は、①児童虐待の発生予防、②早期発見・早期対応、③子どもの保護・支援、保護者支援の取組みを進めており、乳幼児全戸訪問(こんにちは赤ちゃん事業)や養育支援訪問事業を推進し、地域子育て支援拠点の整備も実施している。

特に虐待への支援は子どもと親への両方を援助していくことが必要であり、親へのプログラムとしては、対人的コミュニケーション技能の訓練、子どもとの遊び方、家族以外の人との交流が重視されている。

発達障害

発達障害とは

定義 発達障害とは、乳幼児期または18歳までの発達期に診断される生物学的要因により起こる学習、対人関係、コミュニケーションなどの障害をいう。

発達障害者支援法：2005(平成17)年4月

目的 目的は、発達障害者の心理機能の適正な発達および円滑な社会生活の促進であり、発達障害の早期発見と早期支援における国・地方公共団体の責務、学校教育における発達障害者への支援、発達障害者の就労の支援、発達障害者支援センターの指定などについて定めている。

制度の背景 これまで、自閉症、学習障害、ADHDなどの発達障害については、既存の障害者福祉法の対象ではなく、対策として取り残されている存在であった。これらの障害が一般的に障害として認識されていなかったこと、この分野の専門家が少なかったことなどが対応を遅らせたと考えられる。

定義 この法律において「発達障害」とは、**自閉症、アスペルガー症候群その他の広汎性発達障害、学習障害(LD)、注意欠陥・多動性障害(ADHD)**、その他これに類する脳機能の障害であってその症状が通常低年齢において発現するもののうち厚生労働省令で定めるもの(言語の障害、協調運動の障害等)とされている。**発達障害児**とは、発達障害者のうち18歳未満のものをいう。

発達支援▶この法律において**発達支援**とは、発達障害者の心理機能の適正な発達の支援、円滑な社会生活を促進するために行う発達障害の特性に対応した医療的、福祉的、教育的援助をいう。

● 広汎性発達障害（自閉症スペクトラム）

定　義　　広汎性発達障害(pervasive developmental disorders：PDD)とは、自閉症以外の、自閉症に類似した社会性の先天的障害をもつ発達障害のグループで、①特に対人場面や集団での自由な対人交流上での問題、②相手の気持ちや状況を考えないで話すコミュニケーションの問題、③狭く同じ事を繰り返す行動・興味・活動のパターンの3領域に障害があることに特徴づけられる発達障害の概念である。

種　類　　広汎性発達障害には、自閉性障害(ICD-10では小児自閉症)、レット症候群、小児期崩壊性障害、アスペルガー症候群、特定不能の広汎性発達障害(PDDNOS)の5つの障害がある。

● 自閉症

定　義　　自閉症は、現在では先天性の脳の機能障害と考えられている。全般的な知能の遅れがある精神発達遅滞と異なり、特殊な認知、知覚、言語の障害が基本にあり、そのために人との接触、物の認知などに問題が起こり、自閉とよばれる独特の行動様式が見られる。

おもな症状　①対人関係における質的障害(視線が合わない、友達関係がつくれない、他人に無関心、他人と喜びを共有することが難しいなど)、②コミュニケーションの障害(話し言葉の遅れ、記号としての言葉は出るが会話としての言葉は発達しない、独り言や反復語が多い、他者と言語的コミュニケーションをとることが難しい、ごっこ遊びができないなど)、③反復的常同的行動様式、ことにこだわり行動(常に同じことを繰り返す、常に限定されたものに熱中する、特定の習慣や儀式にこだわり変化を好まないなど)、④知能や情緒の障害(パズルで上手に遊ぶ、過去のことをよく覚えているなど低年齢では知能的遅れは目立たないが、年長になるにつれて、対人関係の障害や言語の欠如などで知的刺激が少なくなり、知能は遅れる傾向がある)、⑤睡眠障害(睡眠リズム獲得障害)などがある。

　70～80％に精神発達障害が見られるが、まったく知能が遅れない、抜群の記憶力を示す児もみられる(**高機能自閉症**)。

レット障害

定　義　女児のみに起こるまれな進行性の神経疾患で、広汎性発達障害の最重症型である。

特　徴　生後5カ月までは正常な精神運動発達をするが、一般的には0歳代後半のてんかん発作をきっかけに発達の停止と後退を示すようになり、知能や言語・運動能力の障害が進行する。レット障害の特徴は、2歳頃から目的ある手の動作や会話ができなくなり、常に手をもむような動作や、手をたたく、手を口に入れるなどの動作を繰り返す。社会的相互作用を失うため、周囲への関心もほとんどなくなるが、いつも笑顔でいるようにみえる。

アスペルガー症候群

1994年にオーストリアの医師のハンス・アスペルガーにより「小児期の自閉的精神病質」として報告された。

診断基準　DSM-Ⅳ(ICD-10)のアスペルガー症候群の診断基準は、コミュニケーションの発達や認知の発達に障害がなく、対人相互反応の障害(社会性の障害)と反復的行動がみられる場合に診断される。自閉症と同様の幼児期兆候をもつが、発達するにつれて目立たなくなる。しかし社会性の障害は軽くはなく、社会的自立に大きな問題をもつ。

💡**Motto!**　2013(平成25)年5月にアメリカ精神医学会の診断の手引き(DMS)が19年ぶりに改定され、DMS-Vとなった。その中で「アスペルガー症候群(AS)」は「自閉症スペクトラム障害」に一本化された。今後日本においてもどのように診断基準が見直されるか注目していく必要がある。

学習障害

定　義　学習障害(learning disorder：LD)とは、知的には標準またはそれ以上ではあるが、「読む」「書く」「計算する」「聞く」「話す」「推論する」能力の一部が極端にできない障害がみられる状態を言う。

診　断　医学的には脳の機能障害から生じるものとされ、特徴として、①多動、過活動、②左右の認知に問題があるための運動下手、③平衡感覚が悪い、④鏡映文字、⑤衝動的な行動、⑥発音と聞き取りの障害などがみられる。LDは「言語性LD」と「動作性LD」に大別され、言語が不器用な「言語性LD」は、知的障害に近い印象を与える。動作が不器用な「動作性LD」は、意思表示に問題がないため障害者認知がされにくく、言語性学習能力が高いと「生意気」との誤解を招くこともある。

◯ 注意欠陥・多動性障害（ADHD）

定　義　　注意欠陥・多動性障害（attention deficit/hyperactivity disorder：ADHD）は、精神年齢に比して不適当な注意力障害、衝動性、多動性を示す行動障害で、出現頻度は小児の3％前後と推定されている。注意力障害と多動性を併せもつ場合（混合型）と、どちらかが主症状の場合があるが、85〜90％は混合型である。自閉症に併存してみられることが多い。

原　因　　原因は不明であるが、何らかの中枢神経機能障害が、特に神経伝達物質レベルでの異常が想定されている。一方、劣悪な養育環境でも同様の行動特徴を示すことがあり、ADHDは、発達障害ではなく行動障害に分類されている。

母子保健に関わる社会資源

◯ 児童福祉施設

法的根拠　　18歳未満の子どもの生活の安定や充足に関する事業を行う児童福祉法に基づく福祉施設をいい、11の施設がある。児童福祉施設は国、都道府県、市町村が設置できるほか、社会福祉法人等の者が設置することもできる。

種　類　　児童福祉施設には、助産施設、乳児院、母子生活支援施設、保育所、児童養護施設、児童厚生施設、障害児入所施設（医療型・福祉型）、児童発達支援センター（医療型・福祉型）、情緒障害児短期治療施設、児童自立支援施設、児童家庭支援センターがある（児童福祉法第7条）。各施設の目的、対象などは、児童福祉法第36〜44条に規定されている。

形　態　　児童福祉施設の形態としては、児童養護施設や乳児院、障害者入所施設などの**入所型**のサービスを提供するもの、児童発達支援センターのように**通所**しながら特定のサービスを提供するもの、児童館のように不特定多数の子どものための**利用型**サービスを提供するものがある。

◯ 助産施設

定　義　　保健上入院して助産を受ける必要があるが、経済的理由により入院助産を受けることができない妊産婦を入所させて、助産を受けさせることを目的とする施設である（児童福祉法第36条）。医療法に

基づく産婦人科のある病院(第1種)や助産所(第2種)が指定されている。

● 乳児院

目 的　保護者がいない、あるいは経済的問題や保護者の病気など、様々な理由で保護者が養育できない乳児(保健上、安定した生活環境の確保等が必要な幼児を含む)を入所させて養育し、あわせて退所後の相談その他の援助を行うことを目的とする施設である(児童福祉法第37条)。

● 児童養護施設

目 的　保護者がいない児童(乳児を除く。ただし、安定した生活環境の確保等が必要な乳児を含む)、虐待されている児童その他環境上養護を必要とする児童を入所させて養護し、あわせて退所後の相談や自立のための援助を行うことを目的とする施設である(児童福祉法第41条)。

● 障害児入所施設

目 的　福祉型と医療型の2種類がある。福祉型は障害児を入所させて保護、日常生活の指導および独立自活に必要な知識や技能を付与する。医療型は福祉型の内容に加え治療を行う施設である(児童福祉法第42条)。

ココミル　障害者(児)保健活動(障害児入所支援)(p.182)

● 児童発達支援センター

目 的　福祉型と医療型がある。障害児を日々保護者の下から通わせて支援を提供する施設である。福祉型は日常生活における基本動作の指導、日常生活の指導および独立自活に必要な知識や技能の付与または集団生活への適応のための訓練を行う。医療型は、福祉型の内容に加え、治療を行う施設である(児童福祉法第43条)。

Column
家庭訪問こぼれ話：ある先輩は・・・

　初回訪問など、まず対象把握をと情報収集に力が入りすぎることはありませんか。

　関係が深まらない段階で根ほり葉ほり話を聞こうとしないで、時には関わり方の流れを変える知恵も必要ではないかと思います。

　ある先輩の新生児訪問場面をご紹介しましょう。挨拶や自己紹介を終わると、先輩は、"まあ、かわいい。赤ちゃんみせていただいていいですか"と了承を取り、"大事な赤ちゃんに触るから手を洗わせてくださいね"と手洗い用具を持って洗面所へ…。なぜでしょう、手指消毒剤で拭けばいいのに…。

　彼女は洗面所に足を運びながら、廊下、脱衣室、浴室などの片付き具合や清潔さなどを観察し、赤ちゃんを迎えたこの家族の生活の様子、母親の負担、協力者の状況などを瞬時に読みとったのです。観察したことを活かしながら具体的な会話が弾み(自然な中での情報収集)、育児や母親の生活について適切な支援ができたことはいうまでもありません。

　最初は、記録を埋めることや児の観察などに関心が集中しがちですが、情報収集は、その地区に入った時から、その家に入った時から、言葉だけに頼らず五感を働かせて行うものだということ、手洗い用具も生活をみる大切な武器になることを教えられました。

　また、手を洗う、エプロンをつける、児を観察するなど、訪問かばんを用いて行う行為の一つひとつが、新生児に関わる母親への有形無形の保健指導にもなるのです。

Chapter III 公衆衛生看護学各論

2. 成人保健活動

Check Words!!

■■ **成人保健の動向**
成人保健とは

■■ **成人保健対策**
成人保健対策の方向性
健康増進対策
健康日本21（第2次）

■■ **生活習慣病予防**
循環器疾患対策
がん対策
がん対策推進計画
2型糖尿病
健康寿命

■■ **健康づくり対策**
身体活動・運動
栄養・食生活
休養・こころの健康
メタボリックシンドローム（内臓脂肪症候群）
肥満（適正体重）
喫煙（たばこ）対策

■■ **特定健康診査・特定保健指導**
特定健康診査・特定保健指導とは
特定健康診査とは
特定保健指導とは
保健指導対象者の選定と階層化
特定健康診査・特定保健指導の評価
ステージ変容理論

成人保健の動向

●成人保健とは

目 的　成人保健の目的は、成人期の人々が、自らの健康状態や生活習慣を見直し、高齢期に向けて健康管理ができるとともに、社会人としての役割が遂行できるよう健康面から支援することである。

特 徴　成人期は、一般に壮年期（25～44歳）と中年期（45～64歳）に大別される。壮年期は身体的に機能は充実し、就労や育児など極めて活動的な時期であり、中年期は身体機能が徐々に低下しはじめるが、社会的には責任をもって仕事をし、高齢期への準備をする時期である。

動 向　成人保健の動向を疾病構造の変化（主要死因別死亡率の推移）から見ると、1951（昭和26）年に結核に代わって脳血管疾患が1位になり、死因構造の中心が感染症から**生活習慣病**へと変化してきた。1981（昭和56）年、それまで2位だった悪性新生物が1位になり、以後現在まで一貫して増加傾向を示している。1960年以降は、三大生活習慣病（悪性新生物・心疾患・脳血管疾患）が死因の第3位までを占め、2011（平成23）年の死亡総数に対する割合は、悪性新生物28.5％、心疾患15.5％、脳血管疾患9.9％である。

壮年期には、外来は呼吸器感染症、歯周病、入院は外傷・骨折・がんが目立つ。死亡はがん・自殺・事故が上位である。中年期には、外来は呼吸器感染症・外傷が上位であるが、腰痛・眼疾患が増加する。入院は、がん・骨折・心疾患が上位である。

成人保健対策

●成人保健対策の方向性

成人保健対策としては、健康増進対策、生活習慣病対策の2つの柱で対策が推進されている。生活習慣病対策は、生活習慣病の中で有病者数も多い、循環器疾患（高血圧症・脂質異常症・心臓病・脳卒中）対策、がん対策、糖尿病対策が中心である。

●健康増進対策

動 向　1978（昭和53）年、「第1次国民健康づくり対策」が開始され、生涯を通じた健康診査体制の整備、市町村保健センターの設置と保健師などのマンパワー確保、健康づくりの普及啓発が行われた。1988

(昭和63)年、「第2次国民健康づくり対策(アクティブ80ヘルスプラン)」が実施され、生活習慣改善による疾病予防・健康増進の考え方が発展した。2000(平成12)年には、第3次国民健康づくり対策として**「21世紀における国民健康づくり運動(健康日本21)」**が策定され、健康寿命を延伸し、すべての国民が健やかで活力ある社会づくりを目指した。2011(平成23)年の最終評価では、目標値に達した10項目は、メタボリックシンドロームを認知している国民の割合の増加、高齢者の外出の積極的態度、80歳で20歯以上・60歳で24歯以上の"自歯有り"の増加などであった。

ココミル 歯科保健活動(健康日本21と歯科保健)(p.211)

2012(平成24)年第4次国民健康づくり対策として「21世紀における第2次国民健康づくり運動(健康日本21(第2次))」が策定され、生活習慣病やこころの健康に加え、健康寿命の延伸と健康格差の縮小が盛り込まれた。

健康日本21(第2次)

国の方向性と目標▶ 健康増進法に基づき、国民の健康の増進の推進に関する基本的な方向や国民の健康の増進の目標に関する事項等を定めたもの(表2)である。

表2 健康日本21(第2次)のおもな目標

	項目	現状	目標
健康寿命・健康格差	①健康寿命の延伸(日常生活に制限のない期間の平均の延伸)	男性 70.42年 女性 73.62年 (平成22年)	平均寿命の増加分を上回る健康寿命の増加 (平成34年度)
	②健康格差の縮小(日常生活に制限のない期間の平均の都道府県格差の縮小)	男性 2.79年 女性 2.95年 (平成22年)	都道府県格差の縮小 (平成34年度)
がん	①75歳未満のがんの年齢調整死亡率の減少(10万人当たり)	84.3(平成22年)	73.9(平成27年)
	②がん検診の受診率の向上	胃がん 男性36.6% 女性28.3% 肺がん 男性26.4% 女性23.0% 大腸がん 男性28.1% 女性23.9% 子宮頸がん 女性37.7% 乳がん 女性39.1% (平成22年)	50% (胃がん、肺がん、大腸がんは当面40%) (平成28年度)
循環器疾患	①脳血管疾患・虚血性心疾患の年齢調整死亡率の減少(10万人当たり)	脳血管疾患 男性49.5 女性26.9 虚血性心疾患 男性36.9 女性15.3 (平成22年)	脳血管疾患 男性41.6 女性24.7 虚血性心疾患 男性31.8 女性13.7 (平成34年度)
	②高血圧の改善(収縮期血圧の平均値の低下)	男性 138mmHg 女性 133mmHg (平成22年)	男性 134mmHg 女性 129mmHg (平成34年度)

	項目	現状	目標
循環器疾患	③脂質異常症の減少	総コレステロール 240mg／dL以上の者の割合 　男性 13.8% 　女性 22.0% LDLコレステロール 160mg／dL以上の者の割合 　男性 8.3% 　女性 11.7% （平成22年）	総コレステロール 240mg／dL以上の者の割合 　男性 10% 　女性 17% LDLコレステロール 160mg／dL以上の者の割合 　男性 6.2% 　女性 8.8% （平成34年度）
	④メタボリックシンドロームの該当者および予備群の減少	1,400万人（平成20年度）	平成20年度と比べて25%減少（平成27年度）
	⑤特定健康診査・特定保健指導の実施率の向上	特定健康診査の実施率 41.3% 特定保健指導の実施率 12.3% （平成21年度）	平成25年度から開始する第2期医療費適正化計画に合わせて設定（平成29年度）
糖尿病	①合併症（糖尿病腎症による年間新規透析導入患者数）の減少	16,247人（平成22年）	15,000人（平成34年度）
	②治療継続者の割合の増加	63.7%（平成22年）	75%（平成34年度）
	③血糖コントロール指標におけるコントロール不良者の割合の減少（HbA$_{1c}$がJDS値8.0%（NGSP値8.4%）以上の者の割合の減少）	1.2%（平成21年度）	1.0%（平成34年度）
	④糖尿病有病者の増加の抑制	890万人（平成19年）	1,000万人（平成34年度）
	⑤メタボリックシンドロームの該当者および予備群の減少（再掲）	1,400万人（平成20年度）	平成20年度と比べて25%減少（平成27年度）
	⑥特定健康診査・特定保健指導の実施率の向上（再掲）	特定健康診査の実施率 　41.3% 特定保健指導の実施率 　12.3% （平成21年度）	平成25年度から開始する第2期医療費適正化計画に合わせて設定（平成29年度）
COPD	①COPDの認知度の向上	25%（平成23年）	80%（平成34年度）
こころの健康	①自殺者の減少（人口10万人当たり）	23.4（平成22年）	自殺総合対策大綱の見直しの状況を踏まえて設定
	②気分障害・不安障害に相当する心理的苦痛を感じている者の割合の減少	10.4%（平成22年）	9.4%（平成34年度）
	③メンタルヘルスに関する措置を受けられる職場の割合の増加	33.6%（平成19年）	100%（平成32年）
	④小児人口10万人当たりの小児科医・児童精神科医師の割合の増加	小児科医 94.4（平成22年） 児童精神科医 10.6（平成21年）	増加傾向へ（平成26年）
次世代の健康	①健康な生活習慣（栄養・食生活、運動）を有する子どもの割合の増加		
	ア 朝・昼・夕の三食を必ず食べることに気をつけて食事をしている子どもの割合の増加	小学5年生 89.4%（平成22年度）	100%に近づける（平成34年度）
	イ 運動やスポーツを習慣的にしている子どもの割合の増加	（参考値）週に3日以上 小学5年生 　男子 61.5% 　女子 35.9% （平成22年）	増加傾向へ（平成34年度）
	②適正体重の子どもの増加		
	ア 全出生数中の低出生体重児の割合の減少	9.6%（平成22年）	減少傾向へ（平成26年）
	イ 肥満傾向にある子どもの割合の減少	小学5年生の中等度・高度肥満傾向児の割合 　男子 4.60% 　女子 3.39% （平成23年）	減少傾向へ（平成26年）

分類	項目	現状	目標
高齢者の健康	①介護保険サービス利用者の増加の抑制	452万人（平成24年度）	657万人（平成37年度）
	②認知機能低下ハイリスク高齢者の把握率の向上	0.9%（平成21年）	10%（平成34年度）
	③ロコモティブシンドローム（運動器症候群）を認知している国民の割合の増加	（参考値）17.3%（平成24年）	80%（平成34年度）
	④低栄養傾向（BMI 20以下）の高齢者の割合の増加の抑制	17.4%（平成22年）	22%（平成34年度）
	⑤足腰に痛みのある高齢者の割合の減少（1,000人当たり）	男性 218人 女性 291人（平成22年）	男性 200人 女性 260人（平成34年度）
	⑥高齢者の社会参加の促進（就業または何らかの地域活動をしている高齢者の割合の増加）	（参考値）何らかの地域活動をしている高齢者の割合 男性 64.0% 女性 55.1%（平成20年）	80%（平成34年度）
社会環境の整備	①地域のつながりの強化（居住地域でお互いに助け合っていると思う国民の割合の増加）	（参考値）自分と地域のつながりが強い方だと思う割合 45.7%（平成19年）	65%（平成34年度）
	②健康づくりを目的とした活動に主体的に関わっている国民の割合の増加	（参考値）健康や医療サービスに関係したボランティア活動をしている割合 3.0%（平成18年）	25%（平成34年度）
	③健康づくりに関する活動に取り組み、自発的に情報発信を行う企業登録数の増加	420社（平成24年）	3,000社（平成34年度）
	④健康づくりに関して身近で専門的な支援・相談が受けられる民間団体の活動拠点数の増加	（参考値）民間団体から報告のあった活動拠点数 7,134（平成24年）	15,000（平成34年度）
	⑤健康格差対策に取り組む自治体の増加（課題となる健康格差の実態を把握し、健康づくりが不利な集団への対策を実施している都道府県の数）	11都道府県（平成24年）	47都道府県（平成34年度）
栄養・食生活	①適正体重を維持している者の増加（肥満（BMI 25以上）、やせ（BMI 18.5未満）の減少）	20歳～60歳代男性の肥満者の割合 31.2% 40歳～60歳代女性の肥満者の割合 22.2% 20歳代女性のやせの者の割合 29.0% （平成22年）	20歳～60歳代男性の肥満者の割合 28% 40歳～60歳代女性の肥満者の割合 19% 20歳代女性のやせの者の割合 20% （平成34年度）
	②適切な量と質の食事をとる者の増加		
	ア 主食・主菜・副菜を組み合わせた食事が1日2回以上の日がほぼ毎日の者の割合の増加	68.1%（平成23年）	80%（平成34年）
	イ 食塩摂取量の減少	10.6g（平成22年）	8g（平成34年度）
	ウ 野菜と果物の摂取量の増加	野菜摂取量の平均値 282g 果物摂取量100g未満の者の割合 61.4%（平成22年）	野菜摂取量の平均値 350g 果物摂取量100g未満の者の割合 30%（平成34年度）
	③共食の増加（食事を1人で食べる子どもの割合の減少）	朝食　小学生 15.3% 　　　中学生 33.7% 夕食　小学生 2.2% 　　　中学生 6.0% （平成22年度）	減少傾向へ（平成34年度）
	④食品中の食塩や脂肪の低減に取り組む食品企業および飲食店の登録数の増加	食品企業登録数 14社 飲食店登録数 17,284店舗 （平成24年）	食品企業登録数 100社 飲食店登録数 30,000店舗 （平成34年度）
	⑤利用者に応じた食事の計画、調理および栄養の評価、改善を実施している特定給食施設の割合の増加	（参考値）管理栄養士・栄養士を配置している施設の割合 70.5%（平成22年）	80%（平成34年）

	項　目	現　状	目　標
身体活動・運動	①日常生活における歩数の増加	20歳〜64歳 　男性 7,841歩 　女性 6,883歩 65歳以上 　男性 5,628歩 　女性 4,584歩 （平成22年）	20歳〜64歳 　男性 9,000歩 　女性 8,500歩 65歳以上 　男性 7,000歩 　女性 6,000歩 （平成34年度）
	②運動習慣者の割合の増加	20歳〜64歳 　男性 26.3% 　女性 22.9% 65歳以上 　男性 47.6% 　女性 37.6% （平成22年）	20歳〜64歳 　男性 36% 　女性 33% 65歳以上 　男性 58% 　女性 48% （平成34年度）
	③住民が運動しやすいまちづくり・環境整備に取り組む自治体数の増加	17都道府県（平成24年）	47都道府県（平成34年度）
休養	①睡眠による休養を十分とれていない者の割合の減少	18.4%（平成21年）	15%（平成34年度）
	②週労働時間60時間以上の雇用者の割合の減少	9.3%（平成23年）	5.0%（平成32年）
飲酒	①生活習慣病のリスクを高める量を飲酒している者（1日当たりの純アルコール摂取量が男性40g以上、女性20g以上の者）の割合の減少	男性 15.3% 女性 7.5%（平成22年）	男性 13% 女性 6.4%（平成34年度）
	②未成年者の飲酒をなくす	中学3年生 　男子 10.5% 　女子 11.7% 高校3年生 　男子 21.7% 　女子 19.9% （平成22年）	0%（平成34年度）
	③妊娠中の飲酒をなくす	8.7%（平成22年）	0%（平成26年）
喫煙	①成人の喫煙率の減少（喫煙をやめたい者がやめる）	19.5%（平成22年）	12%（平成34年度）
	②未成年者の喫煙をなくす	中学1年生 　男子 1.6% 　女子 0.9% 高校3年生 　男子 8.6% 　女子 3.8% （平成22年）	0%（平成34年度）
	③妊娠中の喫煙をなくす	5.0%（平成22年）	0%（平成26年）
	④受動喫煙（家庭・職場・飲食店・行政機関・医療機関）の機会を有する者の割合の減少	行政機関　16.9% 医療機関　13.3% （平成20年） 職場　　　64% （平成23年） 家庭　　　10.7% 飲食店　　50.1% （平成22年）	行政機関　0% 医療機関　0% （平成34年度） 職場　受動喫煙の無い職場の実現 （平成32年） 家庭　　　3% 飲食店　　15% （平成34年度）

	項　目	現　状	目　標
歯・口腔の健康	①口腔機能の維持・向上（60歳代におけるそしゃく良好者の割合の増加）	73.4%（平成21年）	80%（平成34年度）
	②歯の喪失防止		
	ア　80歳で20歯以上の自分の歯を有する者の割合の増加	25.0%（平成17年）	50%（平成34年度）
	イ　60歳で24歯以上の自分の歯を有する者の割合の増加	60.2%（平成17年）	70%（平成34年度）
	ウ　40歳で喪失歯のない者の割合の増加	54.1%（平成17年）	75%（平成34年度）
	③歯周病を有する者の割合の減少		
	ア　20歳代における歯肉に炎症所見を有する者の割合の減少	31.7%（平成21年）	25%（平成34年度）
	イ　40歳代における進行した歯周炎を有する者の割合の減少	37.3%（平成17年）	25%（平成34年度）
	ウ　60歳代における進行した歯周炎を有する者の割合の減少	54.7%（平成17年）	45%（平成34年度）
	④乳幼児・学齢期のう蝕のない者の増加		
	ア　3歳児でう蝕がない者の割合が80%以上である都道府県の増加	6都道府県（平成21年）	23都道府県（平成34年度）
	イ　12歳児の一人平均う歯数が1.0歯未満である都道府県の増加	7都道府県（平成23年）	28都道府県（平成34年度）
	⑤過去1年間に歯科検診を受診した者の割合の増加	34.1%（平成21年）	65%（平成34年度）

地方公共団体の役割▶健康増進計画の策定に当たって、地方公共団体は、人口動態、医療・介護に関する統計、特定健康診査データ等の地域住民の健康に関する各種指標を活用し、地域資源の実情を踏まえ、独自に重要な課題を選択し、その到達すべき目標を設定し、定期的に評価および改定を実施する。

　都道府県は、国が設定した全国的な健康増進の目標を踏まえ、地域住民に分かりやすい目標を設定するとともに、市町村ごとの健康状態や生活習慣の状況の差の把握に努める。

生活習慣病予防

○循環器疾患対策

動　向　1980（昭和55）年、循環器疾患基礎調査が実施され、循環器疾患と栄養の関係など、脳卒中や心疾患発症の要因が検討された。1983（昭和58）年、**老人保健法**の施行により、40歳以上を対象とした保健事業が開始された。1990（平成2）年の「循環器疾患基礎調査」では、循環器疾患のリスクファクターとして、高血圧・高脂血症、喫煙等の関連が検討された。2000（平成12）年、「健康日本21」の重点目標

の1分野として「循環器病」が挙げられており、「健康日本21」(第2次)においても引き続き対策の重要性が示されている。

●がん対策

動　向

「がん」が死因の第1位になったのは1981(昭和56)年であり、その後、死亡数だけでなく患者数も増加の一途をたどっており、働き盛りの中高年に発症が多いことから社会への影響は大きい。高齢者人口の増加で死亡数・罹患数は増加し、在宅を含む医療体制の整備が課題である。

1984(昭和59)年度から「対がん10ヵ年総合戦略」、1994(平成6)年度から「がん克服新10か年戦略」が策定され、対策に取り組んだ結果、胃がん・子宮頸がんなどの死亡率は大きく減少する一方、乳がん・前立腺がんの死亡率・罹患率は増加傾向が続いている。

2000(平成12)年、「健康日本21」の重点目標の1分野にがん対策が位置づけられ、2004(平成16)年度から「第3次対がん10か年総合戦略」、翌年「がん対策推進アクションプラン2005」が策定された。2006(平成18)年、国立がんセンターに「がん対策情報センター」が設置され、都道府県に概ね1カ所の「都道府県がん診療連携拠点病院」、2次医療圏に1カ所の「地域がん診療連携拠点病院」が整備された。2007(平成19)年4月から「がん対策基本法」が施行され、国の基本計画を基に、「都道府県がん対策推進計画」が策定・推進されている。

●がん対策推進計画

趣　旨

2012～2016(平成24～28)年度の5年間を対象に、がん患者を含む国民ががんを知り、がんと向き合い、がんに負けない社会」を目指す基本計画が策定された。

重点課題

治療法の充実と医療従事者の育成、がんと診断されたときからの緩和ケアの推進、がん登録の推進、働く世代や小児のがんの対策である。

全体目標

がんによる死亡者の減少、がん患者と家族の苦痛の軽減と生活の質の向上、がんになっても安心して暮らせる社会の構築である。個別目標として、がんに関する相談支援・情報提供、がん検診受診率向上による早期発見、がんの教育・普及啓発を行う。がん予防として成人喫煙率減少・未成年者喫煙率ゼロ・行政機関や医療機関の受動喫煙ゼロを目指す。

2型糖尿病

2型糖尿病（インスリン非依存型）の発症には運動や食事などの生活習慣が関連しており、一次予防対策が重要である。2007（平成19）年の国民健康・栄養調査で糖尿病が疑われる人のうち、治療中55.7％、治療経験なし39.2％で予防の観点から治療継続が重要である。また、透析導入の原因疾患として糖尿病性腎症は第1位（43.5％）で、視覚障害の原因としても重大である。

健康寿命

健康寿命とは、介護を受けたり寝たきりになったりせずに、制限なく健康な日常生活を送れる期間のことで、2010（平成22）年の日本人の健康寿命は、男性70.4歳、女性73.6歳（厚生労働科学研究の算出）である。

平均寿命と健康寿命の差▶同年の平均寿命（男性79.5歳、女性86.3歳）と健康寿命の差は、男性9.1年、女性12.7年であり、医療費・介護給付費等の財政負担を考える上での重要な指標である。

健康づくり対策

身体活動・運動

適切な運動・身体活動は、生活習慣病の予防、社会生活機能の維持、生活の質の向上にとって重要である。特に、日常生活における身体動作や歩行など、軽い活動の積み重ねがストレス解消や健康の維持に大きな役割を果たすことが認識されている。

厚生労働省の「**国民健康・栄養調査**」では、**運動習慣のある者**を「1回30分以上の運動を週2回以上実施し、1年以上持続している者」としており、2010（平成22）年の調査によると、運動習慣のある者は、男性が34.8％、女性が28.5％で、壮年期・高齢期においては増加傾向にある。運動の強化策として、2006（平成18）年に「健康づくりのための運動基準2006」によって、身体活動・運動量・最大酸素摂取量の基準を示し、「運動指針2006」で目標設定や推進方法を示した。

2013（平成25）年度から健康日本21（第二次）を開始するにあたり、新たな知見に基づき「健康づくりのための身体活動基準2013」「身体活動指針（アクティブガイド）」が示された。

● 栄養・食生活

栄養・食生活は、身体的な健康を維持し、人々の生活の質を高めるうえで重要である。また、ライフスタイルが多様化する中で、生活習慣病と食生活との関連が明らかになっており、健康的な食生活の実践により、疾病の発症そのものを予防する一次予防の推進が重要となっている。具体的対策としては、①「健康日本21」の栄養・食生活分野の推進（p.138表2）、②**食生活指針**（表3）や**食事バランスガイド**（図3）の策定と**食育**の推進、③**栄養改善業務の推進**、④**日本人の栄養摂取基準**（平成17年度から21年度まで使用）の明示などが挙げられている。

2008（平成20）年の「国民健康・栄養調査」からその特徴を見ると、朝食の欠食率は、男女とも20歳代で最も高く、男性で約3割、女性で約2割、食塩を1日10g以上摂取している者の割合は、成人の5割以上、脂肪からのエネルギー摂取が25％以上の者の割合は、成人で男性約4割、女性約5割、野菜摂取量は、各年代とも目標値350gには届かず、特に男女とも20～40歳代で少ない。

表3　食生活指針　　　　　　　　　　　　　　　　　　　　　　2000（平成12）年3月

- 食事を楽しみましょう。
- 1日の食事のリズムから、健やかな生活リズムを。
- 主食、主菜、副菜を基本に、食事のバランスを。
- ご飯などの穀類をしっかりと。
- 野菜・果物、牛乳・乳製品、豆腐、魚なども組み合わせて。
- 食塩や脂肪は控えめに。
- 適正体重を知り、日々の活動に見合った食事量を。
- 食文化や地域の産物を生かし、時には新しい料理も。
- 調理や保存を上手にして無駄や廃棄を少なく。
- 自分の食生活を見直してみましょう。

図3　食事バランスガイド

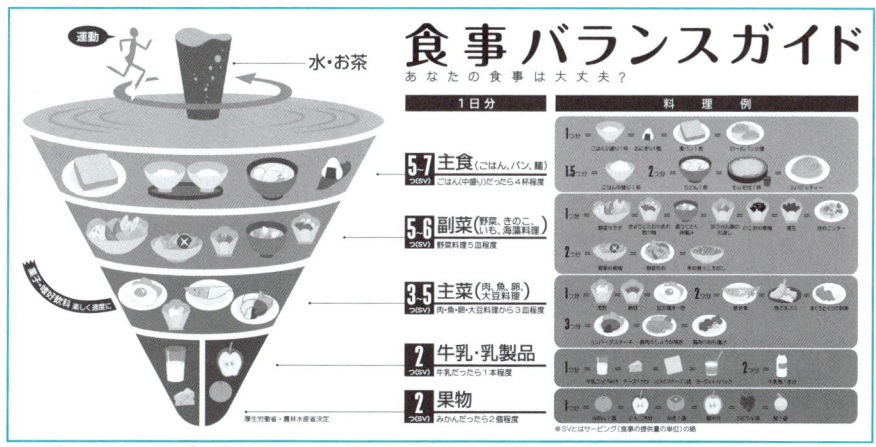

単位は「1つ（SV＝サービング）」と表記され、各料理について大まかな1回あたりの標準的な量を示す。
資料：農林水産省ホームページより作成

休養・こころの健康

こころの健康は、その身体に及ぼす影響などから、健康づくりにおいて重要である。こころの健康を保つ条件として、**休養、ストレス管理、十分な睡眠、こころの病気への対応**などが挙げられる。

2010（平成22）年の「国民生活基礎調査」によると、「悩みやストレスがある者の割合」は、12歳以上で性別にみると男42.4％、女50.3％、年齢別では男女とも40〜49歳が最も高い。理由として、男は「自分の仕事」「収入」、女は「家計」「仕事」「子どもの教育」の割合が高い。近年自殺者が増加傾向にあり、2010（平成20）年の自殺死亡者数は約3万人で、男性50歳代で大きな山を形成している。対策として、1994（平成6）年には**健康づくりのための休養指針**、2003（平成15）年には**健康づくりのための睡眠指針**（表4）を策定し、その重要性や効用について普及を図っている。

「健康日本21（第2次）」では、すべての世代の健やかな心を支える社会づくりを目指し、自殺者の減少、重い抑鬱や不安の低減、職場の支援環境の充実および子どもの心身の問題への対応の充実を目標としている。

表4　健康づくりのための睡眠指針〜快適な睡眠のための7箇条　　2003（平成15）年3月

① 快適な睡眠でいきいき健康生活
② 睡眠は人それぞれ、日中元気はつらつが快適な睡眠のバロメーター
③ 快適な睡眠は、自ら創り出す
④ 眠る前に自分なりのリラックス法、眠ろうとする意気込みが頭をさえさせる
⑤ 目が覚めたら日光を取り入れて、体内時計をスイッチオン
⑥ 午後の眠気をやりすごす
⑦ 睡眠障害は、専門家に相談

メタボリックシンドローム（内臓脂肪症候群）

定　義　　メタボリックシンドローム（Metabolic syndrome）とは、内臓脂肪の蓄積によりインスリン抵抗性（インスリンの働きの低下）が起こり、糖代謝異常（耐糖能異常、糖尿病）、脂質代謝異常（高中性脂肪血症、低HDLコレステロール血症）、高血圧などの動脈硬化の危険因子が1個人に集積している状態をいう。個々の危険因子の程度が軽くても、重複して存在すると動脈硬化性疾患の発症が相乗的に増加するため、近年世界的に注目されている。

診断基準　　内臓脂肪の蓄積（ウエスト周囲径の増大）が必須条件で、これに加えて脂質代謝異常または低HDLコレステロール血症、高血圧、高血糖の3項目のうち2項目以上を満たす場合にメタボリックシンド

ロームと診断される。**メタボリックシンドロームの診断基準**(日本版2005)は、表5のとおりである。

国民健康・栄養調査の結果▶ 2008(平成20)年の「国民健康・栄養調査」において、メタボリックシンドロームが強く疑われる者は、男25.3%、女10.6%、40～74歳男の2人に1人、女の5人に1人が強く疑われるまたは予備軍であった。

表5　メタボリックシンドロームの診断基準　　　　　（日本8学会*、2005年）

肥満、腹部肥満	(1) 内臓脂肪蓄積 　　臍部ウエスト周囲径 　　≧85cm（男性） 　　≧90cm（女性）	左の(1)を有し、かつ、(2)～(4)のうち、2つ以上のリスクを有する場合
糖代謝	(2) 空腹時血糖 　　≧110mg/dL	
脂質代謝	(3) TG≧150mg/dL または 　　HDL-C<40mg/dL	
高血圧	(4) 血圧 　　≧130/85mmHg 以上	

TG：トリグリセリド　　HDL-C：HDLコレステロール
(1)は必須項目
*日本動脈硬化学会、日本糖尿病学会、日本肥満学会、日本高血圧学会、日本循環器学会、日本腎臓病学会、日本血栓止血学会、日本内科学会

● 肥満（適正体重）

定　義　　日本肥満学会の定義では、BMI（body mass index、体重(kg)／身長(m)^2）が、18.5以上25未満が「普通体重」、25以上が「肥満」である。

新診断基準　　若年世代に体重100kg超も珍しくなくなり、2011(平成23)年の新診断基準でBMI35以上が「高度肥満」と定義され、診断や治療の対象と位置づけられた（表6）。

表6　肥満の目安

BMI＜18.5	低体重
18.5≦BMI＜25.0	普通体重
25.0≦BMI＜30.0	肥満（1度）
30.0≦BMI＜35.0	肥満（2度）
35.0≦BMI＜40.0	肥満（3度）
40.0≦BMI	肥満（4度）

国民健康・栄養調査の結果▶ 2010(平成22)年の「国民健康・栄養調査」では、肥満者の割合は、男30.4%、女21.1%で、男では50歳代(37.3%)、40歳代(35.2%)である。やせは女性に多く、20歳代(29.0%)、30歳代(14.4%)である。

喫煙(たばこ)対策

健康への影響 ▶ たばこの煙には 4,000 種以上の化学物質が含まれており、がん、循環器疾患、糖尿病、COPD(閉塞性肺疾患)など、NCD(非感染性疾患)の予防可能な最大の危険因子である。胃・十二指腸潰瘍、妊婦や胎児への影響などが明らかにされている。

世界禁煙デー ▶ WHO は、1970 年以来、たばこの害に関する健康教育、非喫煙者の保護、葉たばこの他の作物への転換など、総合的な対策の必要性を決議し、5 月 31 日を世界禁煙デーと定め、対策の推進を加盟国に呼びかけている。2003 年 5 月には、WHO総会で**たばこ規制枠組み条約**が採択され、わが国は 2004(平成 16)年 6 月に批准した。その後批准国数が規定に達したため、2005(平成 17)年 2 月に発効した。

禁煙週間 ▶ わが国における禁煙対策として、1992(平成 4)年度から世界禁煙デーを初日とする 1 週間を「禁煙週間」と定め、禁煙の普及啓発を推進しており、2002(平成 14)年には「健康日本 21」の策定を踏まえ、「喫煙と健康問題に関する検討会報告書」がまとめられた。

健康増進法と喫煙対策 ▶ 2003(平成 15)年 5 月に施行された健康増進法第 25 条に、**受動喫煙防止**に関する規定(公共施設を管理する者に対し、受動喫煙を防止する措置をとる努力義務を課すことを明記)が盛り込まれた。「健康日本 21(第 2 次)」の取組みとして、①成人の喫煙率の減少、②未成年者の喫煙をなくす、③妊娠中の喫煙をなくす、④受動喫煙機会減少(環境整備)の目標を設定し活動を展開している。

特定健康診査・特定保健指導

特定健康診査・特定保健指導とは

2005(平成 17)年「医療制度改革大綱」において、糖尿病等の生活習慣病有病者・予備群を減少させること、中長期的な医療費の伸びの適正化を図ることが政策目標となった。これを受け、「高齢者の医療の確保に関する法律」により、2008(平成 20)年 4 月から、**医療保険者**に、**40 ～ 74 歳の被保険者・被扶養者**に対する生活習慣病予防に着目した特定健康診査・特定保健指導の実施が義務づけられた。保健指導は、健康診査の結果から生活習慣の改善が特に必要な者を抽出して、医師・保健師・管理栄養士等が指導を実施する。

医療保険者は「標準的な健診・保健指導プログラム」に基づき効果的・効率的な健診・保健指導を実施するとともに、標準化された事業評価を行う。対象疾患は、運動・食事・喫煙などの不適切な生活習慣により、肥満、血糖高値、血圧高値、動脈硬化症から起こる虚血性心疾患、脳血管疾患、糖尿病などである。

2013（平成25）年4月、健康日本21（第2次）にあわせ、「標準的な健診・保健指導プログラム」改訂版が示された。図4のようにデータの分析を重視し、個人や各地域・職場において、解決すべき課題や取組みを明確化すること、レセプトを活用した未受診者への受診勧奨による重症化防止、健康格差の縮小を目指している。

図4 特定健診・特定保健指導と健康日本21（第2次）

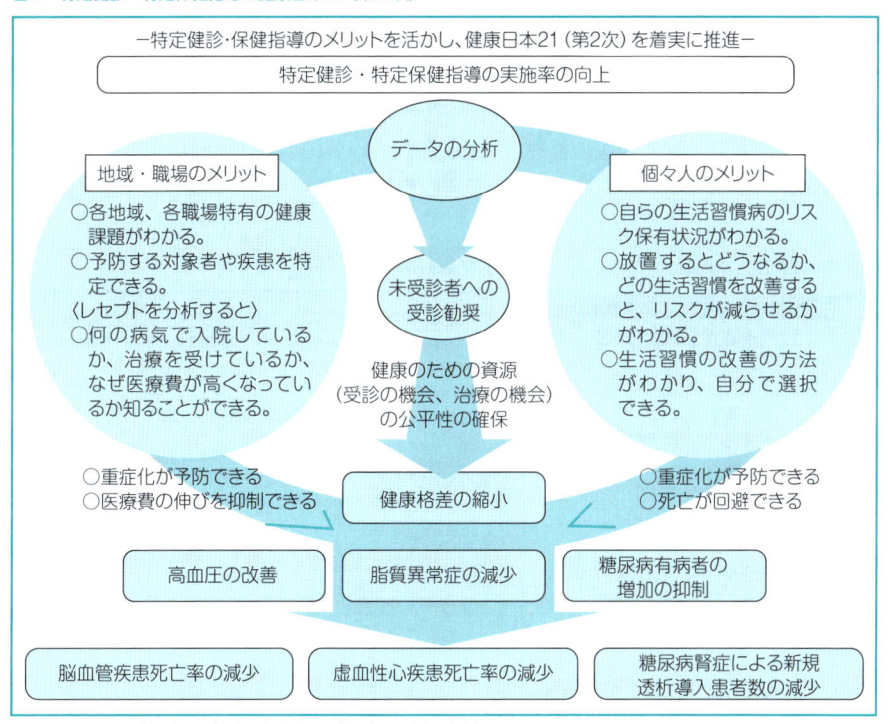

―特定健診・保健指導のメリットを活かし、健康日本21（第2次）を着実に推進―

特定健診・特定保健指導の実施率の向上

データの分析

地域・職場のメリット
○各地域、各職場特有の健康課題がわかる。
○予防する対象者や疾患を特定できる。
〈レセプトを分析すると〉
○何の病気で入院しているか、治療を受けているか、なぜ医療費が高くなっているか知ることができる。

個々人のメリット
○自らの生活習慣病のリスク保有状況がわかる。
○放置するとどうなるか、どの生活習慣を改善すると、リスクが減らせるかがわかる。
○生活習慣の改善の方法がわかり、自分で選択できる。

未受診者への受診勧奨

健康のための資源（受診の機会、治療の機会）の公平性の確保

○重症化が予防できる
○医療費の伸びを抑制できる

健康格差の縮小

○重症化が予防できる
○死亡が回避できる

高血圧の改善　　脂質異常症の減少　　糖尿病有病者の増加の抑制

脳血管疾患死亡率の減少　　虚血性心疾患死亡率の減少　　糖尿病腎症による新規透析導入患者数の減少

厚生労働省健康局「標準的な健診・保健指導プログラム（改訂版）」2013.

特定健康診査とは

メタボリックシンドローム（内臓脂肪症候群）に着目した健診で、表7の項目を実施する。

特定保健指導とは

特定健康診査の結果から、生活習慣病の発症リスクが高く、保健指導による予防効果が期待できる者に対し、目標を明確にした上で、生活習慣を見直すサポートをする（図5）。

リスクの程度・対象者の保健指導の必要性によって「情報提供」「動機づけ支援」「積極的支援」に区分される。医療保険者の義務である特定保健指導の対象者は、「動機づけ支援」「積極的支援」である。

特定保健指導は、内臓脂肪型肥満に着目した保健指導であるが、非肥満者に対する保健指導の重要性が低下するわけではない。また、同じ対象者に毎年同じ内容を繰り返すのではなく、対象者の特性に合わせ、有効な手法の抽出等により、常に改善に努めることが必要である。

降圧剤等を服薬中の者については、医療保険者が保健指導を行う義務はないが、きめ細かな生活習慣改善支援や治療中断防止の観点から、主治医と連携して保健指導を行うことができる。健診結果において、医療管理されている疾病以外の項目が保健指導判定値を超えている場合は、本人を通じて主治医に情報提供することが望ましい。

表7　特定健康診査の項目

基本的な項目	○問診（服薬歴、喫煙歴等） ○身体計測（身長、体重、BMI、腹囲） ○理学的検査（身体診察） ○血圧測定 ○検尿（尿糖、尿蛋白） ○血液検査 　●脂質検査（中性脂肪、HDLコレステロール、LDLコレステロール） 　●血糖検査（空腹時血糖またはHbA$_{1c}$） 　●肝機能検査（GOT、GPT、γ-GTP）
詳細な項目	＊一定の基準の下、医師が必要と認めた場合に実施 ○心電図　○眼底検査　○貧血検査（赤血球、血色素量、ヘマトクリット値）

※ HbA$_{1c}$は、2013（平成25）年度から従来のJDS値（日本糖尿病学会値）ではなく、NGSP値（国際標準値）で表記される。
＊その他の検査項目として、血清尿酸や血清クレアチニン等を実施することが望ましい。

図5　特定保健指導

特定健康診査の結果から、生活習慣病の発症リスクが高く、生活習慣の改善による生活習慣病の予防効果が多く期待できる者に対して、生活習慣を見直すサポートをする。

特定保健指導には、リスクの程度に応じて、動機づけ支援と積極的支援がある（よりリスクが高い者が積極的支援）。

動機づけ支援	積極的支援

初回面接：個別面接20分以上、または8名以下のグループ面接で80分以上
専門的知識・技術をもった者（医師・保健師・管理栄養士等）が、対象者に合わせた実践的なアドバイス等を行う。

自身で、「行動目標」に沿って、生活習慣改善を実施

面接・電話・メール・ファックス・手紙等を用いて、生活習慣の改善を応援する（約3カ月以上）。

実績評価：面接・電話・メール等で健康状態・生活習慣（改善状況）を確認（6カ月後）

厚生労働統計協会「国民衛生の動向 2012/2013」2012. p.88

「情報提供」とは、全健診受診者が自らの身体状況を認識し、生活習慣を見直すきっかけとなるよう、健診結果の提供にあわせ個人の生活習慣やその改善に関する基本的な情報を提供することである。

　「動機づけ支援」とは、自らの健康状態を自覚し、生活習慣の改善のための自主的な取組みを継続的に行うことを目的とし、個別支援またはグループ支援により行動計画を策定する。さらに、6カ月後に自己評価と指導者評価を行う。

　「積極的支援」とは、専門職による継続的できめ細やかな支援が必要な者を対象とし、自らの健康状態を自覚し、生活習慣の改善のための自主的な取組みを継続的に行うことを目的に行動計画を策定し、3カ月以上にわたる保健指導を行うことをいう。さらに、6カ月後に自己評価と指導者評価を行う。

　「積極的支援」は、さまざまな手段や内容を組み合わせ、多職種・他機関が関わる場合は、関係者会議を開催し、対象者の課題や目標を共有して支援を行う。既存の保健事業との組合せや社会資源の活用、地域または職域で行われている健康づくりのポピュレーションアプローチと関連づけていくことが重要である。

● 保健指導対象者の選定と階層化

　生活習慣病の危険因子の数や保健指導の必要性の度合いに応じた保健指導対象者の選定・階層化を行う(図6)。

図6　保健指導対象者の選定と階層化

ステップ1　○内臓脂肪蓄積に着目してリスクを判定
・腹囲　男≧85cm、女≧90cm　　　　　　　　→(1)
・腹囲　男<85cm、女<90cm　かつ　BMI≧25 →(2)

ステップ2
①血糖　　a 空腹時血糖100mg/dL以上またはb HbA1cの場合5.2%以上またはc 薬剤治療を受けている場合
②脂質　　a 中性脂肪150mg/dL以上またはb HDLコレステロール40mg/dL未満またはc 薬剤治療を受けている場合
③血圧　　a 収縮期血圧130mmHg以上またはb 拡張期圧85mmHg以上またはc 薬剤治療を受けている場合
④質問票　喫煙歴あり（①から③のリスクが1つ以上の場合のみカウント）

ステップ3　○ステップ1、2から保健指導対象者をグループ分け
(1)の場合　①～④のリスクのうち追加リスクが　　2以上の対象者は ………… 積極的支援レベル
　　　　　　　　　　　　　　　　　　　　　　　　1の対象者は ……………… 動機づけ支援レベル
　　　　　　　　　　　　　　　　　　　　　　　　0の対象者は ……………… 情報提供レベル　　　とする。
(2)の場合　①～④のリスクのうち追加リスクが　　3以上の対象者は ………… 積極的支援レベル
　　　　　　　　　　　　　　　　　　　　　　　　1または2の対象者は …… 動機づけ支援レベル
　　　　　　　　　　　　　　　　　　　　　　　　0の対象者は ……………… 情報提供レベル　　　とする。

ステップ4
○服薬中の者については、医療保険者による特定保健指導の対象としない。
○前期高齢者（65歳以上75歳未満）については、積極的支援の対象となった場合でも動機づけ支援とする。

厚生労働統計協会「国民衛生の動向 2012/2013」2012. p.88

● 特定健康診査・特定保健指導の評価

医療保険者は、健診・保健指導データとレセプトとの突合せによって、受診勧奨を行った者の治療継続状況を確認し、未受診者や治療中断者を把握するなど、健康課題を明確にした戦略的な取組みを実施する。また、アウトカム評価やプロセス評価を含めた総合的な評価によって、保健指導により発症や重症化が予防できたかどうかを評価するとともに、健診・保健指導の事業全体を改善する仕組みをつくることが重要である。

プロセス（過程）評価 ▶ 活動（情報収集、問題分析、目標設定、事業の実施状況）の評価、対象者の満足度・継続率・完遂等。

アウトカム（成果）評価 ▶ 保健指導の成果を健診データや保健統計などの客観的指標を用いて評価する（例：高血圧の改善、脂質異常症の減少、糖尿病有病者の増加の抑制、脳血管疾患死亡率の減少、虚血性心疾患死亡率の減少、糖尿病腎症による透析導入患者数の減少）。

● ステージ変容理論

ステージ変容理論とは、対象者の関心の程度や実行の状況に応じて行動変容ステージを分類し（表8）、効果的な変容プロセスがあることを示した理論（プロチャスカ 1979）である。

表8　行動変容ステージ

無関心期：6カ月以内に行動変容に向けた行動を起こす意思がない時期
関心期：6カ月以内に行動変容に向けた行動を起こす意思がある時期
準備期：1カ月以内に行動変容に向けた行動を起こす意思がある時期
実行期：明確な行動変容が観察されるが、その持続がまだ6カ月未満である時期
維持期：明確な行動変容が観察され、その期間が6カ月以上続いている時期

(1) 無関心期 ▶ 問題となる行動・ライフスタイル、その行動を続けた場合の結果の重大さに気づいていない、動機づけが不十分。この段階では、プログラムの説明、同意を得る働きかけが必要。

(2) 関心期 ▶ 必要性に気づいているが、行動変容によってもたらされる利益と不利益をハカリにかけ、迷いがある。多くの人がこのステージに長くとどまる。この段階では、利益をより具体化し、不利益を低くする助言が必要。無関心期や関心期では、気づき・感情体験・自己の再評価・環境の再評価などの働きかけが有効である。

(3) 準備期 ▶ 特定のプログラムへの参加、本や道具の購入など、行動変容にむけて準備する様子がみられる。この段階では、目標を明確にし、戦略を考えるサポートを行う。行動変容することを宣言す

ることで、決意を強め、周囲の支援を得ることになる。
(4)実行期▶この段階では、安定しない行動変容を強化するために褒美、逆条件づけ、刺激統制、援助者の利用などが有効である。
(5)維持期▶個人が変わろうと努力を始め、同じような目的に取り組む人たちとの交流など、外部環境を変えるための行動ができる。

Column
個別の関わりからチームアプローチへ

　虐待やホームレスの人の健康問題など、ハードな事例に一人で当たるのは難しいですね。児童虐待の事例について考えてみましょう。

　もちろん、"虐待があると聞いて訪問しました"とはいいませんが、私たち保健師は、事業を動かすという立場で人々に関わってしまい、受け入れてもらえないことがあります。

　市町村では、妊娠届けの段階から対象者に継続的に関わるはずですが、「こんにちは赤ちゃん事業」など業務委託をしている例も増えて、母子の生活が日常的に見えない状況もあるようです。連携の仕組みができていないと、発見が遅れたり、通告を受けて初めて関わることにもなり、関係づくりに時間を要します。

　"虐待はよくないこと"と相手を裁いてしまわないこと、根底に子どもが健やかに育つことを願っているという気持ちや考え方をもち、それを共有する姿勢を貫くこと、関係性ができたところで、急ぐことから優先順位を決めて一歩一歩根気よく支援していくことが大切です。

　この考え方は、高齢者虐待の事例やホームレスの人々でも共通すると思います。そして、くれぐれも一人で抱え込まないこと。先輩たちのアドバイスや事例検討をお願いすることが活路を開いてくれます。積極的に相談する姿勢をもちましょう。

　また、生活や健康に関して多様な課題を有する事例が多いですから、保健医療関係者はもとより、ソーシャルワーカーやケアマネジャーなどの関係職種と支援チームをつくることも大切です。民生委員や町内会長など地域のインフォーマルな社会資源の力もプライバシーに配慮しながら活用できると、事例への関わりをきっかけに、地域の人々同士の支援の仕組みや助け合いのうねりをつくることにも繋がっていきます。

Chapter III 公衆衛生看護学各論

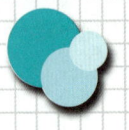

3. 高齢者保健活動

Check Words!!

■■ 高齢者保健の動向
高齢者保健
前期高齢期・後期高齢期
高齢社会・超高齢社会
平均寿命
死因順位
国民医療費

■■ 高齢者保健対策の歴史

■■ 在宅高齢者と家族への保健指導
地域包括支援センター
地域支援事業
基本チェックリスト
障害高齢者の日常生活自立度(寝たきり度)判定基準
認知症
高齢者虐待
日常生活自立支援事業
福祉用具
住宅改修

高齢者保健の動向

● 高齢者保健

目的　高齢者保健活動の目的は、**健康寿命**(認知症や寝たきりによる要介護状態でなく生活できる期間)を延伸し、高齢期の人々が生活の質の面において満足できる人生を送ることができるよう支援するとともに、高齢者を地域で見守り、支える体制を作っていくことである。

> ココミル 成人保健活動(健康寿命)(p.144)

● 前期高齢期・後期高齢期

高齢期は一般に、**前期高齢期**(65～75歳未満)と**後期高齢期**(75歳以上)に大別される。前期高齢期は、生理的変化や生活機能の低下により、外来受療率や受診日数の増加が始まる時期であるが、健康状態を良好に保つことで、地域で活動しながら社会に貢献することができる。後期高齢期は、生活の自立度に障害をもつ率が高くなり、介護や扶養の対象と捉える必要が生じる。

● 高齢社会・超高齢社会

一般的に、人口に占める65歳以上の比率が14%を超えると高齢社会、21%を超えると超高齢社会と呼ばれる。わが国の65歳以上の人口は、2011(平成23)年10月推計で、2,975万人、総人口の23.3%である。家族の中に高齢者のいる世帯数は、2011(平成23)年には全世帯の41.6%である。65歳以上の者のいる世帯を100%とした場合、夫婦のみの世帯が30.0%と最も多く、次いで単独世帯は24.2%で年々増加している。

● 平均寿命

わが国の**平均寿命**は、2011(平成23)年簡易生命表によると、男は79.44年、女は85.90年で、男女差は6.46年である。

● 死因順位

2010(平成22)年の人口動態統計によると、前期・後期高齢者ともに死因の1位は悪性新生物、2位心疾患、3位肺炎、4位脳血管疾患、5位老衰である。不慮の事故による死亡では、前期高齢者は交通事故や溺死・溺水が多いのに比し、後期高齢者では、窒息や転倒・転落が多い。

Chapter Ⅲ 公衆衛生看護学各論

● 国民医療費

　2009(平成21)年には年間36兆円を超え、一人当たりの年間医療費は、65歳未満では平均16万3,000円、65歳以上は平均68万7,700円、75歳以上は85万5,800円、65歳以上は65歳未満の約4倍、75歳以上は約5倍となっている。65歳以上では、入院・入院外とも「循環器系の疾患」が最も多く、次いで、入院は「新生物」、入院外は「内分泌、代謝疾患」「腎尿路系疾患」が多い。

高齢者保健対策の歴史

　高齢者保健対策は、1963(昭和38)年に制定された**老人福祉法**に基づき「老人健康診査」が開始されたことに端を発し、1969(昭和44)年度には、ねたきり老人の訪問健康診査が制度化した。
　1978～82(昭和53～57)年までの間、「老人保健医療総合対策開発事業(老人健康診査、老人医療費支給制度、老人保健学級、在宅老人機能回復訓練、健康相談、在宅老人家庭看護訪問指導)をモデル市町村で実施した。
　1982(昭和57)年8月に成立した老人保健法により、壮年期以降の各種保健事業を統括し、老人医療と連携した対策が総合的・体系的に整備され、翌年から実施された。同法に基づく保健事業には①健康手帳の交付、②健康教育、③健康相談、④健康診査、⑤医療等、⑥機能訓練、⑦訪問指導があり、市町村が実施主体となってサービスを提供するとともに必要な費用は国民が公平に負担することを狙いとした。
　1989(平成元)年には、老人福祉高齢者保健福祉推進10か年戦略(**ゴールドプラン**)が策定され、5年後に見直された新ゴールドプランとともに、全国の地方公共団体における老人保健福祉計画が推進され、在宅福祉対策が整備された。
　1999(平成11)年策定された5カ年の高齢者保健福祉施策(**ゴールドプラン21**)では、介護保険制度の導入という新たな状況を踏まえ、住民の最も身近な地域において、介護サービスの基盤整備、介護予防、生活支援を行うことによって、多くの高齢者が健康で生きがいをもって参加できる社会を目指した。
　2000(平成12)年には、**介護保険法**が成立し、介護を社会全体で支える仕組みが整備された。

ココミル 社会保障（介護保険制度）(p.291)

　2005(平成17)年に介護保険制度は全般的に見直され、介護予防を中心とする高齢者に対するサービス強化として、地域支援事業を創設し、翌年4月から介護予防事業の実施が市町村に義務づけられた。

ココミル 社会保障（地域支援事業）(p.299)

　2006(平成18)年の医療制度改革において、老人保健法は高齢者の医療の確保に関する法律（高齢者医療確保法）に改正され、市町村が老人保健事業として実施してきた基本健康診査は、2008(平成20)年度から、医療保険者が行う特定健診(40～74歳は義務、75歳以上は努力義務)となった(図7)。

ココミル 成人保健活動（特定健康診査・特定保健指導とは）(p.148)

図7　健診（検診）に係る制度の変更

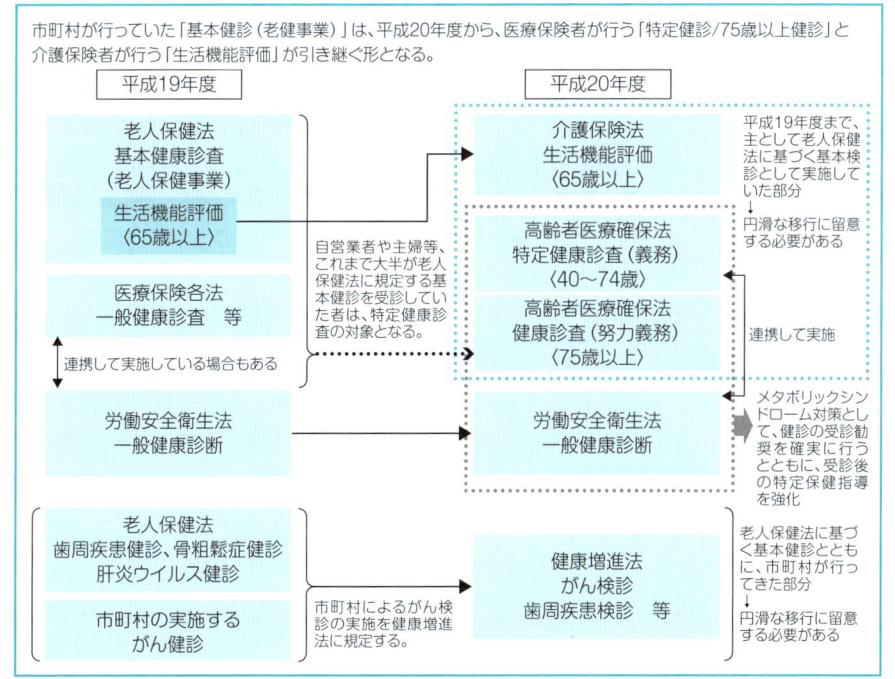

市町村が行っていた「基本健診（老健事業）」は、平成20年度から、医療保険者が行う「特定健診/75歳以上健診」と介護保険者が行う「生活機能評価」が引き継ぐ形となる。

平成19年度	平成20年度	
老人保健法 基本健康診査 （老人保健事業） 生活機能評価 〈65歳以上〉	介護保険法 生活機能評価 〈65歳以上〉	平成19年度まで、主として老人保健法に基づく基本検診として実施していた部分 ↓ 円滑な移行に留意する必要がある
	高齢者医療確保法 特定健康診査（義務） 〈40～74歳〉	
医療保険各法 一般健康診査　等	高齢者医療確保法 健康診査（努力義務） 〈75歳以上〉	連携して実施
労働安全衛生法 一般健康診断	労働安全衛生法 一般健康診断	メタボリックシンドローム対策として、健診の受診勧奨を確実に行うとともに、受診後の特定保健指導を強化
老人保健法 歯周疾患健診、骨粗鬆症健診 肝炎ウイルス健診 市町村の実施する がん健診	健康増進法 がん検診 歯周疾患検診　等	老人保健法に基づく基本健診とともに、市町村が行ってきた部分 ↓ 円滑な移行に留意する必要がある

自営業者や主婦等、これまで大半が老人保健法に規定する基本健診を受診していた者は、特定健康診査の対象となる。

連携して実施している場合もある

市町村によるがん検診の実施を健康増進法に規定する。

厚生労働統計協会「国民衛生の動向 2012/2013」2012. p.110

2011(平成23)年、介護保険改正法により、高齢者が地域で自立した生活を営めるよう、医療・介護・予防・住まい・生活支援サービスが切れ目なく提供される「地域包括ケアシステム」の実現に向けた取り組みが始まった。単身・重度の要介護者等に対応できる24時間対応の定期巡回・随時対応型サービスや複合型サービスの創設、介護福祉士や介護職員等によるたんの吸引等を可能とすることなどである。サービスが提供される日常生活の場(地域包括ケア圏域)は、おおむね30分以内に駆け付けられる圏域で中学校区を基本としている。

在宅高齢者と家族への保健指導

地域包括支援センター

公正・中立の立場から、地域における介護予防マネジメントや総合相談、権利擁護などを担う市町村の中核機関である。

ココミル 社会保障(地域包括支援センター)(p.300)

保健師の役割 ▶ 保健師は介護予防事業や新たな予防給付が効果的かつ効率的に提供されるよう、適切なケアマネジメント(アセスメント、目標の設定、事業評価等)を行う。また、ケアマネジメントにおける多職種連携の観点から、地域ケア会議の企画・運営等を担い、地域包括ケアの機能強化を推進する。保健師の役割は、軽度者への個別支援としての介護予防ケアマネジメントと元気高齢者へのポピュレーションアプローチにおいて、役割を果たしていく。

地域支援事業

地域支援事業には、全市町村が行う必須事業(介護予防事業、包括的支援事業)と、各市町村の判断により行う任意事業がある(表9)。

ココミル 社会保障(地域支援事業)(p.299)

表9 地域支援事業の内容

事業名			内容
介護予防事業	二次予防事業	対象者把握事業	基本チェックリストによって選定された人、要介護認定の非該当者。対象者の呼称は市町村で自由に定めることができる。
		通所型介護予防事業	運動器の機能向上、栄養改善、口腔機能の向上等に効果のあるプログラムの実施
		訪問型介護予防事業	閉じこもり、認知症、うつ等のおそれのある二次予防事業対象者の相談・指導
		二次予防事業評価事業	施策の事業評価
	一次予防事業	介護予防普及啓発事業	パンフレット作成・配布、介護予防手帳の配布等
		地域介護予防活動支援事業	ボランティア等の人材養成の研修等
		一次予防事業評価事業	施策の事業評価
包括的支援事業		介護予防ケアマネジメント業務	アセスメント、目標の設定、事業評価等
		総合相談支援業務	地域の高齢者の実態把握、介護以外の生活支援サービスと調整等
		権利擁護業務	虐待の防止、権利擁護のために必要な支援等
		包括的・継続的ケアマネジメント支援業務	支援困難事例に関する介護支援専門員への助言、地域の介護支援専門員のネットワークづくり等
任意事業		介護給付等費用適正化事業	真に必要なサービス提供の検証、制度趣旨や良質な事業展開のための情報提供等
		家族介護支援事業	家族介護教室、認知症高齢者見守り事業、家族介護継続支援事業
		その他の事業	成年後見制度利用支援事業、福祉用具・住宅改修支援事業、日常生活自立支援事業

● 基本チェックリスト

　　　市町村で実施している地域支援事業（介護予防事業）の二次予防事業対象者把握事業（旧：特定高齢者把握事業）において、その対象者であるかどうかを判断するために用いられる。以前は、医師の診察等を含む生活機能評価を実施していたが、2006（平成18）年からは、日常生活の状況に関する25項目からなる「基本チェックリスト」を郵送し、自記式回答による把握が可能となった。

Chapter III 公衆衛生看護学各論

　基本チェックリストの質問項目とその趣旨は、表10の通りである。対象者には、深く考えずに主観に基づき回答してもらう。それが適当な回答であるかどうかの判断は、評価する者が行う。期間を定めていない質問項目は、現在の状況を回答する。各地域の実情に応じて適宜解釈してよいが、各質問項目の表現は変えないことが原則である。

表10　基本チェックリストの質問項目とその趣旨

		質問項目	質問項目の趣旨
日常生活関連動作	1	バスや電車で1人で外出していますか	家族等の付き添いなしで外出しているか。バスや電車のない所は、それに準じた公共交通機関に置き換える。1人で自家用車を運転して外出する場合も含む。
	2	日用品の買い物をしていますか	自ら外出し、日用品の買い物を適切に行っているか。電話での注文のみは「いいえ」となる。
	3	預貯金の出し入れをしていますか	銀行等での窓口手続きも含め、本人の判断で金銭管理を行っているか。家族等に依頼している場合は「いいえ」となる。
	4	友人の家を訪ねていますか	電話による交流は含まない。家族・親戚への訪問は含まない。
	5	家族や友人の相談にのっていますか	面談せずに電話のみで相談に応じている場合も「はい」とする。
運動器の機能	6	階段を手すりや壁をつたわらずに昇っていますか	時々、手すり等を使用している程度は「はい」。手すり等を使わずに階段を昇る能力があっても、習慣的に手すり等を使っている場合には「いいえ」となる。
	7	椅子に座った状態から何もつかまらず立ち上がっていますか	時々、つかまっている程度であれば「はい」とする。
	8	15分位続けて歩いていますか	屋内、屋外等の場所は問わない。
	9	この1年間に転んだことがありますか	この1年間に「転倒」の事実があるかどうか。
	10	転倒に対する不安は大きいですか	本人の主観に基づき回答。
低栄養状態	11	6カ月で2～3kg以上の体重減少がありましたか	6カ月以上かかって減少している場合は「いいえ」となる。
	12	身長（　　）cm 体重（　　）kg BMI	整数で記載。体重は1カ月以内の値を、身長は過去の測定値でよい。

		質問項目	質問項目の趣旨
口腔機能	13	半年前に比べて固いものが食べにくくなりましたか	半年以上前から固いものが食べにくく、その状態に変化が生じていない場合は「いいえ」となる。
	14	お茶や汁物等でむせることがありますか	本人の主観に基づき回答。
	15	口の渇きが気になりますか	本人の主観に基づき回答。
閉じこもり	16	週に1回以上は外出していますか	週によって外出頻度が異なる場合は、過去1カ月の状態を平均する。
	17	昨年と比べて外出の回数が減っていますか	昨年と比べて、今年の外出回数が減少傾向にある場合は「はい」となる。
認知症	18	周りの人から「いつも同じ事を聞く」などの物忘れがあると言われますか	本人は物忘れがあると思っていても、周りの人から指摘されることがない場合は「いいえ」となる。
	19	自分で電話番号を調べて、電話をかけることをしていますか	誰かに電話番号を尋ねてかける場合や、誰かにダイヤルをしてもらい会話だけする場合には「いいえ」となる。
	20	今日が何月何日かわからない時がありますか	本人の主観に基づき回答。月と日の一方しか分からない場合には「はい」となる。
うつ	21	毎日の生活に充実感がない	ここ2週間の状況を、本人の主観に基づき回答する。
	22	これまで楽しんでやれていたことが楽しめなくなった	
	23	以前は楽に出来ていたことが今ではおっくうに感じられる	
	24	自分が役に立つ人間だと思えない	
	25	わけもなく疲れたような感じがする	

● 障害高齢者の日常生活自立度（寝たきり度）判定基準

　　　　　1991（平成3）年に厚生労働省が寝たきり者の判定基準として示した（表11）。要介護認定の判定や行政の計画策定時のニーズ調査などの基準として活用される。判定にあたっては、補装具や自助具などの器具を使用した状態であってもさしつかえない。

表11　障害高齢者の日常生活自立度（寝たきり度）判定基準

生活自立	ランクJ	何らかの障害などを有するが、日常生活はほぼ自立しており独力で外出する。 1　交通機関などを利用して外出する 2　隣近所へなら外出する
準寝たきり	ランクA	屋内での生活は概ね自立しているが、介助なしに外出しない。 1　介助により外出し、日中はほとんどベッドから離れて生活する 2　外出の頻度が少なく、日中も寝たり起きたりの生活をしている
寝たきり	ランクB	屋内での生活は何らかの介助を要し、日中もベッド上での生活が主体であるが座位を保つ。 1　車椅子に移乗し、食事・排泄はベッドから離れて行う 2　介助により車椅子に移乗する
寝たきり	ランクC	1日中ベッド上で過ごし、排せつ、食事、着替えにおいて介助を要する。 1　自力で寝返りをうつ 2　自力では寝返りもうたない
期間		ランクA、B、Cに該当するものについては、いつからその状態に至ったか 　　年　　月ころより（継続期間　　年　　カ月間）

平成3年11月18日 老健第102－2号 厚生省大臣官房老人保健福祉部長通知

認知症

定義　2005（平成17）年6月の介護保険法改正によって「痴呆」という用語が見直され、老人福祉法も同時に改正されて「認知症」となった。認知症とは、脳血管疾患やアルツハイマー病などの脳の器質的な変化により日常生活に支障が生じる程度にまで記憶機能およびその他の認知機能が低下した状態である。認知症の原因となる疾患が急性期にある者は除かれる。

認知症高齢者の日常生活自立度判定基準▶1993（平成5）年に厚生労働省が認知症高齢者の判定基準として示した（表12）。要介護認定の判定や行政の計画策定時のニーズ調査などの基準として活用される。

表12　認知症高齢者の日常生活自立度判定基準

ランク	判定基準
0	非該当（認知症なし）
Ⅰ	何らかの痴呆を有するが、日常生活は家庭内および社会的にほぼ自立している。
Ⅱ	日常生活に支障を来たすような症状・行動や意思疎通の困難さが多少見られても、誰かが注意していれば自立できる。
Ⅱa	家庭外で上記Ⅱの状態がみられる。 （たびたび道に迷うとか、買物や事務、金銭管理等それまでできたことにミスが目立つ等）
Ⅱb	家庭内でも上記Ⅱの状態がみられる。 （服薬管理ができない、電話の応対や訪問者との対応等一人で留守番ができない等）
Ⅲ	日常生活に支障を来たすような症状・行動や意思疎通の困難さが見られ、介護を必要とする。 （着替え、食事、排便、排尿が上手にできない、時間がかかる。やたらに物を口に入れる、物を拾い集める、徘徊、失禁、大声、奇声をあげる、火の不始末、不潔行為、性的異常行為等）
Ⅲa	日中を中心として上記Ⅲの状態が見られる。
Ⅲb	夜間を中心として上記Ⅲの状態が見られる。 （ランクⅢaに同じ）
Ⅳ	日常生活に支障を来たすような症状・行動や意思疎通の困難さが頻繁に見られ、常に介護を必要とする。 （常に目を離すことができない状態。症状・行動はランクⅢと同じであるが、頻度の違いにより区分される。）
M	著しい精神症状や問題行動あるいは重篤な身体疾患が見られ、専門医療を必要とする。 （せん妄、妄想、興奮、自傷・他害等の精神症状や精神症状に起因する問題行動が継続する状態等）

（　）内は見られる症状・行動の例
平成5年10月26日 老健第135号 厚生省老人保健福祉局長通知

高齢者虐待

定義

　高齢者虐待とは、高齢者が不適切あるいは不当な扱いを受けている状態を指す。身体的虐待、心理的虐待、経済的・物質的虐待、介護や世話の放任・放棄、性的虐待などがある。2009（平成21）年の調査では、被虐待者の4人に3人は女性で80歳代が多く、認知症をもつ者が約8割である。虐待者は主たる介護者が多く、続柄では息子が最も多い。介護協力者がいない者が過半数を占め、虐待を行っている自覚度は低い。

　高齢者虐待の原因は複雑であるため、その解決には困難が伴うが、介護の不満や疲労の蓄積からくることも多い。一時的な分離によって負担軽減を図るとともに、虐待者の気持ちを理解し、虐待する側

の相談に乗ることによって、両者の関係修復をねらう。虐待の予防と早期発見のためには、高齢者を含め、一般の人々が虐待を虐待と認識することが重要である。相談・通報窓口の明確化と広報活動が基本である。

日常生活自立支援事業

定義　1999（平成11）年に、判断能力はあるが十分でないために、保健福祉サービスを適切に利用できない高齢者のために、都道府県の社会福祉協議会が実施主体となって、生活支援員を選任し、日常の金銭管理や福祉サービスの利用等を援助する制度（2006年以前は地域福祉権利擁護事業と呼ばれた）ができた。地域の認知症高齢者、知的障害者、精神障害者等が利用している。

福祉用具

福祉用具とは、心身の機能が低下し日常生活を営むのに支障がある高齢者や心身障害者の日常生活上の便宜を図るための用具、あるいは機能訓練のための用具・補装具を指す。介護保険法成立以後、自立支援の考え方により利用対象者や用具の種類が拡大した。

対象　介護保険の対象となる福祉用具には、貸与される福祉用具（①車いす、②車いす付属品、③特殊寝台、④特殊寝台付属品、⑤床ずれ防止用具、⑥体位変換器、⑦手すり、⑧スロープ、⑨歩行器、⑩歩行補助つえ、⑪認知症老人徘徊感知機器、⑫移動用リフト、⑬段差解消リフト、⑭立ち上がり補助いす、⑮垂直移動のみの入浴リフト、⑯スライディングボード・マット、⑰六輪歩行器）および購入する福祉用具（①腰掛便座、②特殊尿器、③入浴補助用具、④簡易浴槽、⑤移動用リフトのつり具の部分）がある。要支援1、2のベッドや車椅子は原則として対象外。

住宅改修

介護保険による住宅改修は、要介護または要支援2と認定された対象者が給付対象となる。原則1回限りの給付であるが、要介護状態が著しく高くなった場合や転居時は再申請できる。

住宅改修の具体例として、手すりの設置、すべりにくい床材への取替、和室から洋室への変更、バリアフリーのための床上げ・床下げ、開口部の変更、扉の変更（開き戸から引き違い戸・3枚引戸・折り戸に取替、内開きから外開きへ取付け直し）、ドアノブの取替、スロープの設置、階段すべり止めの設置、浴槽や便器の取替、浴室の床上げに伴う水栓等の位置変更や排水溝の設置などがある。

Chapter III
公衆衛生看護学各論

4. 難病保健活動

Check Words!!

■■ 難病保健

■■ 難病保健に関連する施策
難病対策要綱
難病対策の見直し
法制度と難病対策

■■ 難病対策
難治性疾患克服研究事業
特定疾患の専門医療施設
特定疾患治療研究事業：医療費の助成
難病特別対策推進事業
難病患者等居宅生活支援事業
難病相談・支援センター
難病情報センター

難病保健

定義

難病という言葉は、医学的に定義された病気の名称ではなく、現代の医療技術では完治させることのできない、いわゆる不治の病に対して社会通念として用いられている。原因不明で難治性、かつ予後不良、生活上の多くの困難を有する疾患の総称であるが、かつて結核、ハンセン病が難病であったように、難病か否かはその時代の医療水準や社会事情により変化する。

厚生省「難病対策要綱」により難病として行政対策の対象とされる疾病の範囲は次の2項目である。
①原因不明、治療法未確立であり、かつ、後遺症を残すおそれが少なくない疾病
②経過が慢性にわたり、単に経済的な問題のみならず介護などに著しく人手を要するために家庭の負担が重く、また、精神的にも負担の大きい疾病

難病保健に関連する施策

● 難病対策要綱

歴史・変遷

難病対策は、大きな社会問題になったスモンへの取組みが発端で開始された。1957（昭和32）年前後から原因不明の神経病として散発していたスモンが、1967（昭和42）年から翌年にかけて全国的に多発し社会問題化した。その研究体制の整備が契機となって難病への関心が高まり、新たな社会的対応への要望が強まった。

難病対策は、感染症や生活習慣病などと異なり、患者・家族や支援団体等による医療や生活保障を求める運動があって対策が推進されてきたことに特徴がある。

1972（昭和47）年、厚生省は特定疾患対策室を設置し**難病対策要綱**を発表。①調査研究の推進、②医療施設等の整備、③医療費の自己負担の解消などの事業を開始した。

● 難病対策の見直し

歴史・変遷

「難病対策要綱」策定から30年が経過し、診断法の開発、原因解明に関する研究など難病対策を巡る状況は大きく発展したこと、介護保険制度など在宅療養支援の環境にも変化が見られたことなどから見直しが進められ、難病対策は1996（平成8）年度から①調査研究の推進、②医療施設の整備、③医療費の自己負担の軽減といっ

た従来の対策に、④地域における保健医療福祉の充実・連携、⑤QOL向上を目指した福祉施策の推進を加えた5本柱となった。

1997(平成9)年に「今後の難病対策の具体的方向について」と題する報告書が出され、難病患者等居宅生活支援事業、難病情報センターの設置などがなされた。

2004(平成15)年には「今後の難病対策の在り方について(中間報告)」により再度の見直しがなされ、難治性疾患の克服を目指した研究の推進、難病相談・支援センターの整備、医療費負担軽減対策などが示された。

2011(平成23)年に「今後の難病対策に当たって(中間的な整理)」がまとめられ、医療費助成については、制度の法制化も視野に入れ、希少、難治性疾患を幅広く公平に対象とすることや、疾病の特性を踏まえた総合的、包括的な施策を検討することとされた。

2013(平成25)年1月には「難病対策の改革について(提言)」がまとめられ、医療費助成の法制化が打ち出された。難病対策は抜本的改革の時期を迎えている。

●法制度と難病対策

障害者基本法・障害者総合支援法と難病対策▶ 1993(平成5)年12月に公布された障害者基本法の附帯決議において、難病患者は障害者の範囲に含まれることとされた。

地域社会における共生の実現に向けて新たな障害保健福祉施策を講ずるための関係法律の整備により、2013(平成25)年4月から、「障害者自立支援法」を「障害者の日常生活及び社会生活を総合的に支援するための法律(障害者総合支援法)」とするとともに、障害者の定義に難病等が追加され、2014(平成26)年4月から、重度訪問介護の対象者の拡大、ケアホームのグループホームへの一元化などが実施される。

地域保健法における難病対策▶ 1994(平成6)年公布、1997(平成9)年施行の地域保健法では、保健所事業の一つとして「治療法が確立していない疾病やその他の特殊の疾病により長期に療養を必要とするものの保健に関する事項」が加えられ、難病対策における保健所の役割が明確に位置づけられた。

介護保険法で定める特定疾病▶ 65歳以上の特定疾患患者が市町村から要介護認定を受けた場合は、介護保険による給付を受けることができる。40歳以上65歳未満の特定疾患患者は、要介護・要支援

状態となった原因である身体上および精神上の障害が「介護保険法で定める特定疾病」に該当した場合に、介護保険の給付として医療サービスを受けることができる。

医療保険制度による訪問看護▶特定疾患患者が「厚生労働大臣が定める疾病等」に該当する場合の訪問看護は、介護保険や障害者総合支援法の対象であっても医療保険から受けることになる。

ココミル 社会保障(特定疾病)(p.293)

小児慢性特定疾患の法制化▶小児慢性特定疾患は、1974(昭和49)年から「小児慢性特定疾患治療研究事業について」の通知に基づき、11疾患群を対象に対策が行われてきた。

2005(平成17)年4月から児童福祉法に「小児慢性特定疾患治療研究実施要綱」が定められた。

ココミル 母子保健活動(p.121)

介護職員等による喀痰吸引・経管栄養の実施▶地域で生活する難病療養者にとって、呼吸障害、摂食・嚥下障害は重要な健康課題であり、病状の進行に伴い、人工呼吸器装着や経管栄養の開始が検討される。

在宅や特別養護老人ホーム、特別支援学校等において喀痰吸引または経管栄養を必要とする療養者の医療処置の実施について、2012(平成24)年4月に社会福祉士及び介護福祉士法の一部改正が施行され、介護福祉士および一定の研修を受けた介護職員等は、医療と看護との連携による安全確保が図られていること等、一定の条件の下で喀痰吸引・経管栄養が実施できることになった。

喀痰吸引・経管栄養は医行為であり、適切に実施されなければ療養者に危険を及ぼす。療養者・家族、提供する介護職員等は、医療職員との確実な連携のもと、安全性を担保していくことが非常に重要である。

難病対策

歴史・変遷　難病対策は、1972(昭和47)年に定められた「難病対策要綱」を踏まえ、各種の事業を推進している(図8)。

個別の特定疾患対策は、「今後の難病対策の具体的方向について」における各種の提言を踏まえ、1998(平成10)年度に大きな制度の見直しが行われた。

図8 難病対策の概要

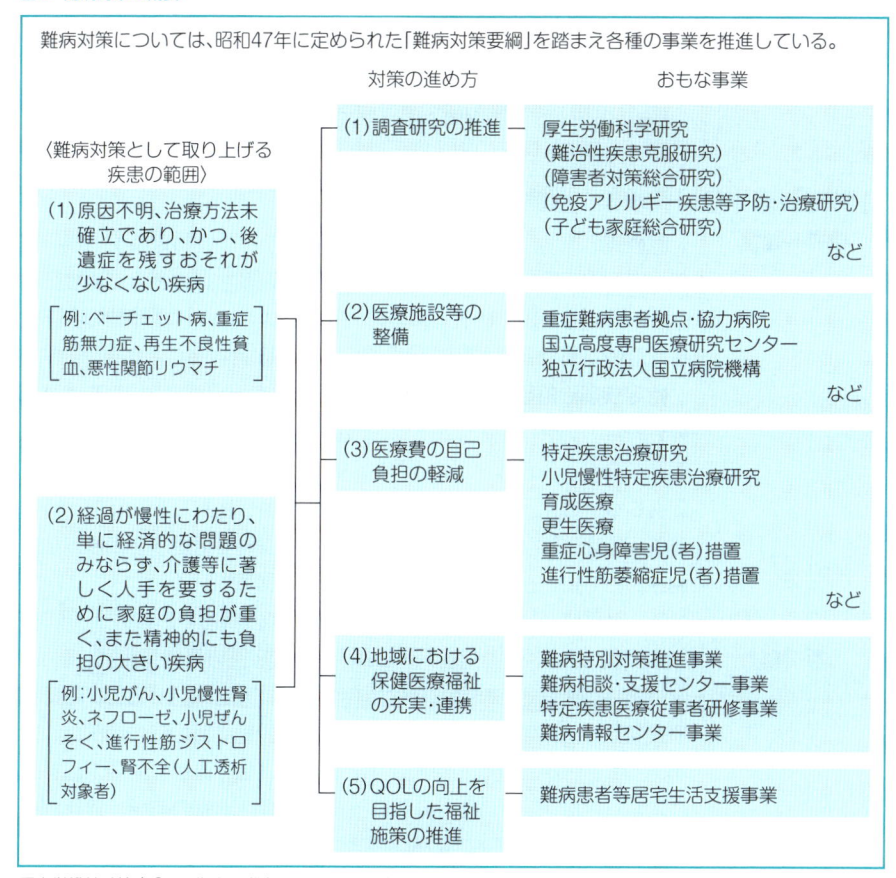

難病対策については、昭和47年に定められた「難病対策要綱」を踏まえ各種の事業を推進している。

〈難病対策として取り上げる疾患の範囲〉

(1) 原因不明、治療方法未確立であり、かつ、後遺症を残すおそれが少なくない疾病

例：ベーチェット病、重症筋無力症、再生不良性貧血、悪性関節リウマチ

(2) 経過が慢性にわたり、単に経済的な問題のみならず、介護等に著しく人手を要するために家庭の負担が重く、また精神的にも負担の大きい疾病

例：小児がん、小児慢性腎炎、ネフローゼ、小児ぜんそく、進行性筋ジストロフィー、腎不全（人工透析対象者）

対策の進め方 / おもな事業

(1) 調査研究の推進 ― 厚生労働科学研究
（難治性疾患克服研究）
（障害者対策総合研究）
（免疫アレルギー疾患等予防・治療研究）
（子ども家庭総合研究）
　など

(2) 医療施設等の整備 ― 重症難病患者拠点・協力病院
国立高度専門医療研究センター
独立行政法人国立病院機構
　など

(3) 医療費の自己負担の軽減 ― 特定疾患治療研究
小児慢性特定疾患治療研究
育成医療
更生医療
重症心身障害児（者）措置
進行性筋萎縮症児（者）措置
　など

(4) 地域における保健医療福祉の充実・連携 ― 難病特別対策推進事業
難病相談・支援センター事業
特定疾患医療従事者研修事業
難病情報センター事業

(5) QOLの向上を目指した福祉施策の推進 ― 難病患者等居宅生活支援事業

厚生労働統計協会「国民衛生の動向　2012/2013」2012．p.160

● 難治性疾患克服研究事業

概要・理念　　**難治性疾患克服研究事業**は、調査研究の推進を目的に、1972（昭和47）年度に、スモン、ベーチェット病など8疾患の研究班でスタートした。これまでの成果として、特定疾患の患者数、性別、好発年齢、地域の偏りなどの実態の解明、診断基準の確立、病態の解明、治療法の進歩などの点を挙げることができる。

　　2012（平成24）年4月現在、「難治性疾患克服研究事業」の臨床調査研究分野（いわゆる難病と言われる部分）の対象疾患は130疾患である。

Chapter Ⅲ 公衆衛生看護学各論

● 特定疾患の専門医療施設

厚生労働省では、旧国立病院・療養所を中心に医療施設の整備を図ってきている。

「国立精神・神経医療研究センター」においても精神、神経・筋疾患に関する基礎・臨床の総合的研究が進められている。

● 特定疾患治療研究事業：医療費の助成

概要・理念　医療費の補助は、特定疾患治療研究費、小児慢性特定疾患治療研究費、自立支援医療費(更生医療費・育成医療費)などの名目により行われている。わが国の難病対策費の中で最も大きいのは医療費の自己負担の軽減であり、国と都道府県が行っている。

特定疾患治療研究事業では、「難治性疾患克服研究事業(臨床調査研究分野)」の対象疾患のうち、診療技術が一応確立し、かつ難治度、重症度が高く、患者数が比較的少ないため公費負担の方法により受療を促進しないと原因の究明や治療方法の開発等に困難をきたすおそれのある疾患を「特定疾患治療研究の対象疾患」として選定し、治療方法の開発とともに、医療費の自己負担の軽減を図っている。

2012(平成 24)年 4 月現在の対象疾患は 56 疾患である。

手続　医療費の公費負担を受けるには、「特定疾患医療受給者証」の交付および重症患者認定の申請を保健所(地域により市区町村)に行い、都道府県特定疾患対策協議会の審査を受ける。受給者証の有効期限は、毎年 10 月 1 日から翌年 9 月末日までであり、毎年更新が必要である。

2003(平成 15)年 10 月の制度改正により、治療の結果、症状が改善し、経過観察など一定の通院管理の下で、著しい制限を受けることなく就労を含む日常生活を営むことができると判断された者は「軽快者」として医療費の公費負担対象外となった。軽快者には「特定疾患登録者証」が交付され、支援サービスのみ利用することができる。

2009(平成 21)年 5 月から特定疾患医療受給者の医療保険の高額医療費について、自己負担が免除される低所得者を除いて、所得に応じて段階的に負担限度額を設定するなどの変更がなされた。重症患者については、引き続き全額公費負担である。

● 難病特別対策推進事業

目的　長期療養を要する難病療養者の療養生活を地域において支援する対策として、難病対策見直し後に整備され、1998(平成 10)年度「難病特別対策推進事業」として創設された。

概要・理念　「難治性疾患克服研究事業（特定疾患調査研究分野）」の対象疾患患者に対し行われる事業で、地域における受入れ病院の確保、在宅療養上の適切な支援により安定した療養生活の確保とQOLの向上を目的とする。

おもに都道府県が実施主体で、次のような事業が、地域の実情に応じて実施されている。

(1)重症難病患者入院施設確保事業▶入院治療が必要となった重症難病患者に適切な入院施設が確保できるよう、地域の医療機関の連携による医療体制整備を目的とする。都道府県に難病医療連絡協議会を設置し、難病医療専門員（保健師・看護師など）を配置し、難病医療の確保に関する連絡調整や患者相談などを行うものである。

(2)難病患者地域支援対策推進事業▶支援を要する在宅患者の実態に応じた支援を行うために、保健所を中心に地域の医療機関、市町村福祉部門などの関係機関と連携し、総合的な支援をするための事業である。在宅療養支援計画策定・評価事業、訪問相談事業、医療相談事業、訪問指導（診療）事業を実施している。

(3)神経難病患者在宅医療支援事業（平成13年度から）▶都道府県が担当医の要請に応じて在宅医療支援チームを派遣している。

(4)難病患者認定適正化事業（平成13年度から）▶難病患者の動向を把握し、都道府県ごとに情報を一元管理するシステムを導入している。

(5)難病相談・支援センター事業（平成15年度から）

💡**Motto!**　以上の他に、厚生労働省は、1995（平成7）年度から保健師等を対象とした「特定疾患医療従事者研修事業」を実施している。

◎難病患者等居宅生活支援事業

特定疾患患者も身体障害者福祉施策の対象となるという観点から、1997（平成9）年1月から「難病患者等居宅生活支援事業」として、市町村では、難病患者等を対象にしたホームヘルプサービス、短期入所（ショートステイ）、日常生活用具給付を実施している。

都道府県・指定都市では難病患者等ホームヘルパー養成研修事業を行っている。

◎難病相談・支援センター

2003（平成15）年度に開始された事業で、都道府県単位で設置され、保健師などの専門の相談員を置き、地域で生活する難病患者・家族などの日常生活における相談支援、地域交流活動の促進と就労

支援などを行う拠点となる。

ココミル 難病特別対策推進事業(p.170)

難病情報センター

1997(平成9)年3月より、「難治性疾患克服研究事業」の成果、専門医療機関の所在、公的サービスなどの特定疾患に関する各種情報を収集・整理し、患者・関係者に対してインターネット上で情報提供を行っている。

各種制度・サービス概要には、就労支援、福祉機器支援、災害時支援などの関連情報が掲載されている。

Chapter III 公衆衛生看護学各論

5. 障害者(児)保健活動

Check Words!!

■ 障害者(児)保健の理念
障害者(児)対策
障害者基本法(1993(平成5)年、2011
(平成23)年改正)

■ 障害者(児)保健福祉施策
施策の推進
社会福祉基礎構造改革・支援費制度
新障害者基本計画
障害者自立支援法(2005年10月制定)
障害者総合支援法(2012年6月制定、
2013年4月施行)

■ 障害者(児)の自立
障害者(児)

身体障害
知的障害
重症心身障害
障害児施設・事業の一元化
障害児通所支援
障害児入所支援

■ 障害者(児)の相談支援体制
障害者の相談支援
自立支援協議会
身体障害者手帳
療育手帳
バリアフリー
ユニバーサルデザイン

障害者(児)保健の理念

障害者(児)対策

施策の端緒　障害者を人格主体として認め、人権思想に基づいて障害者対策が実施され始めたのは第2次世界大戦以降のことである。1945年に制定された「日本国憲法」や、1948年の国連の「世界人権宣言」において生存権思想が盛り込まれ、それに基づいて障害者に関する法律や施策が徐々に発展した。

法的基盤　法的基盤として、**児童福祉法**(1922)、**身体障害者福祉法**(1949)、**精神衛生法**(1950)、**精神薄弱者福祉法**(1960)、**心身障害者対策基本法**(1970)等が制定され、何度かの改正を経て今日に至っている。

現行の障害者に関連する法律は、**障害者基本法**(心身障害者対策基本法改め)**児童福祉法、身体障害者福祉法、知的障害者福祉法**(精神薄弱者福祉法改め)、**精神保健及び精神障害者福祉に関する法律**(精神衛生法→精神保健法改め)、**発達障害者支援法**(2004)、**障害者自立支援法**(2005)、**障害者虐待防止法**(2011)、**障害者総合支援法**(2012)等である。

具体的取組み　障害者施策推進の具体的な取組みとして、①**国連の「障害者の権利宣言(1975)」、「国際障害者年行動計画(1979)」、「国際障害者年(1981)」**の活動を受けて、「**障害者対策に関する長期計画(1982)**」を策定、②10年間の活動評価に基づく「**障害者対策に関する新長期計画(1993)**」の策定、③新長期計画の具体化を目的とした「**障害者プラン～ノーマライゼーション7か年戦略**(1995)」の策定、④新長期計画の2012年までの後継施策「**新障害者基本計画**」と前期5年間に重点的に実施する施策と達成目標を定めた「**重点施策実施5か年計画(新障害者プラン)**(2003)」の策定、などがある。

障害者基本法(1993(平成5)年、2011(平成23)年改正)

法の概要　1970年に制定された「心身障害者対策基本法」を改正したもので、目的、施策の基本理念(完全参加と平等)、国・地方自治体の責務と障害者基本計画の策定義務などを規定し、障害者の定義についても改正した。

目　的　目的(第1条)▶「この法律は、障害者の自立及び社会参加の支援等のための施策に関し、基本的理念を定め、国・地方公共団体等の責務を明らかにするとともに、障害者の自立及び社会参加の支援等のための施策を総合的・計画的に推進し、障害者の福祉を増進するこ

基本的施策　法制定時の基本的施策としては、障害の予防に関する施策、障害の福祉に関する施策が挙げられていたが、2011（平成23）年には、法律の目的規定や障害者の定義の見直し、差別禁止に関する規定の新設等の改定が行われた。

障害の予防に関する施策：①障害の予防に関する調査研究、②予防に関する知識の普及、③母子保健対策の強化、④原因疾患の早期発見と治療、⑤障害の原因となる難病等の調査研究。

障害の福祉に関する施策：①障害予防や保健医療介護、②教育、③職業相談や雇用の促進、④住宅の確保、⑤公共的施設および情報の利用におけるバリアフリー化、⑥経済的負担の軽減、文化諸条件の整備など。

障害者（児）保健福祉施策

● 施策の推進

施策の推進に当たっては、**社会福祉法**、**児童福祉法**、**老人保健法**、**介護保険法**、**母子保健法**、**教育基本法**、**職業安定法**、**生活保護法**、様々な年金に関する法律など障害者に関係する各種の法制度との関連をみながら充実を図っている。

● 社会福祉基礎構造改革・支援費制度

社会福祉基礎構造改革▶わが国の障害者福祉は、長期計画に沿ってノーマライゼーションとリハビリテーションの理念のもとに推進されることになったが、社会福祉の基礎構造ともいえる社会福祉事業の枠組みは戦後50年変更されていなかった。

1997（平成9）年、社会福祉事業等の在り方に関する検討会が行われ、社会福祉事業、社会福祉法人、措置制度など基盤となる制度の見直しが行われ、1998年「社会福祉基礎構造改革について（中間まとめ）」が発表された。2000年6月、中間報告の主旨を受けて社会福祉事業法（社会福祉法に改め）、身体障害者福祉法、知的障害者福祉法等が改正され、日本の社会福祉の基本的枠組みは大きく転換した。

支援費制度▶身体障害者福祉法、知的障害者福祉法、児童福祉法の改正により法定化された制度で、従来の「措置制度」から、障害者の自己決定を重視し、障害者がサービスを選択し、利用者と提供者が

対等な立場に立ち、契約に基づきサービスを利用する制度であり、2003(平成15)年4月より実施された。しかし本制度は、①精神障害者を対象にしていなかったこと、②入所施設から地域への移行支援や一般就労への移行支援が進まなかったこと、③制度の財政的な基盤がぜい弱であったこと等を背景に見直され、2005(平成17)年10月、「障害者自立支援法」の成立により廃止された。

新障害者基本計画

計画の意図　新長期計画の後継施策として2003年から2012年までの障害者施策の方向性を示す計画として2002年12月に策定され、これをもとに前期5年間に重点的に実施する施策と達成目標を定めた「重点施策実施5か年計画(新障害者プラン)(2003)」が策定されている。

目　標　「リハビリテーション」と「ノーマライゼーション」の理念を継承し、障害の有無にかかわらず、国民の誰もが相互に人格と個性を尊重し支え合う「共生社会」の実現を目指している。

基本的方針　施策推進の基本的方針として、①社会のバリアフリー化、②利用者本位の支援、③障害の特性を踏まえた施策の展開、④総合的かつ効果的な施策の推進の4つを挙げている。

重点課題　重点課題として、①活動し参加する力の向上、②活動し参加する基盤の整備、③精神障害者施策の総合的な取組み、④アジア太平洋地域における地域内協力の強化を挙げている。

分野別施策　分野別施策としては、①啓発・広報、②生活支援、③生活環境、④教育・育成、⑤雇用・就業、⑥保健・医療、⑦情報・コミュニケーション、⑧国際協力の8分野について示している。

障害者自立支援法(2005年10月制定)

目　的　障害者自立支援法は、市町村を提供主体とした各障害(身体障害・知的障害・精神障害)のサービスの一元化と支給決定手続きの明確化(ケアマネジメントの導入)、利用者の原則一部負担の導入、雇用の促進などを盛り込んだ内容で、障害者対策を抜本的に改めたものである。

法制定の目的は、支援費制度の施行後に生じた課題を是正し目標とする総合的な障害者対策を推進することである。

支援費制度の課題▶支援費制度の施行後の課題として、①新たな利用者が急増し、サービス費用も増大。現状のままでは制度の維持が困難、②全国共通の利用のルールがないこと、地域のサービス提供

体制が異なること、市町村の財政力格差などによる大きな地域格差、③障害種別ごとの大きなサービス格差や制度的な様々な不整合。精神障害者は支援費制度の対象外、④働く意欲のある障害者が必ずしも働けていないなどが挙げられており、支援費制度を廃止し、「障害者自立支援法」を制定するに至り2006(平成18)年10月に全面的に施行された。

制度改正のポイント ▶ 改正のポイントは、①障害の種別にかかわらずサービス利用の仕組みを一元化し、施設・事業を再編、②身近な市町村の責任による一元的なサービス提供、③利用者もサービスの利用量と所得に応じた負担を行うとともに、国と地方自治体が責任をもって費用負担を行う(財源を確保し、必要なサービスを計画的に充実)、④支給決定の仕組みや基準の透明化、⑤就労支援の強化などである。「自立支援給付の体系」と「サービスの構成」を図9、10に示す。

図9 福祉サービスに係る自立支援給付の体系

〈旧サービス〉	〈新サービス〉		
居宅サービス	ホームヘルプ(身体・知的・児童・精神)	ホームヘルプ(居宅介護)	第5条 第2項
	デイサービス(身体・知的・児童・精神)	重度訪問介護	第5条 第3項
	ショートステイ(身体・知的・児童・精神)	行動援護	第5条 第4項
	グループホーム(知的・精神)	療養介護	第5条 第5項
		生活介護	第5条 第6項
施設サービス	重症心身障害児施設(児童)	児童デイサービス	第5条 第7項
	療護施設(身体)	ショートステイ(短期入所)	第5条 第8項
	更生施設(身体・知的)	重度障害者等包括支援	第5条 第9項
	授産施設(身体・知的・精神)	ケアホーム(共同生活介護)	第5条 第10項
	福祉工場(身体・知的・精神)	障害者支援施設での夜間ケア等(施設入所支援)	第5条 第11項
	通勤寮(知的)	自立訓練	第5条 第13項
	福祉ホーム(身体・知的・精神)	就労移行支援	第5条 第14項
	生活訓練施設(精神)	就労継続支援	第5条 第15項
		グループホーム(共同生活援助)	第5条 第16項

介護給付：第5条 第2項〜第11項
訓練等給付：第5条 第13項〜第16項

注 この他、地域生活支援事業として移動支援、地域活動支援センター、福祉ホーム等を制度化(第28条第2項)

厚生統計協会「国民の福祉の動向2009」2009. p.84

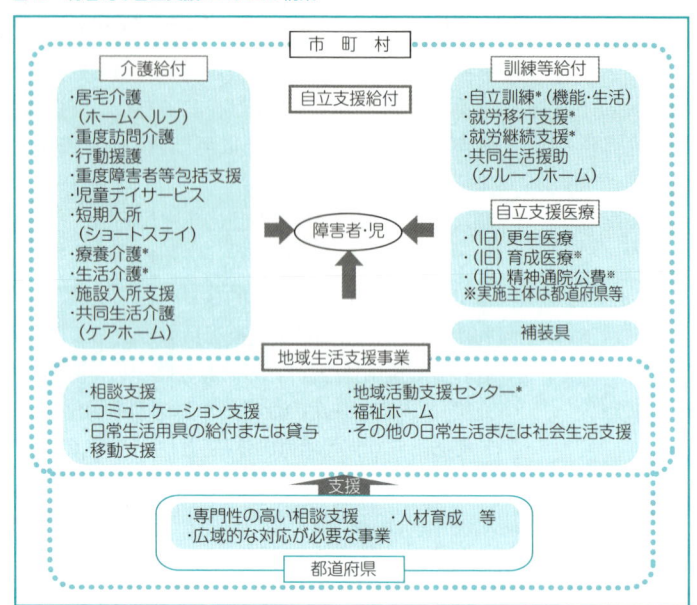

図10　総合的な自立支援システムの構築

```
                         市　町　村
       ┌─────────────────┬─────────────────┐
       │    介護給付     │ 自立支援給付    │    訓練等給付   │
       │・居宅介護       │                 │・自立訓練*(機能・生活)│
       │ (ホームヘルプ)  │                 │・就労移行支援*  │
       │・重度訪問介護   │                 │・就労継続支援*  │
       │・行動援護       │                 │・共同生活援助   │
       │・重度障害者等包括支援│            │ (グループホーム)│
       │・児童デイサービス│                │─────────────│
       │・短期入所       │   →障害者・児← │    自立支援医療 │
       │ (ショートステイ)│       ↑        │・(旧)更生医療   │
       │・療養介護*      │                 │・(旧)育成医療*  │
       │・生活介護*      │                 │・(旧)精神通院公費*│
       │・施設入所支援   │                 │※実施主体は都道府県等│
       │・共同生活介護   │                 │                 │
       │ (ケアホーム)    │                 │       補装具    │
       └─────────────────┴─────────────────┘
                       地域生活支援事業
       ・相談支援              ・地域活動支援センター*
       ・コミュニケーション支援  ・福祉ホーム
       ・日常生活用具の給付または貸与 ・その他の日常生活または社会生活支援
       ・移動支援
                           支援
       ・専門性の高い相談支援  ・人材育成　等
       ・広域的な対応が必要な事業
                         都道府県
```

＊「日常生活の場」で提供されるサービス
厚生労働統計協会「国民の福祉と介護の動向 2012/2013」, 2012. p.106 より改変

障害者自立支援法改正の経緯▶障害者自立支援法は、制定時の附則に、法施行後3年の見直し規定があるため、「社会保障審議会障害者部会」による見直しが行われ、その結果に基づいて政府・国会などで審議が重ねられた。

　2009年(平成21)年9月、連立政権下において、"障害者自立支援法を廃止し、制度の谷間がなく、利用者の応能負担を基本とする障がい者総合福祉法(仮称)を制定する"ことが合意された。同年12月、「障害者の権利に関する条約(仮称)」の成立に必要な国内法整備等の改革を推進する目的で、「障がい者制度改革推進本部」を設置し、制度改革の具体的検討に入った。

　2010(平成22)年12月、障害者自立支援法の一部改正法である「障害者制度改革推進本部等における検討を踏まえて障害者保健福祉施策を見直すまでの間において障害者等の地域生活を支援するための関係法律の整備に関する法律(つなぎ法)」が議員立法で成立した。

　2012(平成24)年6月、「障害者制度改革推進本部」等における検討を踏まえて「障害者の日常生活及び社会生活を総合的に支援するための法律(障害者総合支援法)」が成立した。

◯ 障害者総合支援法(2012年6月制定、2013年4月施行)

制定の趣旨　障がい者制度改革推進本部等における検討を踏まえて、地域社会における共生の実現に向けて、障害福祉サービスの充実等障害者の日常生活および社会生活を総合的に支援するため、新たな障害保健福祉施策を講ずる。

基本理念　法に基づく日常生活・社会生活の支援が、共生社会を実現するため、社会参加の機会の確保および地域社会における共生、社会的障壁の除去に資するよう、総合的・計画的に行われることを基本理念とする。

おもな改正点　①障害者(児)の範囲：「制度の谷間」を埋めるため、障害者の範囲に"難病等"を加える。
②障害支援区分の創設：これまでの使用してきた「障害程度区分」について、障害の多様な特性その他の心身の状態に応じて必要とされる標準的な度合いを総合的に示す「障害支援区分」に改める。
③障害者に対する支援：重度訪問介護の対象拡大／共同生活介護(ケアホーム)の、共同生活援助(グループホームへの一元化／地域移行支援の対象拡大／地域生活支援事業の追加(研修・啓発事業、意思疎通支援者養成等)

■ 障害者(児)の自立

◯ 障害者(児)

定　義　「障害者」とは、身体障害、知的障害または精神障害があるため、継続的に日常生活または社会生活に相当な制限を受ける者をいう(障害者基本法第2条)。「障害児」とは18歳未満の者をいう(児童＝児童福祉法第4条)。

◯ 身体障害

定　義　身体障害者とは、身体上の障害がある18歳以上の者であって、都道府県知事から身体障害者手帳の交付を受けたものをいう(身体障害者福祉法第4条)。18歳未満は児童福祉法の対象である。

分　類　**障害の程度**：1～7級までに区分されている。
　　身体障害の分類：①視覚障害、聴覚・平衡障害、②音声・言語・咀嚼機能障害、③肢体不自由、④内部障害(心臓・腎臓・呼吸器障害等)、⑤政令で定める障害(膀胱・直腸機能障害、小腸の機能障害、ヒト免疫不全ウイルスによる免疫の機能の障害)

知的障害

定義　知的障害の定義は、知的障害者福祉法には明確に記されていない。法制定以来、法的な定義はないが、2000(平成12)年の知的障害児(者)基礎調査においては「知的機能の障害が発達期(おおむね18歳まで)にあらわれ、日常生活に支障が生じているため、何らかの特別の援助を必要とする状態にあるもの」と定義されている。

重症心身障害

定義　重症心身障害が法律上に位置づけられたのは、1967(昭和42)年の児童福祉法の一部改正により、児童福祉施設の一つとして重症心身障害児施設が加えられたことによる。児童福祉法第43条の4「重症心身障害児施設」に「重度の知的障害及び重度の肢体不自由が重複している児童」と入所対象となる児童について示しており、これが定義として用いられている。したがって、単独に身体障害または知的障害がある場合はこの定義から除かれる。

在宅支援サービス▶重症心身障害児に対する施策は、当初は療育施設入所型であったが、昭和50年代に入って養護学校の義務化などと相俟って在宅支援サービスがスタートした。おもな在宅支援サービスとして、重症心身障害者医療費助成、重症心身障害児通園事業、障害児地域療育等支援事業、障害児保育対策事業、訪問看護、税制面の優遇措置などがある。

障害児施設・事業の一元化

概要　障害児施設は、これまで肢体不自由児通園施設、知的障害児通園施設、難聴幼児通園施設の**通所サービス**と肢体不自由児通園施設、知的障害児通園施設、重症心身障害児等の**入所サービス**に大きく分かれていたが、2010(平成22)年12月の児童福祉法改正により、障害児の支援強化を図ることを目的に、障害別の施設体系から通所・入所の利用形態に一元化された。

2012(平成24)年度からは、それぞれ「障害児通所支援」と「障害児入所支援」として実施されている(図11)。また、児童発達支援センター(障害児通所支援)と障害児入所施設(障害児入所支援)が障害児福祉施設に位置付けられた(児童福祉法第7条)。

障害児通所支援(児童福祉法第6条の2)

「障害児通所支援」とは、児童発達支援、医療型児童発達支援、放課後等デイサービス、保育所等訪問支援の4種をいい、障害児通所

図11 障害児施設・事業の一元化

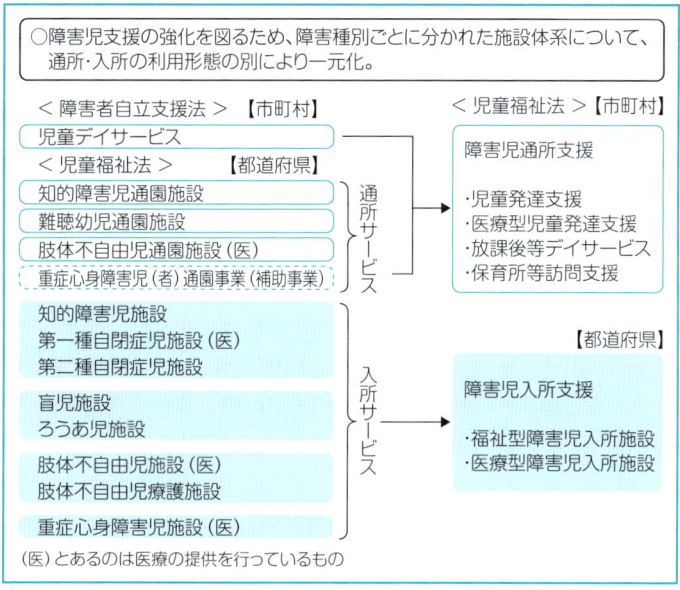

○障害児支援の強化を図るため、障害種別ごとに分かれた施設体系について、通所・入所の利用形態の別により一元化。

＜障害者自立支援法＞【市町村】
- 児童デイサービス

＜児童福祉法＞【都道府県】
- 知的障害児通園施設
- 難聴幼児通園施設
- 肢体不自由児通園施設（医）
- 重症心身障害児（者）通園事業（補助事業）

通所サービス →

＜児童福祉法＞【市町村】
障害児通所支援
・児童発達支援
・医療型児童発達支援
・放課後等デイサービス
・保育所等訪問支援

- 知的障害児施設
- 第一種自閉症児施設（医）
- 第二種自閉症児施設
- 盲児施設
- ろうあ児施設
- 肢体不自由児施設（医）
- 肢体不自由児療護施設
- 重症心身障害児施設（医）

入所サービス →

【都道府県】
障害児入所支援
・福祉型障害児入所施設
・医療型障害児入所施設

（医）とあるのは医療の提供を行っているもの

厚生労働統計協会「国民の福祉と介護の動向2012/2013」, 2012. p.130

支援事業とは、障害児通所支援を行う事業をいう。
(1)児童発達支援▶障害児を、児童発達支援センターその他の厚生省令で定める施設に通わせ、日常生活における基本的な動作の指導、知識技能の付与、集団生活への適応訓練等を行う。
(2)医療型児童発達支援▶上下肢または体幹の機能障害（以下、肢体不自由）のある児童を、医療型児童発達支援センター、独立行政法人国立病院機構、独立行政法人国立精神・神経医療センターの設置する医療機関で、厚生労働大臣が指定した機関（以下、指定医療機関）に通わせ、児童発達支援や治療を行う。
(3)放課後等デイサービス▶学校教育法第1条に規定する学校（幼稚園・大学を除く）に修学している障害児を、授業の終了後および休業日に児童発達支援センターやその他の厚生省令で定める施設に通わせ、生活能力向上のために必要な訓練、社会との交流の促進等の支援を行う。
(4)保育所等訪問支援▶保育所や児童が集団生活を営む施設として厚生省令で定めるものに通う障害児が、当該施設を訪問し、当該施設における障害児以外の児童との集団生活への適応のための専門的な支援等を行う。

障害児入所支援(児童福祉法第7条の2)

「障害児入所支援」とは、①障害児入所施設に入所し、または指定医療機関に入院する障害児に対して行われる保護、日常生活の指導、知識技能の付与、②障害児入所施設に入所し、または指定医療機関に入院する障害児のうち**知的障害のある児童**または重度の知的障害および重度の肢体不自由が重複している児童(**重症心身障害児**)に対し行われる治療をいう。

「障害児福祉施設」は、目的別に①福祉型障害児入所施設、②医療型障害児入所施設に区分されている(児童福祉法第42条)。

(1) 福祉型障害児入所施設 ▶ 保護、日常生活の指導および独立生活に必要な知識技能の付与。

(2) 医療型障害児入所施設 ▶ 保護、日常生活の指導および独立生活に必要な知識技能の付与、治療。

障害者(児)の相談支援体制

障害者の相談支援

障害者や障害児の家族の一般的相談支援は、障害者自立支援法により、障害種別に関わらず「障害者相談支援事業」として市町村に一元化された。

2012(平成24)年度からは、相談支援の強化策として、市町村に「基幹相談支援センター」を設置すること、「地域移行支援・地域定着支援」の個別給付化、サービス等利用計画作成の大幅な拡大がなされている。

都道府県は、市町村を支援するため、「発達障害者支援センター」や「高次脳機能障害支援拠点」の設置、精神保健福祉センター等による専門的支援、相談支援従事者研修等による人材育成を行っている。

自立支援協議会

法的根拠　自立支援協議会は、自治体における相談支援体制の整備をはじめ、地域の支援システムを強化するため、関係者が協議する場として設置運営されてきたが、2010(平成22)年、障害者自立支援法の改正により法的に位置づけられた。

市町村および都道府県の役割 ▶ 「市町村自立支援協議会」は、相談支援体制の整備、地域の支援システムを強化するために関係者が協議する場として設置・運営し、「都道府県自立支援協議会」は、都道府

県全体の支援システムづくりに主導的役割を担う立場から設置・運営することが定められている。

● 身体障害者手帳（身体障害者福祉法第15条）

身体障害者福祉法に規定されている援護を受けるためには、身体障害者手帳の交付を受けることが必要である。手帳の交付を受けるには、都道府県知事の定める医師の意見書を添えて居住地の福祉事務所（郡部の地域では町村役場を経由）を経て都道府県知事に交付申請を行う。ただし、本人が15歳に満たない場合は、その保護者が代わって申請を行う。

● 療育手帳

療育手帳については法的に規定されていないが、1973（昭和48）年の旧厚生省事務次官通知「療育手帳制度について」に基づいて、各都道府県知事（政令指定市長）が知的障害と判定した者に発行している。判定は、18歳未満は児童相談所、18歳以上は知的障害者更生相談所が行う。

● バリアフリー

定　義　バリアとは、障害者の行動の妨げになる障壁のことをさし、住宅、公共施設、交通機関などの物理的障壁と、障害者を弱者とか庇護されるべき存在であると特別視する心理的障壁が含まれる。これらの障壁を取り去った生活空間をバリアフリーという。もともとは段差解消などハード面（施設）の色彩が強いが、障害者の社会参加を困難にする障壁を除去（ソフト面の思いやり、気持ち）することも重要である。

関係法令　制度的には、ハートビル法（高齢者・身体障害者等が円滑に利用できる特定建造物の建築の促進に関する法律 1994）、交通バリアフリー法（高齢者・身体障害者等の公共交通機関を利用した移動の円滑化の促進に関する法律 2000）、福祉のまちづくり条例などがある。

● ユニバーサルデザイン

障害者基本計画の課題の一つとしてユニバーサルデザインが挙げられている。これは、バリアへの対応だけでは障害をもつ人を「特別な人」と捉える意識が払拭できないこと、恩恵を受ける人が限られることなどから、より多くの人が使いやすい製品や建物をはじめからデザインすることにより、障害の有無や年齢、性別、国籍、人種などを問わず、人々が気持ちよく使えるように都市や生活環境を設計する考え方である。

Chapter Ⅲ 公衆衛生看護学各論

6. 精神保健活動

Check Words!!

■■ 地域精神保健に関連する施策
- 精神病者監護法・精神病院法・精神衛生法
- 精神保健法から精神保健福祉法へ
- 精神疾患

■■ 精神障害者の医療
- 入院医療
- 自立支援医療費制度（旧精神障害者通院医療費助成制度）

■■ 地域精神保健福祉対策を担う機関
- 保健所
- 精神保健福祉センター
- 市町村

■■ 地域精神保健に関連する制度
- 精神障害者保健福祉手帳（精神障害者手帳）
- 精神障害者社会復帰施設
- 訓練等給付
- 精神障害者居宅生活支援事業
- 居宅生活支援に係る介護給付
- 地域生活支援事業
- 地域活動支援センター

■■ 注目される健康問題
- 嗜癖・依存症（アディクション）
- うつ・うつ病
- ひきこもり

地域精神保健に関連する施策

◯ 精神病者監護法・精神病院法・精神衛生法

歴史・変遷　わが国の精神障害者に関する最初の法律は、1900(明治33)年に制定された「**精神病者監護法**」である。目的は、精神病者の治療・看護というよりも社会の治安を守るため、保護者に患者を私宅監禁させるものであり、人権という面で問題が多かった。

1919(大正8)年、**精神病院法**が制定され、公的責任での病院設置、精神障害者の医療保護・予防対策などが推進されることになった。

1950(昭和25)年、欧米の精神衛生に関する知見が導入され、適切な医療、保護の確保、発生予防を目的とする**精神衛生法**が制定された。都道府県に精神病院設置の義務づけ、私宅監置の廃止、精神衛生鑑定医制度、精神衛生相談所の設置などが規定された。このような中で精神病床数は年々増床がみられ、長期入院の増加、入院医療中心の傾向が続いた。

1964(昭和39)年、入院治療歴のある少年が駐日アメリカ大使を刺傷する**ライシャワー事件**が起こり、不十分な在宅医療体制が社会問題となり、1965(昭和40)年、精神衛生法の一部改正が行われた。この改正では、保健所を地域精神保健活動の第一線機関として位置づけ、その技術指導機関として**精神衛生センター**の設置、在宅患者の医療を確保するための**通院医療費公費負担制度**などが規定された。さらに社会復帰制度・施設の整備などが進み、作業療法・デイケアの診療報酬上の点数化、回復者社会復帰施設・デイケア施設・社会生活適応施設の施策化、通院患者リハビリテーション事業の点数化などが年々推進された。

◯ 精神保健法から精神保健福祉法へ

歴史・変遷　1984(昭和59)年、看護者が入院患者に暴行を加え死亡させた「宇都宮事件」などを契機に、人権擁護や適正医療をさらに推進する目的で制度が見直され、1987(昭和62)年、精神衛生法は**精神保健法**に改称された。

1993(平成5)年、**障害者基本法**が成立し、障害者の概念に精神障害者が位置づけられ、福祉施策としてグループホームや**精神障害者社会復帰促進センター**が設置された。

1995(平成7)年、精神保健法は、精神障害者の福祉施策を盛り込んだ「精神保健及び精神障害者福祉に関する法律(以下**精神保健福祉**

法)」に改正された。**精神障害者保健福祉手帳制度、精神障害者社会復帰施設**(生活訓練施設・授産施設・福祉ホーム・福祉工場)の4類型の法的な位置づけ、通院患者リハビリテーション事業の法定化、市町村の役割の明示、医療費の保険優先化などが規定された。

1997(平成9)年、社会復帰を推進する人材の養成・確保を目的に**精神保健福祉士法**が制定され、精神保健福祉士が国家資格化された。

1999(平成11)年度には、精神障害者地域生活支援センターが法定化され、さらに、2002(平成14)年には、市町村を実施主体としてホームヘルプサービスなどの在宅福祉サービスが法定化された。

2005(平成17)年11月、**障害者自立支援法**が制定され、障害の種別(身体障害、知的障害、精神障害)にかかわらずサービスを利用できることになるとともに、市町村が責任をもって一元的にサービスを提供するなどの枠組みが規定された。これまで精神保健福祉法に規定されていた「精神障害者通院医療費助成制度」は、本法律による自立支援医療の中の精神通院医療に規定された。

ココミル🆑 障害者(児)保健活動(障害者自立支援法)(p.176)

精神疾患

分類

精神疾患の定義や診断基準は、国によって、診断する医師によって異なり統一されていない。代表的な分類法であるWHOの国際疾患分類(IDC-10)では、認知症などの器質性精神障害、アルコール・薬物等精神作用物質使用による精神および行動の障害、統合失調症、双極性感情障害(躁うつ病)やうつ病などの気分障害、神経症性障害、行動症候群、人格および行動の障害などに分類されている。

わが国では、社会の高度化・複雑化を背景に生活上のストレスが増大し、統合失調症などの精神疾患以外に、うつ病、社会的ひきこもり、心的外傷後ストレス障害(PTSD)、アルコールや薬物等の嗜癖・依存症(アディクション)、摂食障害などが注目されている。

精神障害者の医療

入院医療

定義

精神保健福祉法に基づく入院医療は、①任意入院、②医療保護入院、③応急入院、④措置入院、⑤緊急措置入院の5つの形態がある。①～③は入院の権限が精神病院の管理者にあるのに対し、④と⑤は都道府県知事にあり、入院形態により入退院の条件がそれぞれに異

なっている。最近の入院形態別の動向をみると、任意入院が約6割を占めているが、任意入院比率は徐々に低下し、医療保護入院比率が上昇傾向にある。

任意入院(法22条の3) ▶ 本人の同意に基づく入院で、人権擁護と円滑かつ効果的な医療の面から、原則的な入院形態とされている。入院継続が必要な患者が退院請求をしたとき、精神保健指定医が認めた場合には、退院を72時間以内で制限できる(精神保健福祉法第22条の4項の3)。

医療保護入院(法33条) ▶ 精神保健指定医の診察の結果、精神障害者と診断され、入院の必要があると認められた者で、保護者(配偶者、親権者、家庭裁判所で選任を受けた者)の同意がある場合に、精神病院の管理者が本人の同意がなくても入院させることができる制度で、期間は4週間以内とされている。

応急入院(法第33条の4) ▶ 精神保健指定医が診察の結果、直ちに入院させなければ患者の医療および保護を図るうえで著しい障害があると認めた場合に、本人および保護者の同意なしに応急入院指定病院へ入院させることができる。入院期間は72時間以内と限られている。

措置入院(法第29条) ▶ 2名以上の精神保健指定医が診察の結果、入院させなければ自身を傷つけまたは他人に害を及ぼすおそれ(自傷他害のおそれ)があると認めた場合、都道府県知事等の権限により、本人および保護者の同意なしに国または都道府県立病院または指定病院へ入院させる制度である。指定医の診察は、一般人からの申請、警察官の通報、病院管理者からの届出などによる。入院治療費は全額公費負担となる。

緊急措置入院(法第29条の2) ▶ 緊急を要し措置入院の形態がとれない場合の入院である。1名以上の精神保健指定医が、すぐに入院させなければ患者に自傷他害のおそれがあると認めた場合、都道府県知事等の権限により、国または都道府県立病院または指定病院へ入院させることができる。入院期間は72時間に限られている。入院による治療費は全額公費負担となる。

自立支援医療費制度（旧精神障害者通院医療費助成制度）

概要・理念　精神障害で通院医療を受けている人に対する医療費の助成制度である。

これまで精神保健福祉法に規定されていたが、2006（平成18）年4月に施行された障害者自立支援法において、自立支援医療のなかの精神通院医療（障害者自立支援法58条：自立支援医療費）と規定された。入院期間の短縮化等により、受給者は年々増加している。

自己負担は原則1割であるが、所得や疾患の種類に応じて上限額を設定している。有効期限は1年である。

地域精神保健福祉対策を担う機関

精神保健福祉対策は、精神障害者の自立や社会復帰を目指して、病院から地域生活へとその中心を移してきている。活動を担う行政機関として、保健所、精神保健福祉センター、市町村などがある。

保健所

概要・理念　保健所は、地域における精神保健福祉活動の中心的な行政機関であり、精神科嘱託医を含む医師、精神保健福祉相談員、保健師などが活動している。

おもな業務としては、①管内の精神保健福祉に関する実態把握、②精神保健福祉相談、③訪問指導、④患者家族会等の活動に対する援助・指導、⑤教育・広報活動と協力組織の育成、⑥関係諸機関との連携活動、⑦医療・保健に関する事務などがあり、その他具体的な事業として、デイケア、社会復帰相談、老人精神保健相談、性に関する心の悩み相談などを行っている。

💡Motto!　近年、児童・思春期の心の問題やひきこもり、自殺死亡等が社会問題化しており、医療機関や民間団体等と密接な連携を図りながら、こころの健康づくりや自殺対策などを重点施策として推進している。

地域生活支援センター▶保健所が担ってきた社会復帰施設や地域生活援助事業、社会復帰適応訓練事業の利用についての相談・助言は、1999（平成11）年に法定化された地域生活支援センターに委託が可能となった2002（平成14）年には、地域で生活する精神障害者を身近な地域で支援する観点から、市町村での支援施策が実施されるようになったことから、保健所は、これらの機関が円滑に事業が実施できるよう専門性や広域性が必要な事項を担うことが期待されている。

精神保健福祉センター

精神保健福祉センターは、都道府県や指定都市が設置する機関であり、保健所や精神保健関係諸機関に対して、精神保健福祉活動を技術面から指導・援助する機関であり、精神科医をはじめ精神科ソーシャルワーカー、臨床心理技術者、保健師等の専門技術職員が配置されている。

おもな業務には、①保健所および精神保健関係諸機関に対する技術指導と技術援助、②同機関の職員に対する教育研修、③精神保健に関する広報普及、④調査研究、⑤精神保健福祉相談（複雑または困難なもの）、⑥協力組織の育成、⑦精神医療審査会の審査に関する事務、⑧精神障害者通院医療費公費負担制度および精神障害者保健福祉手帳の判定、その他診療機能、デイケア、社会復帰等のリハビリテーション、アルコール問題に関する相談、「心の電話」相談、思春期精神保健に関する相談等である（精神保健福祉法第6条）。

市町村

地域で生活する精神障害者をより身近な地域できめ細かく支援していく体制を整備する観点から、2002（平成14）年度以降、市町村において、在宅の精神障害者に対する支援施策を実施することになり、他の障害者サービスや介護保険制度等との連携を図りつつ事業を推進している。2006（平成18）年4月からは、障害者自立支援法の施行に伴う新たな給付制度やサービスの定着化に向けての取組みも担っている。

地域精神保健に関連する制度

精神障害者保健福祉手帳（精神障害者手帳）

目的 1995（平成7）年に創設された制度で、精神障害があるため、長期にわたり日常生活や社会生活に制約を受ける精神障害者を対象として、社会復帰を促進し、自立と社会参加の促進を図ることを目的とする。

対象 対象は、精神障害のため長期にわたり日常生活または社会生活に制約のあることが証明された人であり、1級から3級までの3区分があり、精神疾患（機能障害）の状態と能力障害の状態の両面から総合的に判定される。

手　続　申請窓口は市町村で、2年ごとに精神障害の状態の認定を受ける(精神保健福祉法45条)。

手帳に基づく支援施策には、①通院医療費の公費負担、②各種税制の優遇措置、③生活保護の障害者加算などの申請と認定手続きの簡素化、④公共交通機関の運賃割引、携帯電話や施設利用料割引などがある。

精神障害者社会復帰施設

歴史・変遷　精神障害者社会復帰施設は、1988(昭和63)年に施行された精神保健法で初めて法定化され、1995(平成7)年に改正された精神保健福祉法においてさらに内容の充実が図られた。

当時は、精神保健福祉法に基づく精神障害者社会復帰施設として、①精神障害者生活訓練施設、②精神障害者授産施設(通所・入所・小規模通所)、③精神障害者福祉ホーム(A型・B型)、④精神障害者福祉工場、⑤精神障害者地域生活支援センター(平成14年度に追加)の5種類があった。

2006(平成18)年4月に障害者自立支援法が施行され、社会復帰施設は、福祉サービスの充実強化を図り社会復帰を支援することを目的に、2012(平成24)年3月までに同法に基づく新事業体系(訓練等給付)に順次移行した。

2012年6月、障害者自立支援法は、障害者の日常生活及び社会生活を総合的に支援するための法律(障害者総合支援法)に改正され、2013(平成25)年4月から施行されることになったが、訓練等給付に大きな変更点は示されていない。

訓練等給付(障害者総合支援法第5条)

分　類　障害者自立支援法第5条に基づく訓練等給付には、日中の活動や社会復帰を支援する①自立訓練(機能訓練・生活訓練)、②就労移行支援、③就労継続支援(A型・B型)および居住支援を目的とする共同生活援助(グループホーム)の4種類がある。

自立訓練▶障害者に対して、自立した日常生活または社会生活を営むことができるよう、身体機能または生活能力の向上のために必要な訓練その他の便宜を供与する事業である。

就労移行支援▶就労を希望する障害者に対して、一定期間(通常2年間、資格取得については3年または5年)生産活動その他の活動の機会を提供し、就労に必要な知識および能力の向上のために必要な訓

練その他の便宜を供与する事業である。

就労継続支援▶通常の事業所に雇用されることが困難な障害者に対して、就労の機会を提供するとともに、生産活動その他の活動の機会を提供することを通して、その知識および能力の向上のために必要な訓練その他の便宜を供与する事業である。A型は、企業等に就労することが困難な者で雇用契約に基づき継続的に就労することが可能な65歳未満の者、B型は、就労経験者で年齢・体力面で一般企業で就労することが困難になった者、就労移行支援を利用したことのある者等を対象とする。

共同生活援助（グループホーム）▶地域において共同生活を営むのに支障のない障害者について、主として夜間において、共同生活を営む住居において、相談その他の日常生活上の援助を行う事業である。

精神障害者居宅生活支援事業

歴史・沿革　1999（平成11）年、精神保健福祉法の一部改正により、在宅の精神障害者に対して従来から実施していた精神障害者地域生活援助事業（グループホーム）に加え、精神障害者居宅介護等事業（ホームヘルプサービス）、精神障害者短期入所事業（ショートステイ）が開始された。これらの3事業は、精神保健福祉法において精神障害者居宅生活支援事業（社会福祉法上の第2種社会福祉事業）に位置づけられた。

2006（平成18）年4月、障害者自立支援法が施行され、この事業は同法に基づく新事業体系（介護給付の一部）に順次移行された。

2012（平成24）年6月、障害者自立支援法は、障害者総合支援法（障害者の日常生活及び社会生活を総合的に支援するための法律）に改正され、2013（平成25）年4月から施行されることになったが、給付の種別や内容に大きな変更点は示されていない。

居宅生活支援に係る介護給付（障害者総合支援法第5条）

分類　地域で生活する精神障害者を支援するおもな介護給付として、居宅介護（ホームヘルプ）、短期入所（ショートステイ）、共同生活介護（ケアホーム）などがある。

居宅介護▶精神障害者の社会復帰の促進を図るため、精神障害のため日常生活に支障のある精神障害者に対して、食事・身体の清潔などの介助、日常生活を営むのに必要な支援を行う事業である。

短期入所▶介護者等の疾病その他の理由により、居宅において介護などを受けることが一時的に困難となった場合に、精神障害者支援

191

施設等に短期間入所させて、食事・身体の清潔などの介助、日常生活を営むのに必要な支援を行う事業である。
共同生活介護▶共同生活を営むことに支障のない精神障害者に対して、主として夜間において、共同生活を営む住居において、食事の提供、相談その他の日常生活上の援助を行う事業である。

地域生活支援事業（障害者総合支援法第77〜79条）

目的　障害者が、自立した日常生活または社会生活を営むことができるよう、地域の特性や利用者の状況に応じ、柔軟な形態で事業を効果的・効率的に実施し、障害者の福祉の増進を図るとともに、障害の有無に関わらず人々が人格と個性を尊重し安心して暮らすことのできる地域社会の実現に寄与する。

対象　事業には、市町村と都道府県が必ず取り組まなければならない事業（必須事業）と、市町村と都道府県が判断により実施できる事業がある。
　市町村の必須事業には、相談支援事業、成年後見制度利用支援事業、コミュニケーション支援事業、日常生活用具給付等事業、移動支援事業、地域活動支援センターがある。
　都道府県の必須事業は、特に専門性の高い相談支援事業、その他の広域的な対応が必要な事業となっている。

地域活動支援センター（障害者総合支援法第5条21項、第80条）

概要・理念　障害者自立支援法に基づき「地域生活支援事業」の一つとして、2006（平成18）年10月から制度化された施設で、実施主体は原則市町村である。

目的　目的は、障害者が地域において自立した日常生活または社会生活を営むことができるよう、利用者を通わせ、創作的活動や生産活動の機会の提供および社会との交流の促進を図るとともに、日常生活に必要な便宜を供与することである。
　従来、精神保健福祉法に基づき障害者の支援を行ってきた「地域生活支援センター」は、地域活動支援センター等に再編された。

注目される健康問題

● 嗜癖・依存症（アディクション）

定義　嗜癖・依存症（アディクション：addiction）とは、飲酒やギャンブルなどの行動が日常生活を支配し、やめようとしてもやめることが困難で、生活をコントロールできないようになる、いわゆる「行動の悪習慣」を引き起こしている状態をいう。

対象　嗜癖・依存症の対象を大別すると、①アルコール、薬物（モルヒネ、覚せい剤、シンナー等）などの物質、②ギャンブル（パチンコ、競馬、競輪等）、買い物などの行動、③恋愛、親子関係などの人間関係（共依存など）の3つに分類される。

● うつ・うつ病

定義　多くの人々が、人生のある時期に種々の喪失体験などから抑うつ感情を経験するが、仕事や家事等の日常生活を維持できない状態が一定期間持続する場合、抑うつ状態またはうつ病という。

分類　うつ病をその要因から分類すると、身体因性（アルツハイマー型認知症、甲状腺機能低下症など）、内因性（典型的なうつ病で、躁状態がある場合は躁うつ病または双極性障害という）、心因性あるいは性格環境因性（性格や環境等が関係する抑うつ神経症や反応性うつ病など）等がある。

うつ・うつ病は、自殺の理由の上位を占めている。戦後から高度成長期までは青年期、老年期の自殺が多くを占めていたが、その後、経済状態の悪化や労働環境の変化などから働き盛りの壮年期の男性の自殺が増加しており、地域保健対策における重要課題とされている。

うつ・うつ病は、薬物の適切な服用で早期に回復できる疾患であり、適切な医療機関の情報提供、治療環境を整えることが重要である。

● ひきこもり

分類　ひきこもりは、原因により大きく2種類に分類される。一つは統合失調症、うつ病、強迫神経症、パニック障害などの精神障害が背景にあり閉じこもっている「ひきこもり」であり、もう一つは「社会的ひきこもり」といわれ、社会参加（就学・就労、家族以外との親密な対人関係）をしない状態が6カ月以上持続しており、精神障害がその第一原因とは考えにくい状態である。

治　療　社会的引きこもりの治療には、①家族指導(情報伝達)、②個人治療(精神療法時には薬物療法)、③集団適応(デイケア、たまり場、セルフヘルプグループなど)がある。

家族としての基本的心構えは、本人が安心してひきこもれる環境づくりを行うことが原則で、徐々にコミュニケーションの回復を図る。家庭内暴力は絶対受け入れず、暴力で対処せずに危険を感じる時は避難する。

地域精神保健の役割は、家族会の支援、電話相談・メール相談、訪問支援活動、デイケア、たまり場、セルフヘルプグループ、グループホームなどの支援体制を整えていくことである。

Chapter III 公衆衛生看護学各論

7. 感染症保健活動

Check Words!!

感染症に関連する施策
- 感染症法
- 新興・再興感染症
- 感染症対策と保健所
- 予防接種
- 感染症情報センター

結核対策
- 健康診断
- 定期の健康診断
- 接触者健康診断
- 予防接種(BCG接種)
- 患者管理
- 結核の医療:公費負担
- 結核医療の基準
- 結核の医療:直接服薬確認療法(DOTS)

HIV・AIDS対策

Chapter III 公衆衛生看護学各論

感染症に関連する施策

● 感染症法

歴史・変遷

わが国で最初に感染症予防に関する法律が制定されたのは、1897（明治30）年の**伝染病予防法**である。

その後100年以上が経過し、**新興・再興感染症**の出現、医学・医療の進歩、衛生水準の向上、国際交流の活発化などの状況をふまえて感染症対策の見直しが行われ、1999（平成11）年4月、伝染病予防法、性病予防法、後天性免疫不全症候群（AIDS）の予防に関する法律を統合した**感染症の予防及び感染症の患者に対する医療に関する法律（感染症法）**が施行された。

2006（平成18）年には結核予防法が廃止され、感染症法に統合された。

ココミル 結核対策（p.198）

後天性免疫不全症候群、インフルエンザ、性感染症、麻しん、結核については、総合的に予防のための施策推進を図るための特定感染症予防指針が作成されている（感染症法第11条）。

分類

現行の感染症法に基づく感染症の分類は、表13のとおりである。

表13 感染症法の対象となる疾患（平成20年5月施行）

感染症類型	感染症（4類、5類は一部）	性質
1類感染症	・エボラ出血熱 ・クリミア・コンゴ出血熱 ・痘そう ・南米出血熱 ・ペスト ・マールブルグ病 ・ラッサ熱	感染力、罹患した場合の重篤性等からみた危険性が極めて高い感染症
2類感染症	・急性灰白髄炎 ・結核 ・ジフテリア ・重症急性呼吸器症候群（SARS） ・鳥インフルエンザ（H5N1）	感染力、罹患した場合の重篤性等からみた危険性が高い感染症
3類感染症	・コレラ ・細菌性赤痢 ・腸管出血性大腸菌感染症 ・腸チフス ・パラチフス	感染力、罹患した場合の重篤性等からみた危険性は高くないが、特定の職業就業で集団感染を起こしうる感染症
4類感染症	・E型肝炎 ・A型肝炎 ・黄熱 ・Q熱 ・狂犬病 ・炭疽 ・鳥インフルエンザ （鳥インフルエンザ（H5N1）を除く） ・ボツリヌス症 ・マラリア ・野兎（と）病 ・その他（政令で規定）	動物、飲食物などを介して人に感染し、健康に影響を与えるおそれのある感染症（人から人への伝染はない）

		感染症（4類、5類は一部）	性質
感染症類型	5類感染症	・インフルエンザ（鳥インフルエンザおよび新型インフルエンザ等感染症を除く） ・ウイルス性肝炎（E型肝炎およびA型肝炎を除く） ・クリプトスポリジウム症 ・後天性免疫不全症候群 ・性器クラミジア感染症 ・梅毒 ・麻しん ・メチシリン耐性黄色ブドウ球菌感染症 ・その他（省令で規定）	国が感染症発生動向調査を行い、必要な情報を国民や医療関係者に提供・公開していくことによって発生・拡大を防止すべき感染症
	新型インフルエンザ等感染症	・新型インフルエンザ ・再興型インフルエンザ	新型は、新たに人から人に感染するようになったウイルスを病原体とするインフルエンザ 再興型は、かつて、世界的規模で流行したインフルエンザであって、その後流行することなく長期間が経過しているものとして厚生労働大臣が定めるものが再興した感染症 両型ともに全国的かつ急速なまん延により国民の生命・健康に重大な影響を与えるおそれのあるもの
	指定感染症	政令で1年間に限定して指定された感染症	既知の感染症の中で1〜3類、新型インフルエンザ等感染症に分類されないもので、1〜3類に準じた対応が必要な感染症
	新感染症 当初	都道府県知事が厚生労働大臣の技術的指導・助言を得て個別に応急対応する感染症	人から人へと伝染すると認められ、既知の感染症と症状等が明らかに異なり、その伝染力および罹患した場合の重篤度から判断した危険性が極めて高い感染症
	新感染症 要件指定後	政令で症状等の要件指定をした後に1類感染症と同様の扱いをする感染症	

「感染症の予防及び感染症の患者に対する医療に関する法律の一部を改正する法律」平成20（2008）年5月施行

目　的　　感染症法制定の目的は、以下の通りである。①社会全体の感染症の予防の推進、②事前対応型行政の構築、③感染症類型別対応と医療体制の構築、④人権に配慮した入院手続きの整備、⑤蔓延防止措置、⑥動物由来感染症対策の充実、⑦国際協力の推進。

新興・再興感染症

定　義　　**新興感染症**とは、人や物の移動、開発等による環境の変化、社会活動の変容などにより、人類にとって新たな脅威となってきた感染症であり、エボラ出血熱をはじめとするウイルス性出血熱、HIV/AIDS、**重症急性呼吸器症候群（SARS）**など、30種類以上ある。

再興感染症とは、制圧されたかに見えた感染症が、再び脅威として現れてきたものであり、結核やマラリア、ペストなどがある。

ココミル 感染症の疫学（p.370）

感染症対策と保健所

概　念

感染症対策の中核機関は保健所であり、**平常時の活動**としては、感染症情報の収集と分析、市町村や地域医療機関への感染症発生予防支援、地域住民への知識の普及啓発などの役割がある。

感染症発生時の活動としては、感染症発生届を受理した保健所が、直ちに関係機関との連携を取りながら、疫学調査、感染拡大防止、二次感染の防止などを目的とする防疫活動を行う。

保健師の役割としては、感染者や家族の不安の除去、治療環境の整備、予防に関する知識の普及などがある。

> ココミル 感染症の疫学（感染症発生動向調査・感染症サーベイランス）(p.374、378)

予防接種

概　念

予防接種はこれまで多くの感染症の流行防止に大きな成果を上げ、個人の発症予防においても重要な役割を果たしてきた。

予防接種により国民全体の免疫水準を維持するためには、社会全体として一定の接種率を確保することが重要である。

表14に、2013（平成25）年4月現在、日本で接種可能な感染症ワクチンの種類を示す。

> ココミル 母子保健活動（予防接種）(p.123)

感染症情報センター

概　念

厚生労働省は、国立感染症研究所に感染症情報センターを設置し、感染症の集団発生時の疫学調査、感染症流行予測調査、海外の関係機関との感染症情報の交換、国民への感染症情報の提供を強化している。疾患名や感染源・特徴で探す感染症情報、予防接種法のスケジュールなどもインターネット上に掲載されている。

結核対策

歴史・変遷

わが国の結核対策は、1889（明治22）年の結核療養所設立に始まり、1919（大正8）年には、旧結核予防法が施行され、戦前・戦中の結核予防活動の基本となった。

1951（昭和26）年、戦後の新たな結核予防法が制定され、**医療費の公費負担制度**が確立し、さらに1961（昭和36）年、患者管理制度の強化が図られた。

表14　日本で接種可能な感染症ワクチンの種類　　2013（平成25）年4月現在

定期接種 （対象者年齢は 政令で規定）	生ワクチン	BCG 麻疹風疹混合（MR） 麻疹（はしか） 風疹
	不活化ワクチン	DPT/DT ポリオ（IPV） DPT・IPV 日本脳炎 インフルエンザ 肺炎球菌（7価結合型） b型インフルエンザ菌（Hib） HPV（ヒトパピローマウイルス：2価、4価）
任意接種	生ワクチン	ポリオ 流行性耳下腺炎（おたふくかぜ） 水痘 黄熱 ロタウイルス：1価、5価
	不活化ワクチン	B型肝炎 破傷風トキソイド 成人用ジフテリアトキソイド A型肝炎 狂犬病 肺炎球菌（23価多糖体） ワイル病秋やみ
定期接種を対象年齢以外で受ける場合		

　その後は、結核対策の推進に伴い、死亡率・罹患率ともに急速に低下してきたが、1997（平成9）年から新規登録患者数・罹患率ともに上昇に転じ、罹患率は3年連続して前年を上回った。

　このことから、1999（平成11）年に**結核緊急事態宣言**が出され、さらに「結核緊急実態調査報告書」の公表（2000年度）、「結核対策の包括的見直しに関する提言」（2001年度）などを踏まえて、2004（平成16）年6月、結核予防法が50年ぶりに大きく改正された。

　おもな改正点は、BCGの直接接種、定期および接触者の健康診断の重点的・選択的対応、**直接服薬確認療法（DOTS）**の推進などである。

　2007（平成19）年4月からは、結核予防法が廃止され、改正「感染症法」（BCG接種は予防接種法）に統合する法律に基づいて「感染症としての結核」対策が実施されている。

　結核は2類感染症の一つに分類されている。

体　系　健康診断、予防接種、患者管理、結核医療を根幹として実施されている（図12）。

図12 感染症法における結核対策の体系図

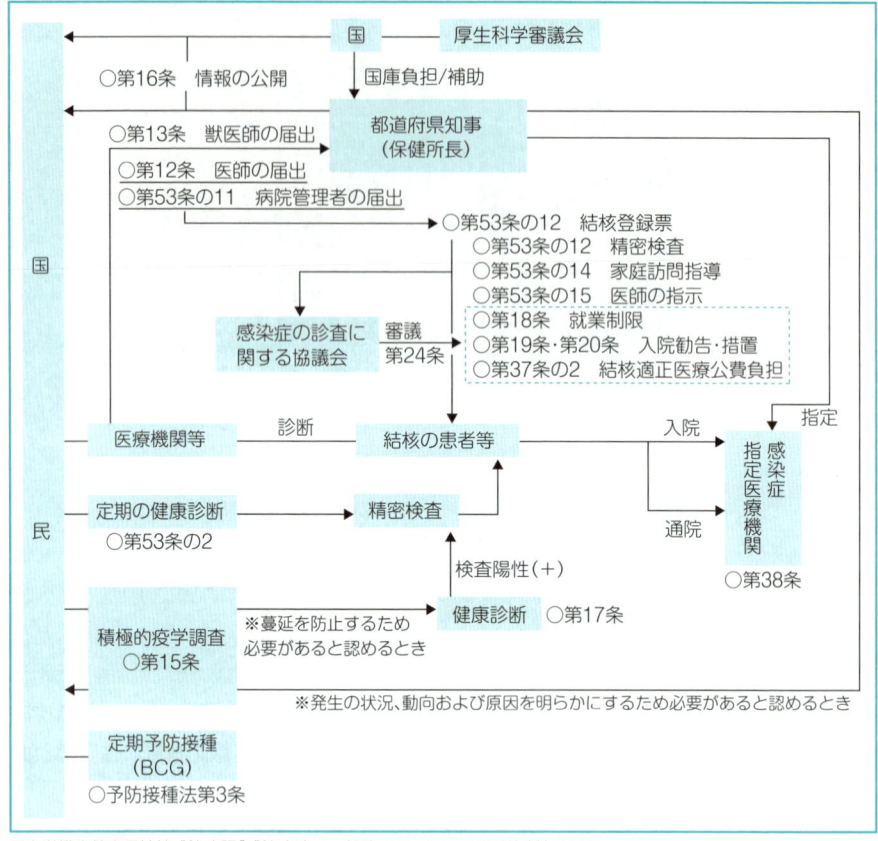

厚生労働省健康局結核感染症課「感染症法の一部改正についての説明資料」2007.

● 健康診断

　　　　　　感染症法に基づく健康診断では、対象者を特定した選択的健診が行政サービスとして行われている。
　　　　　　結核患者の早期発見を目的とする健康診断は、(1)**定期の健康診断**(感染症法第53条の2)と(2)**接触者健康診断**(法第17条)に大別される。

● 定期の健康診断

　　　　　　事業者、学校、施設ではその長が、それ以外の一般住民には市町村長が実施義務を負う。

　対　象　　おもな対象者は、①高齢者・ホームレス・矯正施設入所者など結

核罹患率の高い集団(ハイリスク者)、②医療従事者・教育関係者・福祉施設職員など、発病すると周囲に感染を及ぼすおそれのある職業従事者・関係者など(デインジャー職種)、③大学・高等学校・高等専門学校などの学生または生徒である。

事業所の一般職員にする結核健診は廃止されたが、労働安全衛生法に基づく健診項目として、胸部エックス線撮影が一部残っている。

ココミル 産業保健活動(健康診断と事後措置)(p.236)

小中学校の生徒については、学校保健安全法に基づく定期健康診断に結核に関する問診・診察を取り入れ、発病のリスクの高い者を選抜して精密健診を行う。

ココミル 学校保健活動(健康診断)(p.224)

● 接触者健康診断

感染症法に基づく結核の接触者健康診断の手引き 2010 年 6 月改訂第 4 版▶ 接触者健康診断は、初発患者の積極的疫学調査(感染症法第 15 条)に基づき、医学的検査が必要と判断された場合に実施される。

目 的　接触者健診の目的は、①潜在性結核感染症の発見と進展防止、②新たな発病者の早期発見、③感染源および感染経路の探求である。

対 象　**接触者の評価**

①**ハイリスク接触者**：感染した場合発病のリスクが高い、または重症型結核を発症しやすい接触者(a. 5 歳未満の接触者(とくに BCG 接種歴のない乳幼児)、b. 免疫不全、免疫抑制剤・副腎皮質ホルモン使用、臓器移植者、人工透析患者など)。

②**濃厚接触者**：感染性期間に長期間(8 時間以上)、高頻度、濃密な接触があった接触者。

③**非濃厚(通常)接触者**：濃厚接触者ほどではないが、接触のあった者(数回初発患者を訪ねていた、週 1 回程度短い時間会っていた、など)。

接触者健診の優先度：初発患者の感染性の高さだけでなく、接触者側の感染・発病リスクの評価結果も組み合わせて、健診の優先度を決定し、優先度の高い順に「同心円状」に接触者健診を計画する。

対象者の選定：初発患者の感染危険度(感染性の高さ)と感染性期間(いつから感染性となったか？)のほか、接触者側の健診優先度(発病リスク因子の有無、接触の近接性や時間、接触環境など)を考慮

して決定される。

対象者への勧告：所在地を管轄する都道府県知事が行うと定められており、基本的には健診対象者の所在地を管轄する保健所を通じて行われる。

接触者健診における感染の診断：これまでのツベルクリン反応検査（ツ反）に代わって、**QFT（クォンティフェロン®TB第二世代）検査**を第一優先に用い、ツ反は補助的検査とされている。ただし、5歳未満の乳幼児については、ツ反を基本とする。

発病直後の健診で感染や発病者が発見されない場合でも、健診の対象となった人には「感染症法に基づく結核の接触者健康診断の手引き」により2年間にわたって健診が行われる。

QFT（クォンティフェロン®TB第二世代）検査▶ QFTは、結核感染の新たな診断法としてツベルクリン反応検査に代わって使用されることになった体外診断薬で、2005（平成17）年4月、保険適用になった。

特徴として、①BCG接種や環境中抗酸菌感染等の影響を受けない点でツ反に比し特異度が高い、②ブースター効果がない、③再判定に来所する必要がない、などがあるが、経費、採血の手間、採血後12時間以内に検査が必要など、実施上の課題もある。

予防接種（BCG接種）

目的　BCG接種は、予防接種法第2条第2項で1類疾病に追加され、生後6カ月以内に1回接種すると定められた。その目的は、結核に感染するまでの早期に接種することにより、乳幼児の重症結核を予防することである。

予防接種のポイントは、早期接種、接種率および接種技術の確保であり、生後6カ月の時点で90％以上になることを目指している。

ココミル 母子保健活動（予防接種）(p.123)

患者管理

目的　患者管理の目的は、患者が適正な医療と生活指導を受けることによって早期に社会復帰できるように支援すること、患者家族やその他の接触者への感染防止を図ることである。

手続　**医師からの届出基準（法第12条）**：発生届は、患者管理の入口として、疾病サーベイランス、患者支援・接触者対応などにおいて基本的な情報である。患者を診断した医師は、「直ちに」最寄りの保健

所を経由して都道府県知事に届けなければならない。届出の対象は、①患者（確定例）、②無症状病原体保有者、③疑似症患者、④感染症死亡者の死体、⑤感染症死亡疑い者の死体。②は、症状はないが感染している恐れが高く治療を必要とする状態で、「潜在性結核感染症」として明確化されている。「潜在性結核感染症」への投薬は予防でなく治療であることから、年齢に関係なく、当人より申請があり診査協議会で認められれば公費負担の適用としている。

　　病院管理者の届出（法第53条の11）：病院管理者は、患者が入院・退院したときは、7日以内に管轄の保健所長に届け出なければならない。

　　Motto!　結核患者の登録（法第53条の12）：保健所長は結核登録票を整備し、管轄区域内に居住する結核患者・結核回復者について、患者の病状、受療状況、生活環境などを記録し、保健師による家庭訪問指導、適正医療、治療終了者の再発防止、管理検診などに活用する。

感染症の診査に関する協議会（法第24条）　▶協議会は、就業制限、入院勧告、入院期間の延長、医療費の公費負担に関する事項を審議する。協議会の委員は3人以上で組織し、感染症指定医療機関の医師、感染症患者の医療に関する学識経験者、法律に関する学識経験者、医療および法律以外の学識経験者から知事が任命する。

就業制限（法第18条）　▶都道府県知事は、届出を受けた場合、結核の蔓延防止のため必要があると認めたときは、協議会の意見を聴いて、就業制限について書面で通知することができる。

家庭訪問指導（法第53条の14）　▶保健所長は、登録された患者について、適切な医療を受け確実に治癒することの支援、家族や接触者の感染・発病の予防・早期発見の支援、患者教育などを目的に、保健師などに家庭訪問をさせ、指導を行わせることになっている。

　　家庭訪問は、患者の病状、感染の危険性、服薬・受療状況、家族の状況、社会的活動、経済状態、患者の疾病に対する反応・知識・態度などを勘案し、必要度や緊急度を判断して実施する。

結核の医療：公費負担

　　結核の医療に対しては「感染症法」による公費負担の制度が設けられており、一般患者に対するものと、入院患者に対するものとがある。これらは保険優先となっている。

　　一般患者に対する医療費公費負担（法第37条の2）：都道府県は、

結核の適正な医療を普及するため、その区域内に居住する患者等から居住地の保健所に医療費の公費負担申請があった場合、感染症の診査に関する協議会の意見を聴き、厚生労働省令で定める医療費の100分の95に相当する額を負担できる。公費負担の期間は6カ月である。

入院による医療（法第37条）：都道府県は、結核の蔓延を防止する必要があるときは、患者や保護者に結核指定医療機関に入院を勧告することができる。この入院は72時間を越えてはならない（法第19条）。引き続き入院を必要とする場合は、30日以内の期間を定めて居住地の保健所が入院勧告をすることができる（さらに延長が必要なときは30日以内の期間を定めて同様の手続きを継続する）。都道府県は、診察・薬剤・治療・看護などの費用を負担する。

結核医療の基準（厚生労働省大臣告示）

2007（平成19）年4月の改正感染症法により、潜在性結核感染症の診断・治療、間欠療法の可能性、薬剤耐性結核に対する薬剤選択などの内容を加えて全面改正され、2009（平成21）年適用となった。

結核の医療：直接服薬確認療法（DOTS）

DOTSは、2000（平成12）年の結核緊急対策検討班報告書で示された確実な服薬を期待する支援方法であり、「日本版21世紀型DOTS戦略」に基づいて推進されてきた。おもな目的は、大都市における治療率を向上させることであった。

2003（平成15）年からは、結核対策特別推進事業としてDOTS戦略を全国的に推進し、大都市に限らず地域の実情に応じて弾力的に運用できるようにするため、「日本版21世紀型DOTS戦略推進体系図」に基づく事業が実施された（図13）。退院後の地域DOTS（外来DOTS、訪問DOTS、連絡確認DOTS）において、治療中断すると薬剤耐性になりやすい喀痰塗抹陽性肺結核患者は優先対象であり、特に住所不定者、中断歴のある患者、糖尿病患者、高齢者、独居患者などは優先性が高い。

2011（平成23）年には「結核に関する特定感染症予防指針」が改正され、2015（平成27）年までに、人口10万人対結核罹患率を15以下とするほか、全結核患者に対するDOTS実施率を95％以上とする具体的目標が設定された。

新しい指針を踏まえた「日本版21世紀型DOTS戦略推進体系図」の改正ポイントは、①対象が「潜在性結核感染症」患者を含めたすべ

図13　日本版21世紀型DOTS戦略の推進体系図

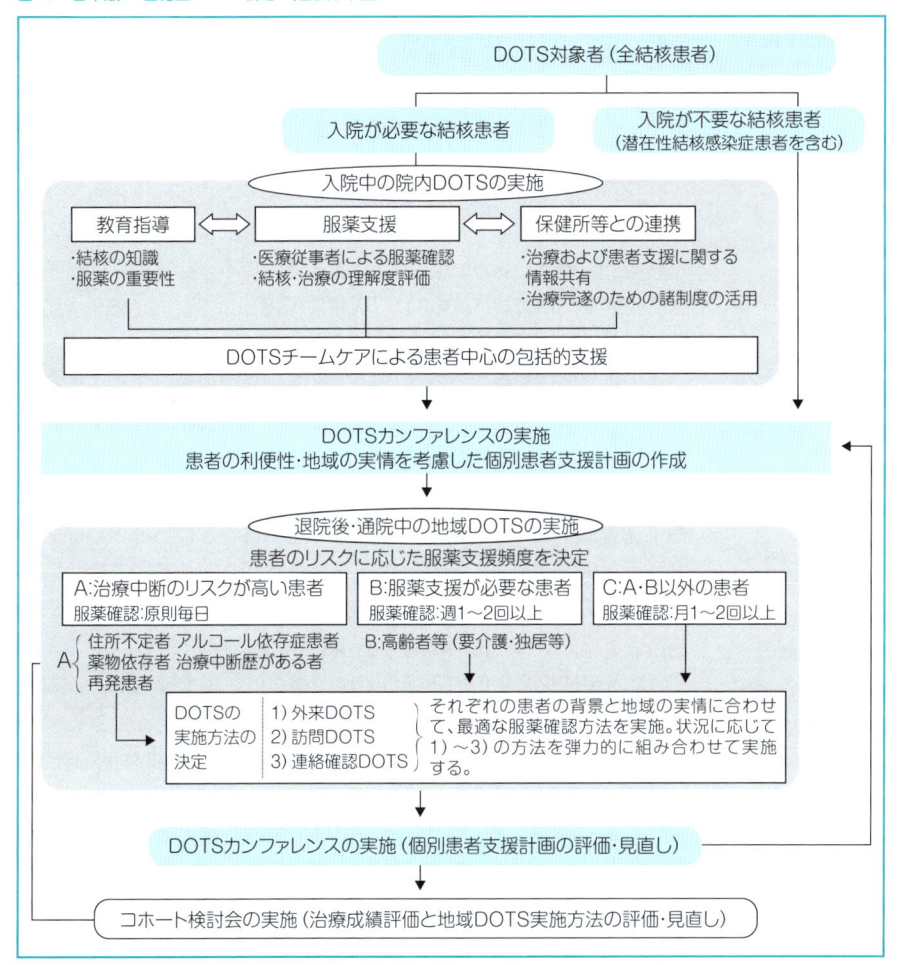

```
                    DOTS対象者（全結核患者）
                    ↙                    ↘
         入院が必要な結核患者        入院が不要な結核患者
                  ↓                （潜在性結核感染症患者を含む）
        入院中の院内DOTSの実施

    [教育指導] ⇔ [服薬支援] ⇔ [保健所等との連携]
    ・結核の知識  ・医療従事者による服薬確認  ・治療および患者支援に関する
    ・服薬の重要性 ・結核・治療の理解度評価    情報共有
                                          ・治療完遂のための諸制度の活用

        DOTSチームケアによる患者中心の包括的支援

        DOTSカンファレンスの実施
    患者の利便性・地域の実情を考慮した個別患者支援計画の作成

        退院後・通院中の地域DOTSの実施
        患者のリスクに応じた服薬支援頻度を決定

  A:治療中断のリスクが高い患者  B:服薬支援が必要な患者   C:A・B以外の患者
  服薬確認:原則毎日            服薬確認:週1〜2回以上    服薬確認:月1〜2回以上

  A{ 住所不定者 アルコール依存症患者   B:高齢者等（要介護・独居）
     薬物依存者 治療中断歴がある者
     再発患者

     DOTSの     1) 外来DOTS     それぞれの患者の背景と地域の実情に合わせ
     実施方法の  2) 訪問DOTS     て、最適な服薬確認方法を実施。状況に応じて
     決定       3) 連絡確認DOTS  1)〜3)の方法を弾力的に組み合わせて実施
                                する。

    DOTSカンファレンスの実施（個別患者支援計画の評価・見直し）

    コホート検討会の実施（治療成績評価と地域DOTS実施方法の評価・見直し）
```

厚生労働省健感発1012第5号：「結核患者に対するDOTS（直接服薬確認療法）の推進について」の一部改正について

ての患者に拡大されたこと、②院内DOTSの概念が「患者教育」「服薬支援」「保健所との連携」からなるDOTSチームケアによる患者中心の包括的支援と明確化されたこと、③地域DOTSではリスクと支援頻度を関連づけ、患者の背景や地域の実情に応じて支援方法を選択するよう明記されたことである。

HIV・AIDS対策

歴史・沿革　わが国のAIDS対策は1960年代の薬害問題に始まり、その後、性的接触による感染の増加など、新たな局面を迎えたため、1989(平成元)年、「後天性免疫不全症候群の予防に関する法律(エイズ予防法)」が成立した。

1999(平成11)年感染症法施行でエイズ予防法が廃止され、現行の類型ではAIDSは5類感染症、全数把握疾患に定められている。

感染症法第11条の規定により「後天性免疫不全症候群に関する特定感染症予防指針」が作成され、人権に配慮しつつ、HIV感染予防に取り組む必要性が示されている。

青少年や同性愛者などを中心に、新規HIV感染者・エイズ患者ともに増加傾向にある。一方で、多剤併用療法の開発などのエイズ治療の進歩により延命が図られ、長期在宅療養等の新たな課題も生じている状況にある。

個別施策層▶感染の可能性が疫学的に懸念されながらも正しい知識の入手が困難である、あるいは偏見や差別が存在している社会背景等から適切な保健医療サービスを受けていないと考えられるために施策の実施において特別の配慮を必要とする人々。

2012(平成24)年の改正指針では、重点的に取り組む新たな対策として、「検査・相談体制の充実」の強化、個別施策層に対する検査についての目標設定、地域における総合的な医療提供体制の充実、NGOとの連携などが示されている。

これらを踏まえて、2012(平成24)年の改正指針では、重点的に取り組む新たな対策として、「検査・相談体制の充実」の強化、個別施策層に対する検査についての目標設定、地域における総合的な医療提供体制の充実、NGOとの連携などが位置づけられている。

💡**Motto!**　HIVの感染経路の中では特に性的接触による感染の予防が課題である。10代の性感染症(クラミジアなど)罹患率が上昇しており、青少年層にHIV感染が広がる危険性が高まっている。エイズ対策は性感染症対策との連携を図り、学校・家庭・地域において性教育を推進することが重要となっている。

Chapter Ⅲ 公衆衛生看護学各論

8. 歯科口腔保健活動

Check Words!!

■■ 生涯を通じた歯科保健活動
　歯科口腔保健の推進に関する法律
　歯科疾患実態調査
　8020運動（歯の喪失の予防）
　摂食・嚥下障害

■■ 健康日本21と歯科保健
　「健康日本21（第2次）」における歯科健康分野の方向性

生涯を通じた歯科保健活動

歴史・変遷　わが国の歯科保健活動は、歯科衛生思想の普及活動として大正時代に始まり、1928(昭和3)年には6月4日を「虫歯予防デー」と定め、主として「むし歯」に重点を置いた活動が展開されてきた。

　活動は戦時中一時休止されていたが戦後に復活し、1958(昭和33)年には、「歯の衛生週間」として6月4日から10日までを定め普及啓発を行うとともに、むし歯の好発時期である幼児を中心とした母子歯科保健活動(1歳6か月児・3歳児歯科健康診査、乳幼児・妊産婦の口腔診査・保健指導など)が活発に行われてきた。

　1983(昭和58)年に老人保健法が施行され、老人保健事業のスタートとともに成人・高齢者を対象とする歯科保健対策が始まり、成人期からの歯周疾患予防対策、在宅寝たきり老人歯科保健推進事業、8020運動の推進など、生涯を通じた歯科保健対策が整備されてきた。

　2008(平成20)年度より、老人保健法に基づく歯周疾患健診等の老人保健事業は、健康増進法に基づく健康増進事業として行うことになった。

　2009(平成21)年7月、「歯科保健と食育の在り方に関する検討会報告書」が示され、8020運動推進を目指して、ひと口30回以上噛むことを目標とする「噛ミング30(カミングサンマル)」運動が提唱された。2011(平成23)年8月、口腔の健康保持に関する総合的な施策の展開を目的とする「歯科口腔保健の推進に関する法律」が制定・施行された。

概　要　現在、保健所・市町村・学校・職域・専門家などにより推進されている生涯を通じた歯科保健対策の概要は表15のとおりである。

● 歯科口腔保健の推進に関する法律

目的(第1条)▶歯科疾患の予防等による口腔の健康の保持(以下「歯科口腔保健」という)の推進に関し、基本理念を定め、並びに国および地方公共団体の責務等を明らかにするとともに、歯科口腔保健の推進に関する施策を総合的に推進し、もって国民保健の向上に寄与する。

基本理念(第2条)▶①国民が生涯にわたり日常生活において歯科疾患の予防に取り組むとともに、歯科疾患の早期発見早期治療を受けることを促進する。②乳幼児期から高齢期までの各時期における口腔とその機能の状態および歯科疾患の特性に応じ、適切で効果的な歯科口腔保健を推進する。③保健、医療、社会福祉、労働衛生、教

表15　生涯を通じた歯科保健対策の概要

対象	歯科的特徴	歯科保健対策 おもな具体策
胎児期	歯の形成期	母親教室等における歯科保健指導
乳児期	乳前歯の萌出期	乳児歯科健康診査、歯科保健指導
幼児期 1～3歳	乳臼歯の萌出時期	1歳6か月児歯科健康診査
	乳歯列の完成期	3歳児歯科健康診査 幼児に対する歯科保健指導
4～5歳	永久歯の萌出開始時期 (第1大臼歯)	保育所・幼稚園における 歯科健康診査
心身障害 (児)者	歯の形成不全および唇顎口蓋裂等	歯科保健指導の推進、治療機関の紹介
学童期 (小学校) 6歳～	乳歯と永久歯の交換期	就学時歯科健康診査
(中学校) 12歳～	永久歯列完成期 歯周組織の過敏期	定期歯科健康診査と歯科保健教育
(高等学校) 15歳～	第3大臼歯萌出	
成人期 20歳～	歯周組織の脆弱期	歯周疾患の予防と早期健康診査、歯科保健指導
「妊産婦」	生理的変化	妊産婦歯科健康診査と歯科保健指導
40歳～	歯の喪失開始時期	健康増進事業における歯の健康教育、健康相談、歯周疾患検診 事業所等における歯科健康診査
老年期 65歳～ 「寝たきり」	歯の喪失急増期	義歯等に対する歯科保健指導 訪問口腔衛生指導

厚生労働統計協会「国民衛生の動向2012/2013年」2012. p.126

育その他の関連施策の有機的連携を図り、関係者の協力を得て総合的に歯科口腔保健を推進する。

○ 歯科疾患実態調査

歴史・変遷　歯科疾患実態調査は、厚生労働省が実施している調査で、1957(昭和32)年に第1回調査が実施されてから6年ごとに実施されており、2011(平成23)年11月に第10回の調査が行われた。

第10回歯科疾患実態調査▶2012(平成24)年6月、厚生労働省から第10回調査の結果の概要が発表された。今回の被調査者は4,253人(男1,812人、女2,441人)である。

目　的　調査の目的は、わが国の歯科保健状況を把握し、8020運動(歯科保健推進事業等)の種々の対策の効果についての検討や、健康日本

21において設定した目標の達成度等の判定など、これまで実施してきた歯科保健対策を評価するとともに、今後の歯科保健医療対策の推進について検討する基礎資料を得ることである。

対象　全国を対象として、国民生活基礎調査により設定された単位区から無作為に抽出した300単位区内の世帯および世帯員のうち、満1歳以上の世帯員すべてである。

おもな調査項目　現在歯の状況（う歯の有無、処置の有無など）、歯肉の状況、歯列・咬合の状況、フッ化物の塗布状況、歯ブラシの使用状況、顎関節の状況、インプラントの状況、かみ合わせの状況などである。

調査結果　8020達成者（80歳で20本以上の歯を有する者の割合）は38.3％で、2005（平成17）年の調査結果24.1％から増加している。また、40歳以上の対象につき5歳階級別に20本以上の歯を有する者の割合をみると、すべての階級で1999（平成11）年、2005年に比して高率になっている。

8020運動（歯の喪失の予防）

歴史・変遷　1989（平成元）年12月、成人歯科保健対策中間報告において、国民の歯の健康づくりを推進する一環として、80歳で20本以上の歯を保つことを目標とする8020運動の推進が提言された。各種の調査において、歯が20本程度残っていると硬い食品も噛むことができることが報告されており、QOLを示す目標となっている。

1991（平成3）年、歯の衛生週間の重点目標に同運動の推進が掲げられ、平成4年度から「8020運動推進対策事業（推進会議の設置、実践指導者の育成など）」が、平成5年度からは、各都道府県における事業の円滑な推進を目指し「8020運動推進支援事業」が実施された。

2000（平成12）年度からは、歯科における健康寿命の延長を図る全国的な取組みとして「8020運動推進特別事業」が展開されている。

2012（平成24）年10月、第33回全国歯科保健大会（昭和55年より毎年開催）が岐阜県で開催され、メインテーマ「8020健康社会～生活習慣とがん予防～」の下、研究討議が行われた。

摂食・嚥下障害

摂食・嚥下の過程　食物の摂食・嚥下運動には、①食物の認知、②口腔への取り込み（捕食）、③咀嚼、④食塊の形成、⑤嚥下口腔期（第一相：奥舌への移送・咽頭への送り込み）、⑥嚥下咽頭期（第二相：咽頭通過・食道への送り込み）、⑦嚥下食道期（第三相：食道通過）の7段階の過程があり、①から⑦が摂食動作、⑤から⑦が嚥下動作にあたる。

定　義　　摂食・嚥下障害は、上記①〜⑦の過程が単独または重複して障害されることをいう。
原因：①舌炎、扁桃炎、咽頭炎、口腔・咽頭腫瘍などの器質的原因、②脳血管障害、脳腫瘍、パーキンソン病等の神経疾患、重症筋無力症などの機能的原因、神経性食思不振症、認知症、心身症、うつ状態などの心理的原因などがある。

健康日本 21 と歯科保健

歴史・変遷　　2000（平成 12）年度から、21 世紀の国民健康づくり運動として「健康日本 21」が開始され、具体的取組み（9 分野）の一つに歯の健康（歯周病予防）が盛り込まれた。具体的には、歯の喪失防止、幼児期のう蝕予防、学齢期のう蝕予防等、成人期の歯周病予防の 4 分野について 12 の目標設定と対策が示され、目標値としては健康指標とリスク低減目標が設定された。

ココミル 成人保健活動（健康増進対策）(p.137)

　　2011（平成 23）年 10 月、「健康日本 21」の最終評価がまとめられた。歯科保健分野では、80 歳で 20 歯以上・60 歳で 24 歯以上の自分の歯を有する人については 10 年間で目標値を超える成果がみられたが、小児期のう蝕予防対策の地域格差、歯周病の有病状況等の課題が残った。

　　2012（平成 24）年 6 月、厚生労働省から「健康日本 21（第 2 次）」（平成 25〜34 年度）が策定・告示され、2013 年 4 月 1 日から適用される。歯科保健については、超高齢社会の進展を踏まえ、歯・口腔の健康は、健康で質の高い生活を営む上で重要な役割を負うという観点から、生涯を通じて歯科疾患を予防し、歯の喪失を抑制するための取組みが強化された。

●「健康日本 21（第 2 次）」における歯科健康分野の方向性

基本的な考え方▶高齢化が進展するわが国の将来像と、10 年間の評価を踏まえ、器質的な障害である「歯の喪失防止」に加え、機能面にも着目し「口腔機能の維持・向上」を推進する。目標設定においては、ライフステージごとの特性に即した目標設定、歯・口腔の健康保持の基盤的項目である歯科検診の設定が明記された。

ココミル 成人保健活動（健康日本 21（第 2 次））(p.138)

Chapter III 公衆衛生看護学各論

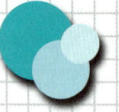

9. 災害保健活動

Check Words!!

■■■ 災害の定義・分類
災害とは
防災とは
災害の分類

■■■ 災害支援の関係法規
災害救助法（1947（昭和22）年制定・南海大地震が契機）
災害対策基本法（1961（昭和36）年制定・2012（平成24）年改正）
大規模地震対策特別措置法（1978（昭和53）年施行）

■■■ 災害時の保健師活動の過程
災害予防対策期の活動
災害応急対策期の活動
災害復旧・復興対策期の活動
災害時要援護者とは
トリアージ
クラッシュ症候群
PTSD（心的外傷後ストレス障害）
サバイバーズギルト

災害の定義・分類

災害とは

定義　災害とは、一般に異常な自然現象や人為的原因により人間の社会生活や人命が被害を受けることである。人間に対する被害は、その地域・社会の脆弱性によって差異がある。平時の備えや緊急事態発生時の対応能力のなさ・低さによって被害が拡大することもある。災害対策基本法において、災害とは、暴風、竜巻、豪雨、豪雪、洪水、高潮、地震、津波、噴火その他の異常な自然現象または大規模な火事もしくは爆発その他その及ぼす被害の程度においてこれらに類する政令で定める原因により生ずる被害をいう。

　　　　災害を受けた集団は、対応に非常な努力を要する。現場の対応能力がそのニーズに応えられない場合、緊急事態として、被災地域以外からの援助を必要とする。

防災とは

定義　災害対策基本法において、防災とは、災害を未然に防止し、災害が発生した場合における被害の拡大を防ぎ、および災害の復旧を図ることをいう。阪神・淡路大震災（1995年）以後、災害の発生を防ぎきることは不可能と捉え、被害の最小化を図る「減災」という考え方が唱えられ、東日本大震災（2011年）によって広く国民に浸透した。
防災の意義▶防災・減災で重要なことは発生前の平常時にいかに対策を講じるかである。公助のみに頼らず、自助・共助を推進するために、行政と市民が協働で地域の減災力を向上させる取組みが必要であり、防災まちづくりに果たす保健師の役割は大きい。

災害の分類

　　　　災害は、一般的に原因別に自然災害と人為災害に分類される。
　　　　自然災害は、台風・豪雨（雪）、地震・津波、火山噴火など広域的な災害であり、人為災害は、火災や爆発、飛行機・列車・船舶などによる大事故、ビル・橋・トンネル・炭坑などの崩壊、テロ事件など局地的であることが多い。
　　　　特殊災害として、原子力発電所事故やタンカーからのオイル汚染など、人為災害でありながら広域災害化したものがある。

災害支援の関係法規

● 災害救助法（1947（昭和22）年制定・南海大地震が契機）

目 的　一定規模以上の災害が発生した場合、国が、地方公共団体、日本赤十字社その他の団体および国民の協力の下に応急的に必要な救助を行い、災害に遭遇した者の保護と社会の秩序の保全を図ることを目的とする法律である。

国と地方自治体の役割▶ 災害救助の責任は国にあるが、災害対策実務は都道府県知事に委任され、市町村長は都道府県知事が行う救助を補助することになっている。

分 類　おもな救助の種類は、収容施設（応急仮設住宅を含む）の供与、炊き出しその他による食品の給与、飲料水の提供、被服・寝具その他生活必需品の給与または貸与、医療・助産、災害に遭遇した者の救出、住宅の応急修理、生業に必要な資金器具などの給与または貸与、学用品の支給、埋葬、その他政令で定めるものなどである。

● 災害対策基本法（1961（昭和36）年制定・2012（平成24）年改正）

目 的　わが国の国土、国民の生命、身体および財産を災害から保護するため、国、都道府県、市町村の対応策を定めている。伊勢湾台風を契機に制定され、東日本大震災を経験して改正された。

内 容　おもな内容は、防災責任の明確化、総合的な防災行政の推進、計画的な防災行政体制の整備、災害復旧、財政金融措置、災害緊急事態に対する措置などである。

2012年の改正▶ 2012（平成24）年の改正では、大規模広域災害に対する即応力の強化（発災時の情報収集・伝達・共有の強化、応援業務に係る都道府県・国の調整の拡充（調整対象業務に避難所運営支援、巡回健康相談、施設修繕の追加）、地域防災計画の平素の備えの強化、救援物資を確実に供給する仕組みの創設、広域避難に関する調整規定、教訓伝承の新設・防災教育強化等による防災意識の向上などが追加された。

● 大規模地震対策特別措置法（1978（昭和53）年施行）

目 的　大規模地震の災害から国民の生命、身体および財産を災害から保護するため、地震防災対策地域の指定、地震観測体制の整備、その他地震防災のための必要な措置を定めることにより、地震防災対策の強化を図り、社会の秩序と公共の福祉に資することを目的に制定された。

内　容　おもな内容は、強化地域の指定、地震防災計画、警戒宣言である。

災害時の保健師活動の過程

災害時の保健師活動は、災害期（フェーズまたはサイクル）に応じた対応を行うことが重要である。災害期の分類は、5期や8期に分類する考え方もあるが、災害対策基本法・大規模地震対策特別措置法に基づくと、①災害予防対策期、②災害応急対策期、③災害復旧・復興対策期に分類される。

災害予防対策期の活動

災害発生は予測不可能なことが多く、その程度も予測困難である。平常時から、多様な災害状況を予想して準備をしておくことが重要である。

(1) 地域の実態把握▶収集すべき情報のリスト作成、医療機関等の連絡先・位置図（マッピング）作成、ハザードマップ（危険予測地図）の作成、緊急時支援の必要な対象のリスト作成と保健指導票の整理、地区の保健医療福祉情報の整理など。

(2) 住民の把握▶災害時ハイリスクと考えられる住民の避難の優先順位と役割分担、担当責任範囲の明確化。

(3) 災害防止マニュアルの作成▶市町村には、首長を中心とした災害防災組織と情報伝達、避難、救助、災害時の緊急事態に対する施策、救急医療体制など、地域の実情に即したマニュアル作成の義務がある。保健所では、災害時における初動体制のあり方、保健所・市町村の役割分担、被災後のステージにおける対応のあり方などのマニュアルを作成している。

(4) 教育普及啓発・防災リーダーの育成▶平常時からの災害への備え、救急蘇生法、トリアージの意義、メンタルヘルスなどの普及啓発、災害を想定しての健康教育など。

(5) 救護・支援ネットワーク▶日常的に保健・医療・生活問題の支援ネットワークづくりを行う。

災害応急対策期の活動

(1) 第1期：緊急対策期▶災害直後から3日程度と想定され、重点活動として、生命・安全の確保に対する支援のための初動体制の確立と保健活動の実践があげられる。

救命救急活動：他の医療従事者とともに救命救急対応および応急手

当などの活動を行う。また、医師・救急救命士が未到着の場合は、傷病者の緊急度や重症度を判定し、識別票(トリアージ・タッグ)をつける役割も負う。

初動体制の確立と保健活動：情報収集のための地域巡回活動、緊急援助者への早期対応、災害時要援助者の安否確認と健康状態の把握、地域の災害情報の把握と整理、避難所への健康支援活動の体制準備、必要物品の確認と調達、応援受け入れの準備、医療ボランティアへの情報提供・指示・連絡調整などを行う。

(2) 第2期 ▶ 発災後3日から2〜3週間と想定され、外部からの応援も増え、避難所の生活も徐々に安定し、生活の再建に向け動き始める反面、身体状況の悪化、ストレス増大が見られる。

避難所における健康相談・健康管理：慢性疾患の悪化防止、日常生活での保健予防活動(感染症など疾病の予防教育・精神面の援助・生活環境整備など)、避難所の自主活動の支援、プライバシーへの配慮などに重点を置く。

地域における継続ケアを要する事例の訪問指導

情報の整理と提供：被災者の搬送先の把握、避難所にいる被災者氏名の把握などを的確に行い、混乱のないように調整し、必要に応じて情報提供を行う。

● 災害復旧・復興対策期の活動

(1) 復旧期 ▶ 発災後2〜3週間から災害対策本部解散までと想定され、住民の疲労と将来への不安も強まり、様々な問題が起こりやすい。

仮設住宅生活者の支援：新しい日常生活を構築するための支援、医療やケアの必要な人々へのサービスの調整や関係者との連携、ストレスなど心の問題を含む健康相談体制の整備、仮設住宅入居者の自主グループなど交流の場づくりへの支援などが重要である。

避難所に残された人々への継続支援：心身の健康相談体制の充実、健康保持増進の支援、自治活動への支援などに重点を置く。

在宅住民への支援：在宅要支援者の継続支援、一般家庭への巡回健康相談などによる慢性疾患の悪化や健康障害の予防活動を行う。

関係スタッフの心身の健康管理

(2) 復興期 ▶ 災害対策本部解散から平常化までの段階で、仮設や他地域への転居などにより、近隣関係の変化や友人・知人を失うなど、地域や家族の中で役割喪失や交代が生じる時期である。

新たなコミュニティづくりへの支援：環境の変化を受け入れ、住民

が立ち直れるためのサポートシステムづくりや活動を展開する。
精神保健に重点をおいた日常生活の支援：住民の交流の場づくり、災害症候群に対する相談、PTSDへの対応などが重要である。

● 災害時要援護者とは

必要な情報を迅速かつ的確に把握し、災害から自らを守るために安全な場所に避難するなどの災害時の一連の行動をとるのに支援を要する人々をいい、一般的に高齢者、障害者、外国人、乳幼児、妊婦等があげられている。要援護者は新しい環境への適応能力が不十分であるため、災害による住環境の変化への対応や、避難行動、避難所での生活に困難を来すが、必要なときに必要な支援が適切に受けられれば自立した生活を送ることが可能である。

対象者の範囲を、要介護3以上の居宅で生活する者、身体障害（1・2級）および知的障害（療育手帳A等）の者、一人暮らし高齢者、高齢者のみの世帯を対象としている市町村が多い。

国は、2006（平成18）年に災害時要援護者ガイドラインを策定し、要援護者の避難支援は自助・地域（近隣）の共助を基本とすること、市町村に対し、避難準備情報の発令や情報伝達体制の整備、平常時からの要援護者に関する情報の収集・管理・共有、一人ひとりの避難支援プランの策定を求めた。

● トリアージ

定　義　　トリアージ（triage）とは、災害などで多数の傷病者が発生した場合に、限られた人的物的資源の状況下で、最大多数の傷病者に最善の医療を施すため、傷病者の緊急度や重症度に応じて、搬送先を決定したり、治療優先度を決定することをいう。

トリアージの方法▶トリアージに際しては、全国共通の"トリアージ・タッグ"を使用し、傷病者の識別を行うことが望ましい。"トリアージ・タッグ"とは、傷病者の傷病の緊急度や程度を表した識別票で、多発した患者の重症度の判定と後方医療機関への搬送の優先順位を決めるための患者情報が記載される。

タッグの装着は、原則として右手首にする。不可能な場合は、左手首、右足首、左足首、首の順で装着部位を変更する。衣類や靴などへの装着はしないこと（表16）。

表16 治療優先度の段階

分類	順位	識別色	症状の状態等
最優先治療群 (重症群)	第1位	赤	・生命を救うため、直ちに処置を必要とする者 ・窒息、多量の出血、ショックの危険にある者
待機的治療群 (中等症群)	第2位	黄	・多少治療の時間が遅れても、生命に危険がない者 ・基本的にバイタルサインが安定している者
保留群 (軽症群)	第3位	緑	上記以外の軽易な傷病で、ほとんどが専門医の治療を必要としない者
死亡群	第4位	黒	すでに死亡している者、または明らかに即死状態であり、心肺蘇生を施しても蘇生の可能性のない者

井伊久美子「最新保健学講座4　公衆衛生看護活動論2」メヂカルフレンド社, 2011. p.377

クラッシュ症候群

定義　クラッシュ症候群とは、交通事故や地震などで倒壊した家屋の下敷きになり、長時間筋肉が圧迫され血液の流れが阻害されて起こる症状で、救出時は外傷がないように見えるが、圧迫が除去されたのちに虚血・再灌流障害により横紋筋融解をきたし、ミオグロビン血症、代謝性アシドージス、凝固障害、腎不全などの全身的な異常を呈する症候群である。

PTSD (心的外傷後ストレス障害)

定義　PTSD(post-traumatic stress disorder)とは、自然災害や戦争体験、事故などの強い精神的ストレスを体験することへの反応として起こる精神症状で、強い恐怖、驚愕、絶望などの心理状態を呈するものをいう。

　ストレス体験の直後に起こる急性トラウマ反応ではなく、1～2週間から数カ月経って発症する遷延反応のことをいい、回避・再体験・過覚醒などの症状が続く。精神保健の専門家による精神医療・精神保健相談・カウンセリングなどが有効である。

サバイバーズギルト

定義　サバイバーズギルトとは、戦争・災害・事故・事件などに遭遇した生存者が、自分だけ生き残った、もしくは自分だけ生き延びたなどの理由で抱く罪悪感、あるいはそれに似た感情のことである。2011(平成23)年の東日本大震災後、津波被災地の生存者間にこの種の感情が観察され、認知度が高まった。抑うつ症状を呈することが多いことから、注意深い見守りや傾聴、専門家の支援が必要である。

Chapter III 公衆衛生看護学各論

10. 学校保健活動

Check Words!!

- **学校保健とは**
  - 学校保健の歴史
  - 学校保健安全法
  - 学校保健

- **学校保健に関連する制度と組織**
  - 保健主事
  - 養護教諭
  - 保健室
  - 学校保健計画
  - 学校保健委員会
  - 保健教育

- **保健管理**
  - 健康診断
  - 就学時の健康診断
  - 感染症予防――出席停止・臨時休業

- **学校安全**
  - 安全教育
  - 安全管理
  - 学校安全計画

- **学校保健に関連する近年の話題**
  - 学校環境衛生
  - 学校給食
  - 特別支援教育(特別発達支援教育)

学校保健とは

● 学校保健の歴史

歴史・変遷　学校保健は、1872(明治5)年の学制発布とともに、伝染病予防対策を中心に開始された。

その後、明治から大正にかけて、活力検査(現在の身体検査)、環境衛生対策、疾病予防対策など、児童生徒の健康管理を目的とする施策が実施されるようになり、学校医制度(1898)、学校看護婦の設置(1900)、衛生室(現在の保健室)の整備などが行われた。

第二次世界大戦後の1947(昭和22)年に**教育基本法**および**学校教育法**が制定され、児童の体位の低下、栄養失調、結核の蔓延、寄生虫などの課題に対する本格的な取組みがスタートした。

続いて、1954(昭和29)年に**学校給食法**、1958(昭和33)年に**学校保健法**が制定され、学校における保健教育の強化と保健管理の充実が図られた。

1961(昭和36)年には、「学校における環境衛生の基準」が示され、環境衛生管理も整備された。

現在の学校保健の体系は、1972(昭和47)年「児童・生徒の健康の保持増進に関する施策について(保健体育審議会答申)」に基づき定められた。

2008(平成20)年6月、学校保健法が改正され「学校保健安全法」に改称、2009(平成21)年4月から施行された。

● 学校保健安全法

目的　学校保健に最も関連が深い法律で、学校における児童生徒等および職員の健康の保持増進を図るため、学校の保健管理と教育活動が安全に実施されるよう安全管理に必要な事項を定め、学校教育の円滑な実施とその成果の確保に資することを目的としている。

概要　学校保健安全法は、学校保健安全計画、学校環境衛生、学校環境の安全、健康診断(就学時の健康診断、園児、児童、生徒および教職員の健康診断、健康診断後の事後指導、健康診断の方法や技術的基準)、健康相談、感染症予防等について規定している。

● 学校保健

定　義　　学校保健とは、「学校における保健教育及び保健管理」をいう(文部科学省設置法第4条12号)。

目　的　　学校保健の目的は、児童、生徒および教職員などの健康を保持増進するため学校教育活動に必要な環境の衛生と安全に配慮し健康管理を行うこと、生涯を通じて自らの健康の保持増進を図ることである。

対　象　　学校保健の対象は、幼稚園から大学に至る教育機関の園児、児童、生徒、学生および教職員である(学校教育法第12条)。

　　　　　　学校保健を担当する教職員は、校長、保健主事、養護教諭、一般教員(学級担任・保健科担当教員)のほか、非常勤の専門職として、学校医、学校歯科医、学校薬剤師、スクールカウンセラー等である。

　　　　　　学校保健を運営する組織として、「学校保健委員会」がある。

■ 学校保健に関連する制度と組織

● 保健主事

概　要　　学校保健委員会の運営や学校保健活動にかかわる組織が円滑に活動できるよう調整にあたる役割をもつ。また養護教諭の協力のもとに学校保健計画の策定の中心となる。

　　　　　　1995(平成7)年から、養護教諭も保健主事に任命されることが可能になった。

● 養護教諭

歴史・変遷　　1900(明治33)年に**学校看護婦**制度が誕生し、1929(昭和4)年、教育関係職員に位置づけられた。1941(昭和16)年、児童の養護を掌る「養護訓導」という名称で身分・職務が確立された。1947(昭和22)年の教育基本法・学校教育法の制定により、養護教諭と改称された。

　　　　　　1995(平成7)年、いじめや不登校の増加など児童生徒の心身の健康問題に適切に対応する必要性から、指導体制の充実を図る一環として学校教育法施行規則を一部改正し、保健主事に幅広く人材を求める観点から、教諭だけでなく養護教諭もあてることができることとした。

　　　　　　1997(平成9)年、養護教諭の重要な役割として**ヘルスカウンセリング**(**健康相談活動**)が位置づけられた。

　　　　　　さらに1998(平成10)年、児童生徒の心身の発達を援助するため、

その専門性を強化し指導に活かす観点から教育職員免許法の一部改正を行い、養護教諭に「保健」の領域の教授を一部担当できることとした。

概　要　養護教諭の設置は、学校教育法第 28 条第 7 項に定められており、免許取得に必要な単位などについては、「教育職員免許法」に規定されている。

養護教諭の免許は、教育課程の違いによって専修・一種・二種の 3 種類がある。

養護教諭の役割は、学校保健活動の推進にあたる中核的な役割、学校内外の関係者との連携におけるコーディネーターの役割、学校保健センター的役割を担っている保健室経営の充実等がある。

養護教諭の職務内容は、中央教育審議会の答申（平成 20 年 1 月）によると、次の 7 項目である。①学校保健計画および学校安全計画策定への参画と実施、②保健管理、③保健教育、④健康相談活動、⑤保健室経営、⑥保健組織活動、⑦その他（子どもの心身の健康にかかわる研究等）。

○ 保健室

保健室の設置根拠▶「保健室」設置の法的根拠は、学校保健安全法（第 7 条）、学校教育法施行規則（第 1 条）、学校設備整備指針等である。
保健室の機能▶保健室は、①健康診断、②健康相談、③保健指導、④救急処置（休養を含む）、⑤発育測定、⑥保健情報センター、⑦保健組織活動のセンターの役割があり、学校保健活動のセンター的機能を求められている。

○ 学校保健計画

法的根拠　学校保健安全法第 5 条に「児童生徒等及び職員の心身の健康の保持増進を図るため、児童生徒等及び職員の健康診断、環境衛生検査、児童生徒等に対する指導その他保健に関する事項について計画を策定し、これを実施しなければならない」と規定されている。

学校における保健管理と保健教育、学校保健委員会などの組織活動など、学校保健活動の年間を見通した総合的な基本計画となるよう作成する。

● 学校保健委員会

目 的　学校保健委員会は、学校における健康に関する課題を研究協議し、学校での健康づくりを推進するための重要な組織であり、教職員をはじめ関係者が学校保健活動について共通理解を図り、組織的に運営することを目的に設置されている。

　　学校保健計画には、委員会の開催や活動計画などを計画的に推進することが示されている。

構成員▶学校保健委員会の①校長・副校長・保健主事・養護教諭・栄養教諭などの教職員、②学校医・学校歯科医・学校薬剤師、③保護者代表（PTA役員・通学区域代表・学級代表など）、④保健所などその他地域の保健関係機関代表、⑤児童生徒代表（児童・生徒会代表、保健委員代表、学級代表など）であり、議題に応じて交通安全・防犯などの関係者も参加する。

　　学校保健委員会は、児童・生徒保健委員会、教職員保健委員会、PTA保健委員会のほか、子どもたちの健康問題の協議を行うため、地域の教育資源として保護者・関係機関・団体と連携し、地域学校保健委員会を組織し、共通の目標に向かって有機的な連携による組織的な活動が期待されている。

● 保健教育

法的根拠　保健教育は**学校教育法**に基づく教育活動であり、文部科学省設置法第4条において、「学校における保健学習と保健指導のことをいう」と示されている。

保健学習▶生涯を通じて自らの健康を管理し、改善していくことができる資質や実践力の基礎を培うことを目的に、学習指導要領に示された内容と時間に基づいて行われる。

　　おもな内容は、教科体育・保健体育における「保健」、他教科や総合学習における健康にかかわる学習があり、重点課題として、こころの健康、生活習慣病予防、感染症、薬物乱用防止、性に関する問題、エイズ教育、禁煙・禁酒に関する教育などを推進している。

保健指導▶健康に関する日常の具体的問題に対応する実践的能力や態度の育成を目指しており、特別活動など教科以外の場における健康に関する指導であり、個別指導も保健指導の概念に含まれる。

Chapter III 公衆衛生看護学各論

保健管理

法的根拠　学校における保健管理の目的は、学校保健安全法第1条に明示されており、「児童生徒等および職員の健康の保持増進を図り、学校における教育活動が安全な環境において実施されることにより、学校教育の円滑な実施とその成果の確保に資することである」と定めている。

定義　保健管理とは、学校環境衛生、健康診断、健康相談、感染症予防をいい、心身の管理や生活の管理などの人間の生活行動を含めた「対人管理」と、施設や環境等を対象とした「対物管理」などに分けて、教育的な見地から実施するものである。

保健管理に関係するおもな職員は、保健主事と養護教諭、学校医、学校歯科医、学校薬剤師である。

健康診断

法的根拠　健康診断は学校における健康管理の中心に位置づけられている。健康診断に関しては学校教育法第12条に規定されており、①就学時の健康診断（学校保健安全法第11条）、②児童、生徒、学生または幼児の定期・臨時の健康診断（同第13条）、③職員の定期・臨時の健康診断（同第15条）がある。

定期健康診断実施の流れは、①実施計画、②事前指導と準備、③保健調査、④検査的事項および診察的事項、⑤総合判定、⑥事後指導の順に行われ、その結果は21日以内に通知することになっている。また、総合判断に基づき事後処置を行う。

事後処置は医学的に①疾病の予防措置、②治療の指示、③必要な検査、予防接種等を受けるよう指示すること、教育的事後処置として運動、作業の軽減、保健指導などがある。

児童、生徒らの定期健康診断の健診項目は学校保健安全法施行令に定められており、毎学年6月30日までに実施する。

💡**Motto!**　結核検診として、児童・生徒らの定期の健康診断で全員に**エックス線間接撮影**を実施するのは、高校1年生と大学の第1学年のみである（感染症法施行令第12条第2項）。

就学時の健康診断

法的根拠　市町村（特別区）の教育委員会は、学校教育法の規定により、普通学級および特別支援学級に翌学年の入学予定者に健康診断を行う。

特別支援学校は都道府県の教育委員会が管轄する。

目的　就学予定者の心身の状況を把握し、治療の勧告、保健上必要な助言、

就学指導等を行い、義務教育を円滑に実施できるようにすることである。

手　続　実施時期は、学齢簿作成（10月）後11月30日までに行うとされているが、就学手続きに支障がない場合は、就学3カ月前（12月31日）までに行うことができる（学校保健安全法施行令第1条）。

事後措置として、必要がある場合は、①治療の勧告、②保健上必要な助言、③就学義務の猶予・免除、④特殊教育諸学校（特別支援教育）への就学に関する指導がある。

● 感染症予防——出席停止・臨時休業

対　象　学校で予防すべき感染症は、学校保健法施行規則第18条に挙げられている第一種から第三種までの3種類である（表17）。

出席停止▶校長は、感染症にかかっており、かかっている疑いがあり、またはかかるおそれのある児童、生徒、学生または幼児がいる時は、出席停止をさせることができる（学校保健安全法第19条）。

停止期間の基準は、伝染病の種類により定められている（学校保健安全法施行規則第19条）。

臨時休業▶学校の設置者は、感染予防上必要があるときは、臨時に、学校の全部または一部の休業を行うことができる（学校保健安全法第20条）。

Motto! 2013（平成25）年5月6日から、鳥インフルエンザ（H7N9）を指定感染症として定める政令が施行された。これに伴い学校保健安全法における取扱いは、学校保健安全法施行規則第18条第2項により、学校において予防すべき感染症の第一種感染症とみなされることになった。出席停止期間の基準は「治癒するまで」である。

学校安全

定　義　学校安全とは、学校における**安全教育**（安全学習・安全指導）および**安全管理**をいう（文部科学省設置法第4条第12号）。

● 安全教育

安全教育は、体育や保健体育、学級（ホームルーム）活動、学校行事を通じて行われ、児童生徒の安全な行動に必要な態度や能力を育てることを目的としている。

表17 学校で予防すべき感染症と出席停止の期間の基準

	感染症の種類	出席停止の期間の基準	考え方
第一種	エボラ出血熱、クリミア・コンゴ出血熱、痘そう、南米出血熱、ペスト、マールブルグ病、ラッサ熱、急性灰白髄炎、ジフテリア、重症急性呼吸器症候群（病原体が SARS コロナウイルスであるものに限る）、鳥インフルエンザ（病原体がインフルエンザウイルス A 属インフルエンザ A ウイルスであってその血清亜型が H5N1 であるものに限る）、感染症予防法に規定される新型インフルエンザ等感染症、指定感染症および新感染症	治癒するまで	感染症法の一類感染症および二類感染症（結核を除く）
第二種	インフルエンザ（鳥インフルエンザ（H5N1）および新型インフルエンザを除く）	発症した後5日を経過し、かつ解熱した後2日（幼児にあっては、3日）を経過するまで	飛沫感染する感染症で児童生徒のり患が多く、学校において流行を広げる可能性が高いもの
	百日咳	特有の咳が消失するまでまたは5日間の適正な抗菌性物質製剤による治療が終了するまで	
	麻疹	解熱したのち3日を経過するまで	
	流行性耳下腺炎	耳下腺、顎下腺または舌下腺の腫脹が発現した後5日を経過し、かつ、全身状態が良好になるまで	
	風疹	発疹が消失するまで	
	水痘	すべての発疹が痂皮化するまで	
	咽頭結膜熱	主要症状が消退したのち2日を経過するまで	
	結核 髄膜炎菌性髄膜炎	病状により学校医その他の医師において伝染のおそれがないと認めるまで	
第三種	コレラ、細菌性赤痢、腸管出血性大腸菌感染症、腸チフス、パラチフス、流行性角結膜炎、急性出血性結膜炎、その他の伝染病	病状により学校医その他の医師において伝染のおそれがないと認めるまで	学校教育活動を通じ、学校において流行を広げる可能性があるもの

厚生労働統計協会「国民衛生の動向2012/2013」2012. p.365

● 安全管理

安全管理は、事故発生の要因に結びつく心身状態の把握や行動観察、応急手当と緊急時の救急体制の確立、校舎内外の施設・整備の安全点検と事後処置などを計画的に実施するために必要な条件を整えることを目的として行われる。

危機管理▶安全管理における危機管理としては、自然災害や犯罪等の事件・事故等の健康危機管理発生時の安全確保について、家庭や地域の関係機関・団体との連携の強化を図り、緊急連絡体制や避難訓練、事故災害発生時の救急体制の整備、教職員の応急手当等の技術の習熟、児童生徒への計画的な安全指導等を行うこととされている。

救済制度▶学校管理下で発生した災害に対する共済給付制度があり、日本学校安全会が、災害に応じた医療費・障害見舞金・死亡見舞金等の給付を行っている。

● 学校安全計画

法的根拠 学校安全計画は、学校保健安全法第27条に規定されている。

目 的 児童生徒などの安全の確保を図るため、年間を通じた総合的な基本計画であり、月間計画および実施計画の立案についても規定されている。

概 要 学校の施設および整備の安全点検、通学を含めた学校生活その他日常生活における安全に関する指導、危機管理発生時の対処要領の作成、職員の研修、学校安全に関する事項等である。

計画は、①安全教育に関する事項、②安全管理に関する事項(交通安全・安全教育)、③災害安全であり、学校保健計画(学校保健安全法第5条)と学校安全計画(学校保健安全法第27条)は別々に計画する。

必要に応じて、消防署や警察等との地域の関係団体等の協力を得て実施する。

■ 学校保健に関連する近年の話題

● 学校環境衛生

法的根拠 学校保健安全法第6条の規定において、文部科学省告示による「学校環境衛生基準」を定めることが規定されており、その内容は、定期検査項目、日常点検項目、臨時検査項目等である。

学習環境は、児童、生徒の心身の発育・発達や健康の保持増進、学習能率等に影響するため物理的環境の整備や衛生管理を行う必要

がある。

定期検査▶定期に行う**環境衛生検査**は、照度・照明環境、騒音、空気、飲料水、給食、プール、排水、便所ゴミ、衛生害虫など15項目があり、検査回数や判定基準が規定されている。

日常点検▶日常点検は教室の環境やプールの管理、飲料水の水質および設備等がある。

臨時検査▶伝染病や食中毒の発生またはそのおそれがあるときは、臨時の検査を行う。

💡**Motto!** 学校環境衛生については、学校医および学校薬剤師は協力して指導助言に当たると規定されている。

学校給食

目的

学校給食は、学校給食法に基づき、児童生徒の心身の健全な発達、国民の食生活の改善に寄与することを目的に、「生きた教材」として学校教育活動の一環として実施されている。

2009（平成21）年4月学校給食法が改定され、学校給食基準、学校給食衛生管理基準の具体的内容を踏まえ、学校給食を実施している。

食育基本法▶2005（平成17）年6月、肥満や生活習慣病予備群の増加、朝食欠食、食の偏り（偏食）、食の安全など食事に対する課題が多いことから、「食育基本法」が制定され、翌7月施行された。

栄養教諭▶2005（平成17）年4月、食に関する専門性と教育に関する専門性を併せ持ち、学校における**食育の推進**および重点課題を解決する中枢的な役割を担う専門職として**栄養教諭**制度が開始された。

栄養教諭の業務は、学校給食管理と食に関する指導の2つである。

特別支援教育（特別発達支援教育）

法的根拠

2006（平成18）年6月、障害児教育の見直しを目的に学校教育法の一部改正が行われ、2007（平成19）年4月から施行された。

障害の程度等に応じて特別の場で指導を行う従来の**特殊教育**から、障害のある子ども一人ひとりの教育的ニーズに応じて教育的支援を行う**特別支援教育（special support education）**という新しい制度への転換である。

背景

近年、盲・聾・養護学校に在籍する子どもの障害の重度・重複化、学習障害（LD）、注意欠陥・多動性障害（ADHD）、高機能自閉症などの発達障害等により教育的支援を要する子どもの増加がみられ

る。これらに適切に対応する必要性などから、特別支援教育への転換が行われた。

おもな改正内容▶①障害児の個々のニーズに対応して適切な支援を行う観点から、盲・聾・養護学校制度を、障害の種別を超えた学校制度である「特別支援学校」制度に転換する、②「特別支援学校」は、小・中学校等の要請に応じて、教育上特別の支援を必要とする子どもについての助言指導を行う、③特別支援教育の推進により、障害児教育の一層の充実を図るの3点である。

一方、2006（平成18）年3月の省令改正により、①小・中学校における通級による指導制度の弾力化、②支援の対象に「学習障害者」「注意欠陥・多動性障害者」を加える、③「自閉症者」を「情緒障害者」から独立して表記するなどの改正が行われ、同年4月1日から施行された。

💡Motto! 介護サービスの基盤強化のための介護保険法等の一部を改正する法律により「社会福祉士及び介護福祉士法」の一部改正が行われ、2012（平成24）年4月から、一定の研修を受けた介護職員等は一定の条件の下に、医行為である**喀痰吸引・経管栄養**を行うことができることになった。

これまで実質的違法性阻却の考え方に基づいてたんの吸引等に当たってきた特別支援学校の教員についても、この制度の適用を受け、一定の研修を修了した者について、**喀痰吸引・経管栄養**を行うことが認められることになった。

Chapter Ⅲ 公衆衛生看護学各論

11. 産業保健活動

Check Words!!

■■ 産業保健の理念と目的
産業保健とは
産業看護とは
産業看護職の役割・職務
産業保健の歴史

■■ 産業保健の制度とシステム
労働安全衛生法
職業病
産業保健対策
トータル・ヘルスプロモーション・プラン(THP)
健康診断と事後措置

■■ 産業保健における健康課題
業務上疾病対策
VDT作業対策
過重労働対策
メンタルヘルス対策
ワーク・ライフ・バランス
女性労働者への法的措置
地域保健との連携
関連施設

産業保健の理念と目的

○産業保健とは

目的　1950(昭和25)年にILO/WHOの合同委員会で採択された「産業保健の目標」は、「あらゆる職業に従事する人々の身体的・精神的および社会的福祉を最高度に維持増進させること。作業条件に基づく疾病を防止すること。健康に不利な諸条件に対して、雇用労働者を保護すること。作業者の生理的、心理的特性に適応する作業環境にその作業者を配置すること。つまり、仕事を労働者に適応させ、個々の労働者を仕事へ適応させること」である。

1995(平成7)年の改訂では、産業保健における3つの異なる目的として、①作業者の健康と労働能力の維持と増進、②安全と健康のための作業環境と作業の改善、③作業中の健康と安全を支援し、積極的な社会的気風(企業風土)と円滑な運営を促進し、企業の生産性を高めることになるような作業組織、労働文化の発展が示された。

2005(平成17)年、日本産業衛生学会産業看護部会は、「産業保健の目的」をまとめて、①職業に起因する健康障害を予防すること、②健康と労働の調和を図ること、③健康および労働能力の保持増進を図ること、④安全と健康に関して好ましい風土を醸成し、生産性を高めることになるような作業組織、労働文化を発展させることの4つに集約している。

対象　就労者(働く人々)を対象にしている。年代は生産年齢であり、青年期から中年期、熟年期までと幅広い。労働安全衛生法は雇用労働者を対象とし、事業主や個人経営者、国家公務員などは対象とはならない。

○産業看護とは

定義　2005(平成17)年に日本産業衛生学会産業看護部会は「産業看護とは、事業者が労働者と協力して、産業保健の目的(筆者注：前出の産業保健の目的を示す)を自主的に達成できるように、事業者・労働者の双方に対して、看護の理念に基づいて組織的に行う、個人・集団・組織への健康支援活動である。」としている。

○産業看護職の役割・職務

産業看護職の役割は、産業保健専門職(産業医、保健師、看護師、衛生管理者、作業環境測定士など)から成る産業保健チームの一員と

して、看護専門職の立場から事業者が労働者の協力を得て自主的に行う産業保健活動を支援することである。職務は後述する産業保健（労働衛生）の5分野すべてに関わる。

具体的な活動としては、健康診断の実施とそのフォローアップ、健康相談、救急処置、労働衛生教育、健康教育、職場巡視など個人や集団に直接アプローチする業務と、業務計画、部門間調整（マネジメント）、労務管理などの事業場全体にかかわる業務とがある。

労働安全衛生法では、産業医や衛生管理者の位置づけはなされているが、産業保健師の選任は義務づけられていない。1996（平成8）年の労働安全衛生法の改正で、保健婦・士が健康診断の事後措置としての保健指導を実施する人材として位置づけられた。

● 産業保健の歴史

産業保健が対象とする健康問題や、それに対する支援の展開は、時代と共に変遷しながら今日に至っている。

工場法［1911（明治44）年公布、1916（大正5）年施行］▶明治中期から紡績業を中心に産業革命が始まり、女性や年少労働者を主とする工場労働者は、過酷な労働、不衛生な環境、劣悪な労働条件のなかで、健康障害や結核に侵される者が続出した。この状況を打開し、労働者の健康を守るために工場法が制定された。

労働基準法［1947（昭和22）年］▶第2次世界大戦後、労働者を労働条件の面から保護する目的で労働基準法が制定された。これにより、賃金、労働時間、休日、安全衛生、災害補償などの最低基準が保障された。健康上の最大の課題は結核であり、健康診断による早期発見・早期治療の徹底により結核は急速に減少した。

じん肺法［1960（昭和35）年］▶昭和30年から32年にかけて全国の粉じん作業従事労働者の健康診断結果をもとに、鉱山労働者の粉じんによる健康障害対策として制定された。対策は健康診断中心で、環境改善・作業改善などの根本的な対策はみられなかった。

産業保健の制度とシステム

労働安全衛生法（1972（昭和 47）年制度）

　　1960 年代後半から、技術革新、労働者の高齢化などのなかで、労働形態や職場環境が大きく変化し、労働者の安全と健康の保持増進、作業環境の改善が急務となったため、労働基準法の安全衛生に関する規則や労働安全衛生規則などを集大成する形で労働安全衛生法が制定された。労働安全衛生法は、その後時代の変化に伴い改正を重ね、労働者の健康の保持増進に向けての対策が強化された。

1988（昭和 63）年改正 ▶ トータル・ヘルスプロモーション・プラン（Total Health Promotion Plan: THP）、生活習慣病予防を目的とする健康診断項目の充実、海外派遣労働者に対する健康診断実施の義務づけなどが示された。

1992（平成 4）年改正 ▶ 事業者の快適な職場環境形成の努力義務が盛り込まれた。

1996（平成 8）年の改正 ▶ 産業医の専門性の確保と健康診断後の措置の的確な実施が注目された。

1999（平成 11）年改正 ▶ 深夜業に従事する労働者の健康支援対策が強化され、化学物質による労働者の健康障害の防止を図るため、その性状および取扱いに関する情報「化学物質等製品安全データシート」(Material Safety Data Sheet：MSDS)を化学物質譲渡の際に提供することが義務づけられた。

2005（平成 17）年改正 ▶ 過重労働対策として長時間労働者への医師による面接指導の実施が義務づけられ、危険性・有害性の調査などの実施の努力義務が事業者に課せられた。

労働安全衛生マネジメントシステムに関する指針 [1999（平成 11）]

　▶ 1985（昭和 60）年に採択された ILO 第 161 号条約で包括的予防と事業者責任・労働者参加の枠組みが示された。多くの国々の産業保健活動が法規準拠型から自主対応型へと変化した。これを受けて、わが国でも 1999（平成 11）年に労働省告示「労働安全衛生マネジメントシステムに関する指針」により、事業者が労働者の協力のもとに一連の過程を定めて継続的に行う自主的な安全衛生活動が行われることになった。

ココミル 保健行政（労働安全衛生法）(p.265)

職業病

定　義　　**職業病**とは、ある特定の職業に従事することによって発生する疾患で、物理的、化学的要因による職業性疾患と、腰痛や慢性気管支炎などの作業関連疾患がある。

職業性疾患▶潜函病や振動病などの物理的要因や、じん肺・有機溶剤などの化学的要因によるものがある。ある特定の職業に短期または長期にわたって従事することによって発生する疾患で、原因を除去することによって予防可能な疾患である。

作業関連疾患▶ 1982年に WHO が発表した概念であり、職業性疾患以外に一般の病気でも職業が発症の原因の一つと考えられる、あるいは、原因ではないが病気の増悪や促進の原因となりうるものをいう。おもな疾患に、循環器疾患、脳血管疾患、脂質異常症、慢性呼吸器疾患、糖尿病、神経症などのストレス関連疾患、腰痛など筋骨格系疾患、突然死などがある。

産業保健対策

産業保健対策の基本▶作業環境管理・作業管理・健康管理の3管理であり、これらの対策が円滑に推進されることが重要である（図14）。

管理方法▶近年では伝統的3管理に加え、労働安全管理体制（総括管理）と労働衛生教育（健康教育）を加えた5分野の重要性が指摘されている（表18）。

図14　労働衛生管理の対象と予防措置の関連

		使用から影響までの経路	管理の内容	管理の目的	指　導	判断基準
労働衛生管理	作業環境管理	有害物使用量 ↓ 発生量 ↓ 気中濃度	代替、使用形態、条件 生産工程の変更 設備、装置の負荷　　　　遠隔操作、自動化、密閉　　　　局所排気、全体換気 建物の構造	発生の抑制 隔　離 除　去	環境気中濃度	管理濃度
	作業管理	↓ 曝露濃度 体内侵入量	作業場所、作業方法 作業姿勢、曝露時間 呼吸保護具、教育	侵入の抑制	曝露濃度 生物学的指導	曝露限界
	健康管理	↓ 反応の程度 ↓ 健康影響	生活指導、休養、治療 適正配置	障害の予防	健康診断結果	生物学的曝露指標 (BEI)

厚生労働統計協会「国民衛生の動向 2012/2013」2012. p.314

表18 産業保健（労働衛生）の管理方法

種類		内容
労働衛生管理体制の確立		労働衛生方針の決定・表明、方針の周知、方針に基づいた目標設定、計画立案、衛生管理体制の整備、各種規程などの整備、資料管理、監査など
5分野	3管理 作業環境管理	作業環境測定とその評価を行い、作業環境中の有害要因を取り除き、適切な作業環境を確保すること
	作業管理	作業に伴う有害要因の発生を防止したり、曝露を少なくするための作業方法や手順を定めたり、保護具を使用することにより、作業の負荷や身体への悪影響を減少させること
	健康管理	労働者の健康状態を把握し、作業環境や作業との関連を検討することにより、健康障害を未然に防ぎ、健康増進を図ること
労働衛生教育		労働が身体に与える影響や健康障害を防ぐために必要な3管理と労働衛生管理体制についての理解を促すために実施される教育

●トータル・ヘルスプロモーション・プラン（THP）

　1998（平成10）年の労働安全衛生法の改正により、事業者に対して労働者の健康保持増進を図るために必要な措置を講ずるよう努力義務が課せられた。同年9月に労働大臣公示「事業場における労働者の健康保持増進のための指針」が出され、より積極的な健康づくりを目指して、全労働者を対象にした労働者の心身両面にわたる「トータル・ヘルスプロモーション・プラン（THP）」を推進することが事業者の努力義務と規定された。具体的には、健康測定の結果（健康診断の結果）に基づいて、運動指導、保健指導、栄養指導、心理相談（メンタルヘルスケア）などを行うものである（図15）。

図15 健康づくりスタッフとその役割

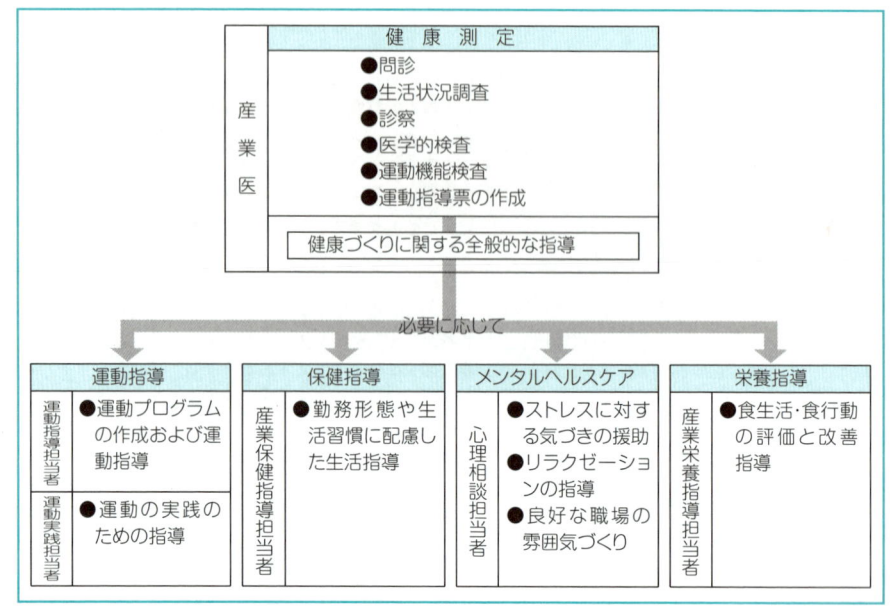

```
産業医
├─ 健康測定
│   ● 問診
│   ● 生活状況調査
│   ● 診察
│   ● 医学的検査
│   ● 運動機能検査
│   ● 運動指導票の作成
└─ 健康づくりに関する全般的な指導
         │
      必要に応じて
         ↓
```

運動指導	保健指導	メンタルヘルスケア	栄養指導
運動指導担当者：●運動プログラムの作成および運動指導 運動実践担当者：●運動の実践のための指導	産業保健指導担当者：●勤務形態や生活習慣に配慮した生活指導	心理相談担当者：●ストレスに対する気づきの援助 ●リラクゼーションの指導 ●良好な職場の雰囲気づくり	産業栄養指導担当者：●食生活・食行動の評価と改善指導

厚生労働統計協会「国民衛生の動向2012/2013」2012. p.319

健康診断と事後措置

目的　職場における健康診断は、職場において健康を阻害する諸因子による健康影響の早期発見や健康状態の把握に加えて、就業の可否、適正配置などを判断するものであり、継続的・総合的に把握し、健康管理・作業管理・作業環境管理にフィードバックすることにより、労働者が健康で働くことができることを目的としている。

法的根拠　健康診断は、労働安全衛生法第66条に規定されており、事業者は全労働者に対して一般健康診断を、有害な業務に従事する者に対して特殊健康診断を実施する義務を負っている。

一般健康診断▶雇入時の健康診断、定期健康診断、特定業務従事者の健康診断、海外派遣労働者の健康診断、給食従業員の検便、自発的健康診断がある（表19）。

特殊健康診断▶粉じん・放射線・騒音その他の有害因子にさらされる労働者の健康確保については、有害因子排除のための環境改善、作業時間の規制、就業制限、保護具の使用などの災害防止基準を定めるとともに、特別の項目（以下の8業種）による健康診断の実施が義務づけられている。①高圧室内業務と潜水業務、②放射線業務、

表19　一般健康診断の種類

健康診断の種類	健康診断の適用
雇入時の健康診断	労働者を雇い入れた際に行うことが義務づけられている。
定期健康診断	1年以内ごとに1回定期的に行う健康診断
特定業務従事者の健康診断	有害放射線業務、振動業務、騒音業務、坑内業務、深夜業務などの特定業務に従事する労働者に対して、当該業務に配置換え時および6カ月以内ごとに1回定期的に行われる健康診断
海外派遣労働者の健康診断	6カ月以上海外に派遣される労働者に対して、派遣前および帰国後に行われる健康診断
給食従業員の検便	事業場の食堂・炊事場で給食業務に従事する労働者に対して雇い入れ時、配置換え時に行われる健康診断
自発的健康診断	過去6カ月間に平均して月4回以上の深夜業務に従事した労働者が自ら受ける健康診断。事業者はその他の労働安全衛生法上の健康診断と同様に事後措置を講じる。

③製造禁止物質・特定化学物質等の製造・取扱い業務、④鉛業務、⑤四アルキル鉛等業務、⑥特定の有機溶剤業務、⑦粉じん作業（じん肺法）、⑧石綿等業務。上記の法定特殊健康診断業務以外に、いくつかの有害業務について行政指導による健康診断の実施促進が図られている。

事後措置▶健康診断の事後措置に関しては2006（平成8）年「健康診断結果に基づき事業者が講ずべき措置に関する指針」が策定されている。事業主は一般健康診断および特殊健康診断の結果を労働者に通知し、健康の保持に努める必要がある場合には医師や保健師による保健指導を行うよう努めなければならない。労働者は通知された健診結果や保健指導を利用して健康の保持に努める。また、健診の結果により、医師・歯科医師の意見を参考に、作業環境測定の実施や、就業場所の変更、作業の転換、労働時間の短縮などの措置を行う必要がある。

特定健康診査・特定保健指導▶2005（平成17）年にメタボリックシンドロームの判定基準が示され、2008（平成20）年4月から、「高齢者の医療の確保に関する法律」に基づき、医療保険者が実施責任者となって40〜74歳の者を対象に内臓脂肪蓄積に着目した特定健康診査・特定保健指導が行われている。この特定保健指導に対比して、THP指針に基づく保健指導は、すべての年齢の労働者を対象にするほか、メンタルヘルスケアを含めた保健指導を実施する点で異なっている。

ココミル 成人保健活動（特定健康診査・特定保健指導とは）(p.148)

小規模事業場▶ わが国の労働者総数の 60% 以上が属している小規模事業場(労働者数 50 人未満)では、健康診断の実施率、事後の保健指導実施率が低い状況にある。小規模事業場の健康管理を支援する地域産業保健センターの活用や地域保健との連携が求められる。

産業保健における健康課題

業務上疾病対策

定　義　**業務上疾病**とは、「労働者が業務上負傷し、または疾病にかかった場合」のように労働基準法第 75 条に規定されている。この規定に基づき、事業主の災害補償責任が明確にされている。

範　囲　業務上疾病の範囲は「業務上の負傷に起因する疾病」、「物理的因子による疾病」、「身体に過度の負担のかかる作業態様に起因する疾病」、「化学物質等による疾病」、「じん肺症およびじん肺合併症」、「細菌・ウイルス等の病原体による疾病」、「がん原性物質(またはがん原性因子)またはがん原性行程における業務による疾病」、「前記に掲げるもののほか、厚生労働大臣の指定する疾病」、「その他業務に起因することの明らかな疾病」である。

対　策　業務上疾病対策としては、①必要な療養に要する費用と、休業し療養中の者に対し賃金を支払うことを使用者に義務づけている(**労働者災害補償保険法** p.266 参照)、②じん肺対策(**じん肺法** p.266 参照)、③有機溶剤中毒対策、④特定化学物質対策、⑤職業がん対策、⑥振動障害対策、⑦情報処理機器の普及と健康対策などがある。過労死などの労働災害(業務上災害)により給付を受けるためには、労働者災害補償保険法(労災保険法)に基づいて申請を行い、労働災害認定を受ける必要がある。

VDT 作業対策

職場の IT(情報技術)化が進み、多くの職場で VDT(Visual Display Terminals)作業に従事する者の健康管理が課題になっている。VDT 作業による影響として、眼の疲労、視力低下、頸・肩・腕・腰の筋肉の疲労、不定愁訴などとの関連や、電離放射線の妊娠・出産・新生児に及ぼす影響などが問題視されている。

2002(平成 14)年、厚生労働省は、新たな「VDT 作業における労働衛生管理のためのガイドライン」を公表した。おもな内容は、①作業時間管理:1 日の作業時間、一連続作業時間(1 時間を超えない)・

作業休止時間(10～15分)、一連続作業に1～2回の小休止など、②健康管理：作業の種類・時間区分による健康診断、心身の健康相談、職場体操など、③作業環境管理：適正なVDT機器・椅子・照明器具の配置、グレア(眩しさ)の防止、騒音の低減など、④労働衛生教育：従業員に対する健康教育などである。

○ 過重労働対策

産業構造の変化や労働者の高年齢化が進むなかで、生活習慣病の有所見者の増加、過重な時間外労働による脳血管疾患や虚血性心疾患による死亡(いわゆる「**過労死**」)が社会問題となっている。

2001(平成13)年4月、労働者災害補償保険法(労災保険法)等の改正により、定期健康診断結果により脳・心臓疾患を発症する危険性が高いと診断された人に対して「二次健康診断」「特定保健指導」などの事後フォローが労災保険制度の二次健康診断給付により認められるようになった。同年12月、脳・心臓疾患にかかわる労災認定基準が改正され、長時間労働による蓄積疲労についても業務による過重負荷として考慮されることとされた。これを受けて、2002(平成14)年2月、厚生労働省は「過重労働による健康障害を防止するための事業者が講ずべき措置等」を公表した。おもな内容は、労働時間の適正管理、有給休暇の取得促進、健康管理および事後措置の徹底などである。

2002(平成14)年、厚生労働省により「過重労働による健康障害を防止するための総合対策」が策定されたのち、2005(平成17)年に労働安全衛生法が改正され、長時間労働者に対する医師による面接指導制度が定められた(法第66条の8)。1カ月当たりの時間外・休日労働時間が100時間以上の者がこの対象となる。同対策は2006(平成18)年に改正され、企業の社会的責任として過重労働防止のための手引きの策定、時間外・休日労働時間の削減、労働時間の設定の改善、労働者の健康管理の徹底が推進されている。

○ メンタルヘルス対策

近年、不況による経済状況の悪化、職場のハイテク化、高齢化、労働時間の短縮など職場環境は大きく変化し、就業者のストレスは多様化している。厚生労働省の「労働者健康状況調査」によると、強い不安、悩み、ストレスを感じている労働者は1997(平成9)年以降6割に達し、2007(平成19)年もほぼ6割という状況である。精神

障害等に係る労災補償状況をみると、2011(平成23)年の請求件数は1,272件で3年連続過去最高、支給決定件数は325件と過去最高となっている。

メンタルヘルス不全の結果として自殺があるが、内閣府・警察庁の「自殺の状況」によると、労働者(被雇用者)の自殺は減少しているものの、2011(平成23)年の調査で8千人を超えている。

心の健康づくり指針 ▶ 厚生労働省は、2000(平成12)年に「事業場における心の健康づくりのための指針」を公表し、「心の健康づくり計画」の策定など労働者のメンタルヘルス対策の強化を図ってきた。2006(平成18)年には、同指針の見直しを行い、新たに労働安全衛生法第70条の2の規定に根拠を置く「労働者の心の健康の保持増進のための指針」(メンタルヘルス指針)が策定された。おもな内容は、衛生委員会等における調査審議、「心の健康づくり計画」の策定、4つのメンタルケアの実施、メンタルヘルスに関する個人情報の保護への配慮である。

4つのメンタルケア：①セルフケア(労働者自らによる対処)、②職場の管理監督者(ライン)によるケア、③事業場内産業保健スタッフによるケア、④事業場外資源におけるケア。③に産業看護職が含まれる。

自殺予防 ▶ 厚生労働省は2001(平成13)年に公表した「職場における自殺の予防と対応」(自殺予防マニュアル)を2007(平成19)年に改訂し、うつ病の症状や早期発見のための方法、産業医や専門医へうつ病等の疑いがある労働者をつなぐタイミング、職場でのポストベンションの促進に関する記述を充実している。

職場復帰 ▶「心の健康問題により休業した労働者の職場復帰支援の手引き」(2004(平成16)年10月厚生労働省発表、2009(平成21)年3月・2012(平成24)年7月改訂)では、事業場において個々の実態に即して、職場復帰の手順、内容および関係者の役割等を含めた職場復帰支援プログラムを策定することが求められている。

手引きにおける職場復帰支援の流れは、〈第1ステップ：病気休業開始および休業中のケア〉〈第2ステップ：主治医による職場復帰可能の判断〉〈第3ステップ：職場復帰の可否の判断および職場復帰支援プランの作成〉〈第4ステップ：最終的な職場復帰の決定〉、職場復帰を経て、〈第5ステップ：職場復帰後のフォローアップ〉となっている。

ココミル 精神保健活動(p.184)

● ワーク・ライフ・バランス

　　進行する少子化に対し、2007年（平成19）年には2030年以降の若年人口の大幅な減少を視野に入れた「仕事と生活との調和（ワーク・ライフ・バランス）憲章」および「仕事と生活の調和推進のための行動指針」が策定された。行動指針の数値目標の項目には、週労働時間60時間以上の雇用者割合、年次有給休暇取得率、第一子出産前後の女性の就業継続率、男性の育児休業取得率などが挙げられている。2008（平成20）年、労働時間等の設定の改善を含めた仕事と生活の調和の実現に向けた取組みのため、「労働時間等設定改善指針（労働時間等見直しガイドライン）」が改正された。

● 女性労働者への法的措置

　　ココミル 母子保健活動（就労女性への保健指導）（p.127）

● 地域保健との連携

　　「健康日本21」の目標達成には生産年齢の健康づくりの推進が重要であり、「健康増進法」には基本的な考え方の一つとして、地域と職域の連携の必要性が示されている。地域保健と職域保健の連携を全国的に普及するために、2005（平成17）年に「地域・職域連携推進事業ガイドライン」が作成され、それぞれの機関が有している健康教育、健康相談、健康情報等を共有化し、より効果的、効率的な保健事業を展開することが示されている。

　　地域・職域連携推進協議会は、地域と職域が、情報・保健指導技術・人材などを共有することによって、生涯を通じた健康づくりを支援する保健事業を構築することを目的とする。都道府県で設置される協議会と、二次医療圏単位で設置される協議会の2種類がある（図16）。

Chapter Ⅲ 公衆衛生看護学各論

図16 地域・職域連携の概念図

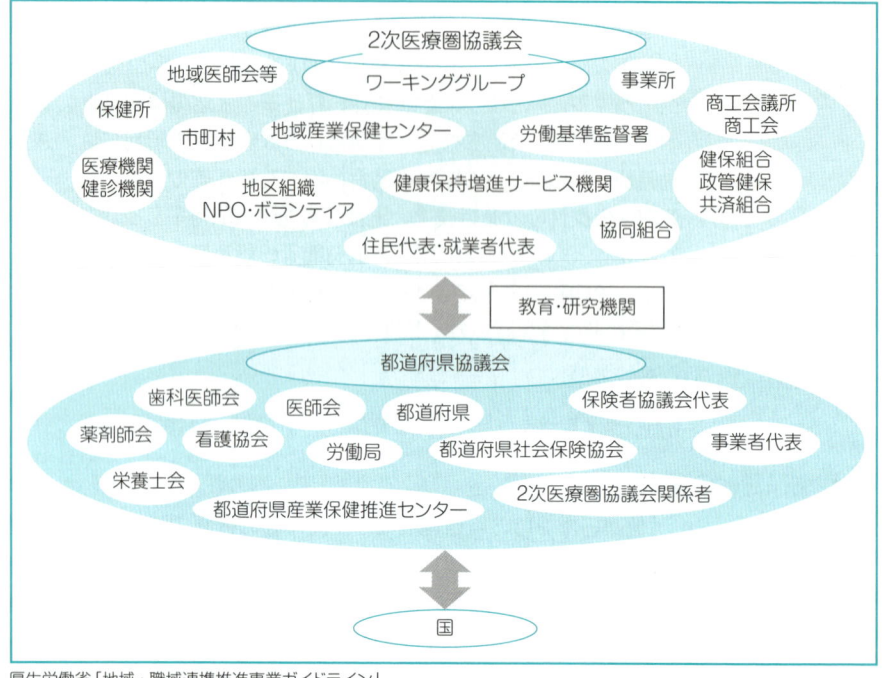

[図：地域・職域連携の概念図]

上段（2次医療圏協議会・ワーキンググループ）：地域医師会等、事業所、保健所、市町村、地域産業保健センター、労働基準監督署、商工会議所・商工会、医療機関・健診機関、地区組織NPO・ボランティア、健康保持増進サービス機関、健保組合・政管健保・共済組合、住民代表・就業者代表、協同組合

中段：教育・研究機関

下段（都道府県協議会）：歯科医師会、医師会、都道府県、保険者協議会代表、薬剤師会、看護協会、労働局、都道府県社会保険協会、事業者代表、栄養士会、都道府県産業保健推進センター、2次医療圏協議会関係者

最下段：国

厚生労働省「地域・職域連携推進事業ガイドライン」

● 関連施設

都道府県労働局・労働基準監督署▶
ココミル●● 保健行政（都道府県労働局および労働基準監督署）(p.264)

都道府県産業保健推進センター▶
ココミル●● 保健行政（都道府県産業保健推進センター）(p.264)

地域産業保健センター▶
ココミル●● 保健行政（地域産業保健センター）(p.264)

メンタルヘルス対策支援センター▶ メンタルヘルスの推進に活用できる事業場外資源の一つ。各都道府県の産業保健推進センターなどに1カ所設置されている。事業場の規模にかかわらず、メンタル面の不調の予防から復職支援までの総合的な支援を行っている。対象はおもに事業者である。

Chapter Ⅲ 公衆衛生看護学各論

12. 在宅看護活動

Check Words!!

在宅ケア
訪問看護制度
訪問看護ステーション
在宅ターミナルケア

Chapter Ⅲ 公衆衛生看護学各論

在宅ケア

意義　人としての尊厳を尊重し、その人がこうありたいと願う生き方を損なわないように、必要な医療・福祉サービスと生活を融合させて在宅での療養を実現する。在宅看護は、在宅ケアを構成する要素であり、行政保健師の個別援助活動や訪問看護ステーションによる訪問看護が支えている。

保健師の役割▶保健師は在宅ケアを実現するため、以下のような役割を果たす。
①事例の発見、在宅ケア実現・継続のための調整・介護予防ケアマネジメント(介護認定の要支援者)
②地域の社会資源の実態把握・不足する資源の開発と整備・ボランティアグループの育成など
③地域住民全体に対する理念の普及(在宅ケアの意義や近隣の理解・協力などの啓発)
④セルフヘルプグループや家族の支援(患者会や家族会などの支援)
⑤専門職の支援(介護支援専門員や訪問介護職などの研修)
⑥地域ケアシステムづくり(ニーズ把握調査や関係者による検討会の設置・運営)

訪問看護制度

歴史・変遷　わが国の訪問看護には、訪問看護ステーションや医療機関からの訪問看護、企業やNPO法人など自由契約による訪問看護がある。歴史的には、1992(平成4)年に老人保健法改正による**老人訪問看護制度**が発足、1994(平成6)年に健康保険法等の改正による**訪問看護制度**によって全年齢への訪問看護が可能となり、医療保険による公的な訪問看護制度が整った。

介護保険制度と訪問看護▶2000(平成12)年の**介護保険法**成立により、訪問看護は介護認定を受けた人への居宅サービスのひとつとして位置づけられ、在宅の要介護者(神経難病など厚生労働大臣が定める疾病等の患者を除く)には介護保険から訪問看護に対する給付が行われるようになった。

厚生労働大臣の定める疾病等とは、**多発性硬化症、重症筋無力症、スモン、筋萎縮性側索硬化症、脊髄小脳変性症、ハンチントン舞踏症、進行性筋ジストロフィー症、パーキンソン病**(ヤール分類のステージ3以上で生活機能Ⅱ・Ⅲ度に限る)、**シャイ・ドレーガー症候群、ク**

ロイツフェルト・ヤコブ病、後天性免疫不全症候群、頸髄損傷の12疾病および人工呼吸器を使用している状態をいう。

介護保険と医療保険▶訪問看護ステーションによる訪問看護および医療機関からの訪問看護は、かかりつけ医師の「指示書」が必要である。介護保険と医療保険の併用はできない。交通費は、介護保険の場合は訪問看護費に含まれるが、医療保険の場合は利用者から徴収される。介護保険による訪問看護はケアプランに基づいて行われ、利用回数の制限はないが区分支給限度額の枠内で利用する。医療保険の訪問看護は通常週3回。ただし、急性増悪時・末期の悪性腫瘍または厚生労働大臣の定める疾病等の場合は、利用回数の制限はない。

○訪問看護ステーション

設置目的　訪問看護ステーションは、病気や障害をもちながら住み慣れた地域や自宅で、自分らしい充実した生き方・生活をしたい人に、居宅において看護を提供することを目的に設置された。

歴史・変遷　1992(平成4)年、わが国に初めて老人訪問看護ステーションが誕生し、その2年後の1994(平成6)年には、乳幼児から老人まですべての年齢層が医療保険によって訪問看護ステーションを利用できるようになった。2000(平成12)年以後は介護保険による利用が開始された。

施設基準　常勤2.5人の看護師、所長は看護師または保健師とし、都道府県知事の指定を受けて設置される。

動　向　2011(平成23)年の訪問看護ステーション数は全国で約6,150カ所、従業者5人未満の小規模ステーションが約65%である。全国の市町村のうち約3割は訪問看護ステーション未設置である。

2007(平成19)年の訪問看護ステーション利用者は、77%が介護保険、23%が医療保険である。1人当たりの訪問回数は1カ月5〜6回で、いずれの年齢においても医療保険のほうが多い。要介護度が高くなるほど滞在時間が長い。利用者のおもな傷病は、介護保険では循環器系疾患、医療保険では神経系疾患・統合失調症・悪性新生物である。8割弱のステーションが24時間対応を行っているが、医療機器装着者などでは夜間のトラブル発生等により職員の負担感が大きい。

在宅ターミナルケア

定義　**ターミナルケア**とは、終末期にあるがんなどの患者を対象に、全人的な観点に立って行われるケアのことである。具体的には、痛みなどの症状コントロール、患者・家族の精神的苦痛軽減や社会経済的問題の解決、孤独や死別にともなう霊的な援助をいう。

動向　2012(平成24)年、わが国には、**緩和ケア病棟を有する施設**は257カ所、病床数は約5,000床整備されている。**在宅療養支援診療所**は12,500件(全診療所の13%)であるが、そのうち4割は活動不十分であるといわれている。

在宅ターミナルの要件▶在宅ターミナルの必須要件は、本人と家族の意思決定、チーム医療による24時間ケアの提供、かかりつけ医と訪問看護師の力量、施設と連携した継続ケアである。患者の知る権利の拡大やがん告知率の向上、人間の尊厳や死についての関心が高まる社会背景から、在宅ターミナルは今後ますます増加すると予想される。

Chapter IV
保健医療福祉行政論

Chapter IV 保健医療福祉行政論

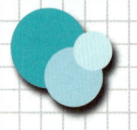

1. 保健行政

Check Words!!

■ 保健行政の基盤
公衆衛生
地域保健法
地域保健対策の推進に関する基本的な指針(第4条)
保健所
市町村保健センター
地方衛生研究所
ヘルシーシティ構想

■ 健康課題の変化と健康づくり対策
国民健康づくり対策
健康日本21(第3次国民健康づくり対策)
健康日本21(第2次)
健康増進法
ハイリスクアプローチ・ポピュレーションアプローチ

■ 地域保健行政
地域保健行政の組織
厚生労働省
地方の公衆衛生行政組織
地方自治法
政令市(指定都市・中核市)

■ 学校保健行政
学校保健行政とは
学校保健安全法
保健管理
学校安全
安全管理

■ 産業保健行政(労働衛生行政)
産業保健行政の組織
都道府県労働局および労働基準監督署
地域産業保健センター
都道府県産業保健推進センター
労働基準法
労働安全衛生法
労働衛生管理の三本柱
労働衛生管理体制
じん肺法
作業環境測定法
労働者災害補償保険法(労災保険法)

■ 環境保健行政
環境保健行政の組織
公害対策基本法
公害健康被害補償法(公害健康被害の補償等に関する法律)
環境基本法
環境基本計画

■ 保健医療福祉財政
財政とは
国家財政
地方財政
自主財源・依存財源
財政力指数
地方交付税
国庫補助金
衛生費

保健行政の基盤

◉公衆衛生

法的根拠

わが国の保健医療福祉行政の基盤は、基本的人権としての「生存権」について規定した**日本国憲法第25条**である。

憲法第25条では、「すべて国民は、健康で文化的な最低限度の生活を営む権利を有する。」「国は、すべての生活部面について、社会福祉、社会保障及び公衆衛生の向上及び増進に努めなければならない。」と規定し、公衆衛生の位置づけを明確にしている。

ウィンスローの定義▶公衆衛生の定義の代表的なものに**ウィンスロー**(Winslow,C.E.A.1877〜1957)の定義があり、「公衆衛生とは、環境衛生の改善、個人衛生の原則についての衛生教育、疾病の早期診断と治療のための医療と看護サービスの組織化、および地域社会のすべての人に健康保持のための適切な生活水準を保障する社会制度の発展のために、組織的な共同社会の努力を通じて、疾病を予防し、生命を延長し、肉体的・精神的健康と能率の増進を図る科学であり技術である」と説明している。

歴史・変遷

諸外国の公衆衛生の歴史をみると、最も早く公衆衛生に関する法律が制定されたのはイギリスである。産業革命時代の劣悪な衛生状態を改善するため、**チャドウィック**(Chadwick,E.)は、労働者の環境改善施策を推進するとともに、1848年「公衆衛生条例(Public Health Act)」など衛生行政の確立に尽力した。この条例は、1875年、総合的な「公衆衛生法(Great Public Health Act)」に発展した。さらに1946年には、National Health Service Actを中心に総合的な社会保障制度が確立された。一方、アメリカでは1935年、世界で最初の社会保障法が制定された。

わが国で「公衆衛生」という言葉を最初に用いたのは、1875年に内務省の初代衛生局長に就任した**長与専斎**で、1871年欧米視察団に参加し、イギリスやドイツの衛生行政組織をわが国へも導入し、「衛生」の意味として、「生命を衛る」「生活を衛る」「生きる権利(人権)を衛る」という3つの「生」を衛るという意味を込めた。

◉地域保健法

歴史・変遷

地域保健法は、地域保健対策の基本的な考え方と地方自治体の行動指針を示す法律で、1994(平成6)年、保健所法が全面的に改正されて成立し、1997(平成9)年4月に完全施行された。

Chapter Ⅳ 保健医療福祉行政論

わが国最初の**保健所法**は、昭和初期からの富国強兵と国民体力増強運動の流れを受けて、結核予防、母子保健、栄養改善などを目的に、1937 (昭和12) 年に制定された。これにより保健所を中心とする衛生行政の指導体制が確立したが、「産めよ、増やせよ」の国策のもと、人口増強政策の一環としても活用された。

1945 (昭和20) 年の敗戦により、日本は連合軍総司令部 (GHQ) の占領下にあり、公衆衛生行政もGHQの指導のもとに推進された。

1946 (昭和21) 年、日本国憲法が制定され、その第25条の理念を受けて、1947 (昭和22) 年に新しい保健所法が整備された。

以来50年、保健所は公衆衛生活動の第一線機関として活動してきたが、疾病構造の変化、少子高齢化、住民ニーズの多様化、地方分権の進行など保健医療福祉をめぐる社会の変化とともに見直しが必要となり、地域保健の将来像を見据えた新たな体系を構築するために地域保健法が制定された。

地域保健法制定後十数年を経た今日、危機管理対策や医療制度改正などを踏まえた法律の見直しが検討されている。

地域保健法の構成▶地域保健法の構成は全5章からなり、第1章で法律の目的および基本理念、国・都道府県・市町村 (特別区) の責務を、第2章では地域保健対策の推進に関する基本指針を、第3章と第4章では、保健所と市町村保健センターの役割を、第5章では都道府県の市町村に対する人材確保支援計画、国の財政的・技術的支援について定めている。

地域保健法の目的 (第1条)▶この法律は、地域保健対策の推進に関する基本指針、保健所の設置その他地域保健対策の推進に関する基本となる事項を定めることにより、母子保健法その他の地域保健対策に関する法律による対策が地域において総合的に推進されることを確保し、地域住民の健康の保持増進に寄与することを目的とする。

● 地域保健対策の推進に関する基本的な指針 (地域保健法第4条)

法的根拠　地域保健法第4条には、厚生労働大臣は地域保健対策の円滑な実施および総合的な推進を図るため「地域保健対策の推進に関する基本的な指針 (以下、基本指針という)」を定めることが規定されており、地域保健法の根幹をなす方向を示す指針である。

歴史・変遷　この基本指針は、1998 (平成10) 年に作成され、新しい地域保健施策がスタートしたが、時代の地域保健上の課題に即応して3年ごとに見直しが図られ現在に至っている。すなわち、阪神・淡路大震

災や O157 感染症の発生など住民の生命・健康の安全に影響する問題の発生や介護保険制度のスタートを背景とする 2000（平成 12）年の改正と、「健康増進法」の施行や精神保健対策、児童虐待防止、生活衛生対策等の充実を意図する 2003（平成 15）年の改正である。

さらに、2012（平成 24）年 7 月、厚生労働省では、近年の人口構造の急激な変化、住民生活スタイルの多様化、非感染性疾患の拡大、健康危機管理事案の変容や関連する制度の改正など、地域保健を取り巻く環境が変化するとともに、東日本大震災における「人と人との支え合い」「人と人との絆」に基づくソーシャル・キャピタル（社会関係資本）の効果などを踏まえて、基本的な指針の一部改正を行った。

地域保健の基本的方向（2012）▶改正された基本的指針における「地域保健の基本的方向」は、次の 8 項目である。

> ① 自助および共助の支援の推進
> ② 住民の多様なニーズに対応したきめ細かなサービスの提供
> ③ 地域の特性を活かした保健と福祉の健康なまちづくり
> ④ 医療、介護、福祉等の関連施策との連携強化
> ⑤ 地域における健康危機管理体制の確保
> ⑥ 科学的根拠に基づいた地域保健の推進
> ⑦ 国民の健康づくりの推進
> ⑧ 快適で安心できる生活環境の確保

保健所・市町村の役割分担▶また、基本指針には、**保健所**および**市町村保健センター**の整備・運営に関して規定しており、保健所は、地域保健における広域的・専門的・技術的拠点としての機能を、市町村は、住民に身近で頻度の高いサービスの実施機能を担うことになっている。

保健所

法的根拠

保健所は、地域保健法第 5 条に基づき、都道府県および政令市等（地方自治法による指定都市、中核市、および特別区、並びに地域保健法の制令で定める市）が設置することとされており、一方、**地方自治法**第 156 条でも、地方公共団体の長は法律・条例の定めにより、保健所等の行政機関を設置することが義務づけられている。

地域保健法施行後、保健所の所管地域は、保健医療および社会福祉に関連する施策との連携を図るため、二次医療圏・老人保健福祉圏との整合性を考慮して設定することになり、**二次医療圏**の平均的

Chapter Ⅳ 保健医療福祉行政論

な人口規模30万人に合わせ小規模保健所の多くが統廃合された。

地域保健法制定以降、保健所の集約化が急速に進み、全国の保健所数は大幅に減少し、1994(平成6)年度の848カ所から、2012年(平成24)年4月現在、都道府県立372、政令市(69市)立100、特別区(23区)立23、合計495カ所となった。

保健所の機能▶ 保健所のおもな機能は、地域保健法および基本指針に示されている。

①専門的・技術的・広域的機能(法第6条)
②情報管理(収集・整理・活用)機能および調査研究機能(法第7条)
③健康危機管理体制の拠点としての機能(基本指針)
④市町村支援および職員研修機能(法第8条)

保健所の基本的事業▶ 地域保健法第6条に基づく保健所の基本的事業は、次の14項目で、事業の多くは知事(市長・特別区長)の職権とされているが、同法第9条で「保健所長に職権を委任できる」と規定している。

地域保健法第6条：保健所は、次に掲げる事項につき、企画、調整、指導およびこれらに必要な事業を行う。

①地域保健に関する思想の普及および向上に関する事項
②人口動態統計その他地域保健に係る統計に関する事項
③栄養の改善および向上に関する事項
④住宅、水道、下水道、廃棄物の処理、清掃その他の環境の衛生に関する事項
⑤医事および薬事に関する事項
⑥保健師に関する事項
⑦公共医療事業の向上および増進に関する事項
⑧母性および乳幼児並びに老人の保健に関する事項
⑨歯科保健に関する事項
⑩精神保健に関する事項
⑪治療方法が確立していない疾病その他の特殊の疾病により長期に療養を必要とする者の保健に関する事項
⑫エイズ、結核、性病、伝染病その他の疾病の予防に関する事項
⑬衛生上の試験と検査に関する事項
⑭その他地域住民の健康の保持および増進に関する事項

● 市町村保健センター

歴史・変遷　市町村保健センターは、市町村の保健活動の拠点であり、1978(昭

和53)年度から厚生省(現厚生労働省)の第1次国民健康づくり対策の一環として、国の予算措置(補助金)により整備が進められた。

地域保健法の制定により、第18条に市町村保健センターの設置が明記され、整備に関する国庫補助制度が法定化された。

市町村保健センターは保健所と異なり、設置の義務規定はないが、整備方法には多様な形態が認められ、複数町村での共同整備や、福祉サービス部門との複合施設としての整備が増加している。

また、職員の資格や専門性に関する法令上の規定もなく、運営等についても各市町村の自由裁量に任されている。

施設数は年々増加しており、2009(平成21)年10月現在、2,705カ所設置されている。

定義　地域保健法第18条第2項には「住民に対し健康相談、保健指導、健康診査その他地域保健に関し必要な事業を行うことを目的とする施設」と定義され、住民に身近な保健サービスの拠点として整備が促進されている。

役割・機能　市町村保健センターの役割は、地域住民に身近で利用頻度の高い保健サービス(母子保健法や老人保健法等に基づく各種の健康相談、健康教育、健康診査など地域住民の生涯にわたる保健事業)を総合的に提供する拠点であり、市町村レベルにおける健康づくりを推進する「場」である。

市町村保健センターのおもな機能は、次の5項目である。
①国民健康づくり運動(健康日本21)の推進
②地域保健計画の策定、総合相談窓口の設置など地域保健の推進
③妊娠期からの一貫した母子保健事業
④生活習慣病予防・介護予防などの成人・老人保健事業
⑤BCG・ポリオなどの予防接種

●地方衛生研究所

歴史・変遷　地方衛生研究所は、1976(昭和51)年、厚生事務次官通知により設置された。

1997(平成9)年、地域保健法に基づき策定された基本指針において、設置の趣旨や役割を踏まえて設置要綱が改正された。

2012(平成24)年4月現在、全国に79カ所設置されている。

目的　都道府県・指定都市などにおける科学的・技術的中核機関として、地域保健対策を効果的に推進し、公衆衛生の向上と増進を図るため、調査研究、試験検査、研修指導、公衆衛生情報の収集・解析・提供を

Chapter IV 保健医療福祉行政論

行う機関であり、地域保健法に位置づけられている。

近年、新興・再興感染症や毒劇物等による健康被害などの健康危機管理問題への対応など新たな課題が増加しており、地方衛生研究所の役割の重要性が増している。

ヘルシーシティ構想

歴史・変遷　世界で健康文化都市プロジェクト(ヘルシーシティ・プロジェクト)という考え方が一般化したのは、1985年、WHOヨーロッパ地域事務局が「ヘルシーシティ・プロジェクトを開始し、ヨーロッパの11の都市をプロジェクト都市に選定してからである。

当初は、都市をいかに改善して快適な生活環境をつくるかに重点が置かれていたが、オタワ憲章の考え方の浸透により、近年は「健康で文化的な地域づくり」を目指すものと解釈されるようになっている。

目的　「すべての人々があらゆる生活舞台で健康を享受できる公正な社会の創造」を目指すヘルスプロモーションの実践を意図しており、世界中の国において健康問題を政策課題として取り上げ、その地方ごとに公衆衛生への支援を継続して築き上げようとする長期開発計画として位置づけている。

定義　ヘルシーシティとは、人々が相互に助け合いながら、人生でなすべきことをすべて達成し、最大限の可能性を発揮できるように、都市の物質的・社会的環境を創造し改善しつづけ、コミュニティの資源を拡大していくような都市のことである。

日本における取組み▶わが国の取組みとしては、1993(平成5)年度から厚生労働省が「健康文化と快適なくらしのまち創造プラン事業」において、126の「健康文化都市」を指定し、健康文化の理念に基づく事業をスタートさせた。

1994(平成6)年には、これらの都市に呼びかけ、健康文化都市間のネットワーク構築や情報交換を目的に「健康文化都市協議会」を組織し、健康文化都市宣言の採択、新たな健康観の提示などを行っている。

この取組みの理念や実践は、2000(平成12)年4月にスタートした「健康日本21」の地方計画策定や健康なまちづくりの活動の推進に結びついている。

健康課題の変化と健康づくり対策

● 国民健康づくり対策

歴史・変遷

第1次国民健康づくり対策は、1978(昭和53)年、高齢化社会が到来し医療費が膨張するなかで、生活習慣病の一次予防を主目的に、栄養・運動・休養の健康増進事業としてスタートした。実施拠点は市町村とし、生涯を通じた健康づくりの推進策として、妊産婦・乳幼児・女性を対象とした健康診査事業、市町村保健センターと健康づくり推進協議会の設置が推進された。住民に対し系統的な健康づくりのプログラムを市町村単位で用意し、自発的な健康づくりを促すことを目指していた。

1988(昭和63)年、第1次国民健康づくり対策の実施から10年を経て、**第2次国民健康づくり対策**として**アクティブ80ヘルスプラン**が実施された。「栄養・運動・休養」の3本柱を全面に出し、遅れていた運動習慣の普及に力を入れ、**健康運動指導士**の育成や健康増進施設の普及が図られた。また、住民の健康づくりの道標として食生活・運動・休養に関する指針が示された。

2000(平成12)年、**第3次国民健康づくり対策**として「**21世紀における国民健康づくり運動(健康日本21)**」がスタートした。

● 健康日本21(第3次国民健康づくり対策)

基本理念

「健康日本21」は、アメリカのヘルシーピープル(Healthy People)日本版ともいわれ、「健康寿命を確保するためには、医療の充実だけではなく自然環境をはじめバリアフリーの都市計画や住宅問題を含めた環境整備、学校や職場での健康学習、産業面の改革等、住民を取り巻く多面的な要素からの考察が必要」という考え方を取り入れた計画である。

「健康日本21」の基本理念は、「すべての国民が健康で明るく元気に生活できる社会の実現」、「早世の減少、健康寿命(認知症や寝たきりにならない状態で生活できる期間)の延伸などを目的とする健康づくりの総合的な推進」であり、基本方針として①一次予防の重視、②健康づくり支援のための環境整備、③目標値の設定と評価、④多様な実施主体による連携の取れた効果的な推進、を挙げている。

取組みの状況

「健康日本21」の実践としては、2010(平成22)年を目途に、生活習慣や生活習慣病に関する9分野(食生活・栄養、身体活動・運動、休養・心の健康、たばこ、アルコール、歯の健康、糖尿病、循環器病、

がん)について現状を把握するとともに目標値を設定し、ヘルスプロモーションの普及定着を目指して国民運動を推進し、計画の進捗状況を評価する仕組みが定められている。

地域における推進方策としては、「計画の策定」「推進体制の整備」が挙げられ、すべての都道府県において健康増進計画が策定され、さらに、住民参加を重視した市町村計画の策定が進められてきた。

その後、「健康日本21」は、当初の計画を2年延長し、2012(平成24)年度までを目標期間とすることに修正された。

2011(平成23)年10月、厚生労働省から、「健康日本21」の最終評価報告が発表された。9分野59項目の目標のうち、「目標値に達した」10項目(16.9%)、「目標には達していないが改善傾向にある」25項目(42.4%)、変わらない14項目(23.7%)、「悪化している」9項目であった。

計画の策定状況は、都道府県100%、市町村76%で、都道府県では98%で評価体制があり中間評価も行っていたが、市町村では約半数であった。

健康日本21(第2次)

2012(平成24)年6月、厚生労働省から**第4次国民健康づくり対策**として「**健康日本21(第2次)**」(平成25〜34年度)が策定・告示され、2013(平成25)年4月1日から適用された。

おもな内容　厚生労働省告示のおもな内容は、次の通りである。

> ① 国民の健康の増進の推進に関する基本的な方向
> ② 国民の健康の増進の目標
> ③ 都道府県健康増進計画および市町村健康増進計画の策定
> ④ 国民栄養調査その他の健康増進に関する調査研究
> ⑤ 健康増進事業実施者間の連携・協力
> ⑥ 生活習慣に関する正しい知識の普及等

目指すべき姿と基本的方向　第2次計画における10年間の目指すべき姿および基本的方向は次の通りであり、主要な項目について10年間を目途に具体的目標を設定し、5年後に中間評価を、10年後に最終評価を行い、活動の成果を適切に評価したうえでその後の健康増進に反映するとしている。

　　○目指すべき姿：すべての国民が共に支え合い、すこやかでこころ豊かに生活できる活力ある社会の実現

○基本的な方向
　①健康寿命の延伸と健康格差の縮小
　②主要な生活習慣病の発症予防と重症化予防
　③社会生活を営むために必要な機能の維持および向上
　④健康を支え、守るための社会環境の整備
　⑤栄養・食生活、身体活動・運動、休養、飲酒、喫煙および歯・
　　口腔の健康に関する生活習慣および社会環境の改善
○目指すべき社会および基本的方向の関係は図1の通りである。

図1　健康日本21（第2次）の概念図

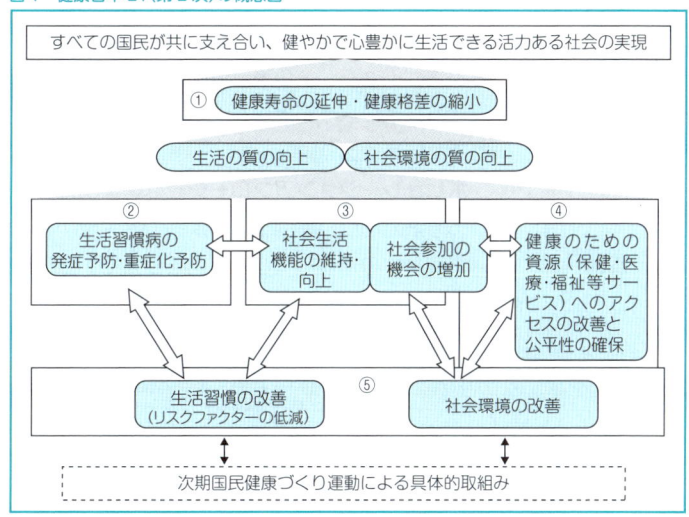

厚生科学審議会「健康日本21（第2次）の推進に関する参考資料」2012. p.18

ココミル　成人保健活動（健康日本21（第2次））（p.138）

健康増進法

概要・理念　「健康日本21」を推進し、健康づくりや疾病予防に重点をおいた住民主体の施策を展開するに当たって、法的整備が必要との考え方から、2002（平成14）年に健康増進法が制定され翌年施行された。

　同法の制定により、**地方健康増進計画**の策定は、都道府県は法定化、市町村は努力義務とされており、「健康日本21」の理念が住民に身近な自治体における計画策定や活動展開の後押しとなった。

おもな内容　健康増進法は、栄養改善法を引継ぎ、運動・飲酒・喫煙などの生活習慣の改善を謳っており、第25条には、公共の場所での**受動喫煙防止**が初めて規定され、わが国のたばこ対策において大きな意味をもっ

ている。

　また、国民の健康増進の総合的な推進を図るための基本指針や健康診査の実施に関する指針を定めること、国民健康・栄養調査の実施に関すること、健康増進を図るための医師・保健師・栄養士等の保健指導なども明記されている。

ハイリスクアプローチ・ポピュレーションアプローチ

分類　　公衆衛生活動における疾病や障害を予防する方法として、ハイリスクアプローチ(高リスクアプローチ)とポピュレーションアプローチ(集団アプローチ)の2つの方法がある(図2)。

　ハイリスクアプローチとは、健康障害を起こす危険因子(リスク)をもつ集団のうち、より高い危険度を有する者に対して、その危険を軽減することによって疾病を予防する方法であり、主として個人を対象とする対策である。

　ポピュレーションアプローチとは、集団全体を対象に危険因子を下げる方法であり、集団全体の疾病の発生予防を目的とする。

　集団全体の健康づくりを考えるうえで、この両方の方法論の特徴を理解し、選択的に使い分けることが効果的であるとされており、21世紀における国民健康づくり運動「健康日本21」では、この方法を活用した戦略の重要性が主張されている。

図2　ハイリスクアプローチとポピュレーションアプローチ

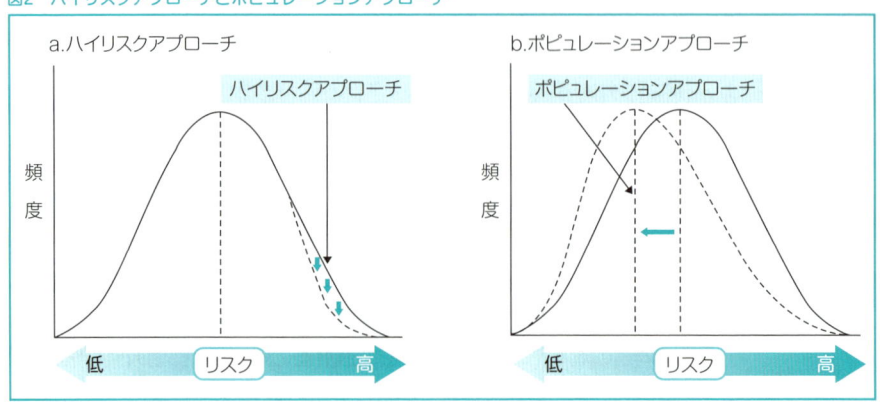

地域保健行政

地域保健行政の組織

わが国の保健行政組織は、地域保健、学校保健、産業保健、環境保健の4体系からなっており、それぞれ国、都道府県、市町村などの役割が法律や制度によって定められている。

各々の行政組織は次のような体系で推進されている。

①地域保健行政：厚生労働省→都道府県（衛生主管部局）→保健所→市町村（衛生主管課）
②産業保健行政：厚生労働省（労働基準局）→都道府県労働局→労働基準監督署
③学校保健行政：文部科学省（スポーツ・青少年局）→都道府県（教育委員会）→市町村（教育委員会）
④環境保健行政：環境省→都道府県→市町村

保健関連施策の体系▶主要な法律や施策は図3の通りである。

図3　保健行政に関連する法体系

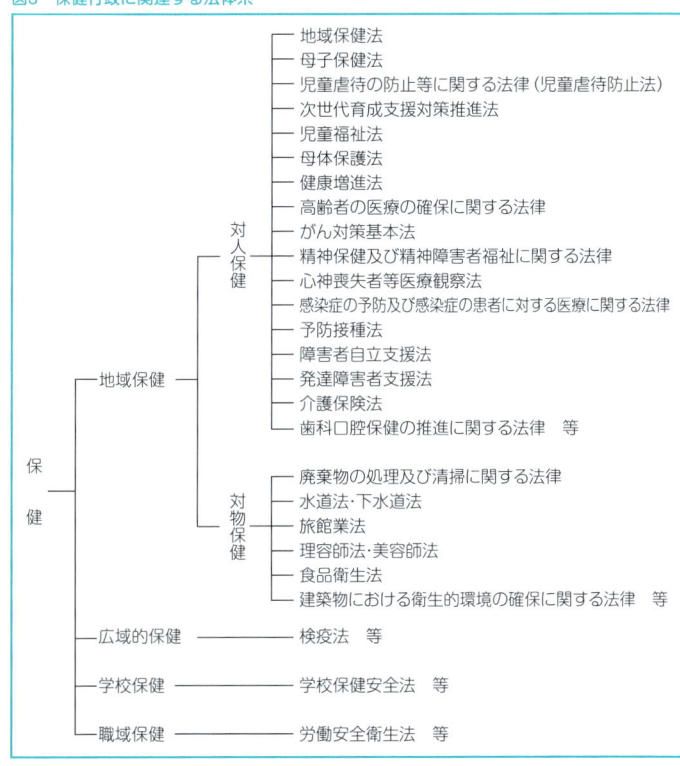

```
                          ┌ 地域保健法
                          ├ 母子保健法
                          ├ 児童虐待の防止等に関する法律（児童虐待防止法）
                          ├ 次世代育成支援対策推進法
                          ├ 児童福祉法
                          ├ 母体保護法
                          ├ 健康増進法
                   対人保健 ├ 高齢者の医療の確保に関する法律
                          ├ がん対策基本法
                          ├ 精神保健及び精神障害者福祉に関する法律
                          ├ 心神喪失者等医療観察法
                          ├ 感染症の予防及び感染症の患者に対する医療に関する法律
                          ├ 予防接種法
                          ├ 障害者自立支援法
                          ├ 発達障害者支援法
                          ├ 介護保険法
           ┌ 地域保健 ─┤ └ 歯科口腔保健の推進に関する法律　等
           │              ┌ 廃棄物の処理及び清掃に関する法律
           │              ├ 水道法・下水道法
           │       対物保健 ├ 旅館業法
   保健 ─┤              ├ 理容師法・美容師法
           │              ├ 食品衛生法
           │              └ 建築物における衛生的環境の確保に関する法律　等
           ├ 広域的保健 ── 検疫法　等
           ├ 学校保健 ──── 学校保健安全法　等
           └ 職域保健 ──── 労働安全衛生法　等
```

Chapter Ⅳ 保健医療福祉行政論

● 厚生労働省

法的根拠　国の公衆衛生行政を担う機関で、国家行政組織法に基づいて設置され、厚生労働省設置法により任務、権限、内部部局の業務などが定められている。

主管業務　主管業務は、地域保健、食品保健、労働安全衛生、障害者や生活困窮者への福祉、年金や医療保険などである。

組　織　厚生労働省の組織は、大臣官房、11の局(医政局、健康局、医薬食品局、労働基準局、職業安定局、職業能力開発局、雇用均等・児童家庭局、社会・援護局、老健局、保険局、年金局)、1つの外局(中央労働委員会)、付属機関(検疫所、国立病院・療養所、研究所、社会福祉施設など)がある。

● 地方の公衆衛生行政組織

都道府県▶公衆衛生行政を主管する部局が設置されており、最近では保健と福祉を一体化した組織(保健福祉部、福祉保健部)が多い。部のもとに医務、薬務、保健予防、環境衛生、食品衛生などの業務を分担する複数の課が置かれている。

都道府県の公衆衛生行政の実施機関として保健所のほか、衛生研究所、公害研究所などの試験機関や、精神保健福祉センター、健康増進センター等がある。

市町村▶衛生主管課や係があり、住民の生活に身近な母子保健、生活習慣病対策、高齢者保健などの取組みを行っている。

市町村の大半が保健サービス提供の場として市町村保健センターを設置している。

市町村のうち、政令市は保健所を設置することが規定されており、政令市保健所は保健所機能と市町村機能をあわせ持っている。

● 地方自治法

歴史・変遷　1947(昭和22)年に制定された地方公共団体と自治行政体制について定めた法律である。

1999(平成11)年7月、地方分権改革と呼ばれる大改正が行われ、現行法は「新地方自治法」とも称されている。

地方公共団体の責務▶地方公共団体の責務は、住民のいのちと健康で安全な暮らしを守ることであり、新地方自治法では、地方公共団体の行政に対する国の関与は、法令の規定に基づく必要最小限でなければならないとされ、地方公共団体の自主性・自立性が重視されている。

地方自治法第252条には政令市（指定都市・中核市）について規定されており、地域保健法施行令によって指定された政令市は、保健所を設置することが規定されている。

●政令市（指定都市・中核市）

定義　指定都市とは、地方自治法第252条の19の指定を受けた人口50万人以上の都市をいう。指定都市は都道府県が行う事務のうち、民生行政、保健衛生行政、都市計画に関する事務などの全部または一部を、事務配分の特例として処理することができる。また、指定都市は区を設置することができる。

2012(平成24)年4月時点の指定都市は、札幌市、横浜市など20市である。

中核市とは、地方自治法第252条の22の指定を受けた人口30万人以上を有する市で、周辺地域における経済社会生活圏の中核都市機能を有する市をいう。中核市は、事務配分の特例として、指定都市が処理することができる事務のうち、都道府県が一体的に処理することが効率的な事務（児童相談所の設置など）を除き処理することができる。

2013(平成25)年4月時点の中核市は、秋田市、金沢市、高松市など42市である。

学校保健行政

●学校保健行政とは

定義　学校保健行政とは、国民の健康の保持増進を図るため、国や地方公共団体が学校生活を対象として行う公の活動を指し、学校保健（保健教育・保健管理）・学校安全・学校給食などから構成される。

体系　学校保健行政は、国─都道府県─市町村─学校という体系で行われており、国（中央行政組織）では、文部科学省のスポーツ・青少年局学校健康教育課が所管している。

都道府県では、公立学校については教育委員会の学校保健主管課等が、私立学校については知事部局の私学担当課が主管しており、相互に連携をとりながら児童生徒の健康の保持増進を図っている。

市町村では、教育委員会の学校保健主管課・係が担当している。

対象　学校保健行政の対象は、幼稚園から大学に至る教育機関と、そこに学ぶ幼児・児童・生徒・学生・教職員である。

Chapter Ⅳ 保健医療福祉行政論

法的基盤　学校保健行政の法的基盤は、文部科学省設置法（平成11年）、教育基本法（昭和22年）、学校教育法（昭和22年）、学校保健安全法（昭和33年）、学校給食法（昭和29年）などであり、最も関連が深いのは学校保健安全法である。

●学校保健安全法

歴史・変遷　1958（昭和33）年、学校における保健管理、安全管理に関する必要事項を定めた法律として「学校保健法」が制定された。

2008（平成20）年6月、「学校保健法等の一部を改正する法律」の制定により、法律の名称が「学校保健安全法」に改題され、学校における安全管理に関する条項が加えられた。施行は2009（平成21）年4月である。

目　的　学校における児童・生徒等および職員の健康の保持増進を図るため、学校における保健管理に関し必要な事項を定めるとともに、学校における教育活動が安全な環境において実施され、児童生徒の安全の確保が図られるよう学校における安全管理に関し必要な事項を定め、学校教育の円滑な実施とその成果の確保に資することを目的とする（第1条）。

●保健管理

学校保健法に基づく保健管理とは、学校環境衛生、健康診断、健康相談、感染症予防であり、その運営に関与するおもな職員は、学校教育法に規定された保健主事と養護教諭、学校保健安全法に規定された学校医、学校歯科医、学校薬剤師である。

近年のいじめや不登校などの心身の健康問題に適切に対応するため、指導体制の一層の充実を図る目的で、1995（平成7）年3月、学校教育法施行規則の一部改正が行われ、保健主事には教諭に限らず養護教諭も充てることができることになった。

●学校安全

学校安全は、安全教育と安全管理からなっている。

安全教育は、安全学習と安全指導に分けられており、安全学習は安全についての知識や技能の習得を、安全指導は日常生活に存在するさまざまな危険に気づいて、的確な判断の下に適切に対処できるよう実践的な態度や能力の育成を目指している。

●安全管理

安全管理は、事故の原因すなわち学校環境や児童生徒の行動等に

関する危険を早期に発見、速やかに除去するとともに、事故発生に備えて、適切な応急処置や安全措置ができる体制を確立し、児童生徒の安全の確保を図るものである。

Motto! 児童生徒が学校の管理下(登下校を含む)において、負傷・疾病傷害または死亡の災害を受けた場合の救済制度として、独立行政法人日本スポーツ振興センターの「災害共済給付制度」があり、その加入率は97%である。

ココミル 学校保健活動(安全管理)(p.227)

産業保健行政(労働衛生行政)

○産業保健行政の組織

産業保健行政(労働衛生行政)の組織は、国の直轄方式で運営されており、厚生労働省労働基準局が所管している。

労働衛生に関連の深い部局として、労働者災害補償保険法による2次健康診断等給付については労災管理課が、労働災害の認定業務関係は補償課が、労働時間・賃金関係は賃金時間課が、一般的な労働安全衛生に関する業務は安全衛生課が担当している。

労働衛生行政の第一線の実務は、国の直轄機関として各都道府県にある労働局(47局)および労働基準監督署(322署＋5支署)で行われており、労働基準監督官、地方労働衛生専門官、労働衛生指導医、地方じん肺診査医等がそれぞれの分野において監督・指導に携わっている。

労働衛生行政関係法令▶労働衛生行政の中心となる法律には、労働基準法(昭和22年)、労働安全衛生法(昭和47年)、じん肺法(昭和35年)、作業環境測定法(昭和50年)があり、労働安全衛生法に基づいて労働安全衛生規則、鉛中毒予防規則、粉じん障害防止規則など様々な規則が制定されている。また、労働者災害補償保険法なども関連が深い。

労働衛生行政の目標▶労働衛生行政の目標は、労働の場における最低基準の確保であったが、近年は、労働者の高齢化、女性の職場進出、技術革新、国際化など、労働環境の変化に対応して、労働者の安全確保、健康保持増進対策の推進、快適な職場環境の形成が目標となっている。

Chapter IV 保健医療福祉行政論

● 都道府県労働局および労働基準監督署

労働衛生行政の第一線の実務を行う機関であり、事業場における健康管理や労働環境改善対策など労働衛生に関する監督指導に当たる労働基準監督官、労働衛生専門官が配置されている。

労働基準監督官は、司法警察権を有しており、法令違反に対する是正勧告や書類送検の権限をもっている。

● 地域産業保健センター

目 的 労働者50人未満の小規模事業場の産業保健サービスを充実させるために、労働基準監督署単位に347カ所設置されており、都道府県労働局が郡市医師会等に委託して業務を行っている。

おもな業務として、産業医等から個別に相談を受けることができる健康相談窓口の設置、事業場訪問による健康管理・環境管理の指導・助言、産業保健情報の提供などを行っている。

● 都道府県産業保健推進センター

目 的 産業医等の産業保健スタッフや地域産業保健センターの活動が円滑に実施できるための支援を行う中核組織として、事業場における健康管理体制の充実を図ることを目的に、労働者健康福祉機構が都道府県医師会の協力を得て、全国47都道府県に設置している。

おもな業務として、産業保健に関する専門的相談、産業保健に関する図書やビデオの貸し出し、産業保健情報の提供、産業医等に対する研修、産業保健専門職(産業医や郡市医師会)の支援などを行っている。

● 労働基準法

概要・理念 労働者が人間であることに値する生活を営むうえでの労働条件の最低基準を定めた法律で、憲法第27条第2項に基づいて1947(昭和22)年に制定され、有害業務の規制など労働者を保護する労働衛生行政の基本法である。

労働組合法、労働関係調整法と合わせて、労働三法という。

労働条件の規定 ▶ 労働条件の原則(法第1条)には、①労働条件は、労働者が人たるに値する生活を充たすべきものであること、②この法律で定める労働条件は最低のものであり、労働関係の当事者は、この基準を理由に労働条件を低下させてはならないことはもとより、その向上を図るように努めなければならないと規定されている。

母子の保護規定 ▶ この法律には、母子の健康を護る観点から、妊産

婦等に係る危険有害業務の就業制限（第64条の3）、産前産後休暇および配置転換（第65条）、労働時間（第66条）、育児時間（第67条）などの規定がある。

◯労働安全衛生法

目的　1972（昭和47）年、労働基準法から分かれて制定された。
目的は、労働災害の防止のための危害防止基準の確立、責任体制の明確化、自主的活動の促進のための措置など、危険防止に対する総合的計画的な対策を推進することにより、職場における労働者の安全と健康の確保、快適な作業環境の形成を図ることである。

◯労働衛生管理の三本柱

労働衛生管理の三本柱として、作業環境管理、作業管理、健康管理があり、これを支える基盤に、労働衛生管理体制、労働衛生教育（健康学習）がある。

作業環境管理▶作業環境中の有害因子を測定し、低減させるような手段を講じることにより、適正な作業環境を確保し、職場における労働者の健康障害を防止するための根本的な対策の一つである。

作業管理▶作業手順や方法、内容を適切に管理改善して、有害因子が労働者に及ぼす影響を少なくすること。

健康管理▶健康診断を実施して個々の労働者の健康影響を把握し、その結果に基づく保健指導や配置転換などの必要な事後措置を講じることにより、労働者の健康を保持する。

◯労働衛生管理体制

労働安全衛生法による事業場の仕組みとして、衛生委員会、産業医、衛生管理者、総括安全衛生管理者などがある。

衛生委員会▶常時50人以上の労働者を使用する事業場に設置を義務づけている。委員会は、労使双方で構成し、労働衛生対策、労災対策、労働衛生の社内規定、労働衛生教育の実施状況調査などを行い、経営に反映させる。

産業医▶常時50人以上の労働者を使用するすべての事業場は、産業医を選任しなければならない。常時1,000人以上を使用する事業場または500人以上を衛生上有害な業務に従事させている事業場は、その事業場に専属の者を選任しなければならない。

衛生管理者▶常時50人以上の労働者を使用する事業者は、衛生に関する技術的事項を管理させるため、事業場の規模に応じて衛生管

理者を選任しなければならない。
総括安全衛生管理者 ▶ 林業・鉱業などでは100人以上、製造業では300人以上、その他の業種では1,000人以上の労働者を使用する事業場では、総括安全衛生管理者を選任しなければならない。

じん肺法

わが国のじん肺対策は、昭和初期から種々講じられてきたが、体系的な健康管理対策は1960(昭和35)年のじん肺法制定により確立した。

じん肺法では、事業主は常時粉じん作業に従事する(または従事したことのある)労働者に対して、じん肺健康診断(就業時・定期・定期外・離職時の4種)を行うことが定められており、所見を有する者について、地方じん肺診査医が診査を行い、都道府県労働局が管理区分を決定する。また、これらの労働者は、いつでも、じん肺管理区分の決定を都道府県労働局長に申請することができる(随時)。

作業環境測定法

歴史・変遷　作業環境から有害要因を取り除くための作業環境改善を行うには、有害要因の存在や発生状況を把握するための作業環境測定を一定の基準により実施することが不可欠である。

このため、1975(昭和50)年に作業環境測定法が制定され、適正な作業環境測定を実施するための作業環境測定士の資格や作業環境測定機関等の具体的事項が定められた。

さらに、測定結果の評価とそれに基づく措置について、1984(昭和59)年、「作業環境の評価に基づく作業環境管理要領」が定められ、1988(昭和63)年の労働安全衛生法の改正で法制化された。

管理区分 ▶ 作業環境状態は、第1管理区分(適切)、第2管理区分(改善の余地あり)、第3管理区分(不適切)の3つに分かれており、各々の管理区分によって管理の目標や対策が規定されている。

労働者災害補償保険法(労災保険法)

定　義　労働者が業務遂行中に業務に起因して生じた負傷や疾病のことを労働災害といい、公務員については公務災害という。

法的根拠　業務上の疾病についての法令上の根拠は労働基準法第75条にあり、「労働者が業務上負傷し、又は疾病に係った場合」などの規定に基づき、事業主の災害補償責任を明確にしている。労災保険法は、労働基準法の災害補償の裏づけをする保険制度を内容とし、表裏一

目 的　業務上の理由または通勤による労働者の負傷・疾病・障害・死亡などの災害に対し迅速・公正な保護をするため、療養の給付その他必要な保険給付を行い、合わせて社会復帰の促進、援護、適正な労働条件の確保などの事業を行うことを目的としている。

保険の給付　この保険は、医療保険のほかに年金保険をも包含している。

労働者災害補償保険の保険者は政府、保険料は事業主負担である。

保険の給付は、労働基準法に規定する災害保障の事由が生じた場合に行うこととされており、厚生労働省労働基準局長通知に示されている「認定基準」に基づいて適用が決定される。

給付の種類　業務上の事故については、療養補償給付、休業補償給付、障害補償給付、遺族補償給付、葬祭料、傷病補償年金、介護補償給付があり、通勤による事故では、療養給付、休業給付、障害給付、遺族給付、葬祭給付、傷病年金、介護給付がある。

二次健康診断等給付 ▶ 近年、労働者が業務上の事由により脳血管疾患や心疾患を発症し、突然死などの重大な事態に至る「過労死」等が増加傾向にあり、これらの原因疾患は、発症前の段階の予防が有効であることから、2000(平成12)年の労災保険法の改正により、新設された。

対象者は、労働安全衛生法の規定による定期健康診断の直近のものにおいて、業務上の事由による脳・心臓疾患の発生に関わる一定の項目に異常所見があると診断された者に対し、二次健康診断とそれに基づく特定保健指導が給付される。

ココミル 産業保健活動(過重労働対策)(p.239)

環境保健行政

● 環境保健行政の組織

国の環境保健行政は、環境省で行っており、総合環境制作局、地球環境局、環境管理局、自然環境局の4局と、廃棄物・リサイクル対策部、環境保健部、水環境部の3部で構成されている。

外部の国の機関として環境調査研究所、国立水俣病総合研究センターが設置されている。

地方機関として、全国に9カ所の地方環境対策調査官事務所があり、環境情報の収集・調査・相談、廃棄物やリサイクル対策、環境教育・環境保全活動、地球環境温暖化対策を行っている。

Chapter Ⅳ 保健医療福祉行政論

● 公害対策基本法

歴史・変遷　わが国では1955～1965(昭和30～40)年にかけて、水俣病、イタイイタイ病、新潟水俣病、四日市ぜんそくなどの大規模な公害問題が相次いで表面化し、社会問題となった。
　　1967(昭和42)年、新たな公害発生の防止と公害発生時の被害者救済など総合的な公害対策の必要性から「公害対策基本法」が制定された。

概要・理念　公害対策基本法は、憲法で保障されている健康で文化的な生活を確保するうえで公害防止はきわめて重要であることを明確にし、公害の定義、国・地方公共団体・事業者の責務、白書の作成、公害防止計画、紛争処理、被害者救済、費用負担など、公害対策の基本的な方向が定められた。

公害とは▶ この法律における公害とは、「事業活動その他の人の活動に伴って生ずる相当範囲にわたる大気の汚染、水質の汚濁、土壌の汚染、騒音、振動、地盤の沈下及び悪臭によって、人の健康又は生活環境に係わる被害が生ずること」と規定している。
　　1993(平成5)年、「環境基本法」の成立により廃止となった。

● 公害健康被害補償法（公害健康被害の補償等に関する法律）

歴史・変遷　昭和30年代からの経済成長の結果として、工場から排出するばい煙・汚水等による環境汚染や健康被害が大きな社会問題になり、公害対策基本法成立から2年後の1969(昭和44)年、「公害に係る健康に害の救済に関する特別措置法(旧救済法)」が制定され、医療費の給付が開始された。
　　昭和40年代に入って、「熊本水俣病」「新潟水俣病」「四日市ぜんそく」「イタイイタイ病」等の公害に係る紛争事件が社会的に注目されるようになり、1973(昭和48)年10月、「公害健康被害補償法」が制定された。

目的　事業活動その他の活動に伴って生ずる相当範囲にわたる著しい大気汚染又は水質の汚濁の影響による健康被害に係る損害を填補するための補償並びに被害者の福祉に必要な事業、大気汚染の影響による健康被害を予防するために必要な事業を行うことにより、健康被害者の迅速かつ公正な保護及び健康の確保を図ることを目的とする(第1条)。

対象　気管支喘息、慢性気管支炎、肺気腫、喘息性気管支炎など原因物質と疾病の間に特異的な関係のない疾病(大気汚染等が著しく、そ

の影響による気管支ぜんそく等が多発している地域を「第一種地域」として指定)と、水俣病、イタイイタイ病、慢性砒素中毒症など原因物質と疾病の間に特異的な関係がある疾病(環境汚染が著しく、その影響による特異的疾患が多発している地域を「第二種地域」として指定)の2種類がある。

　第一種地域については、汚染状況の改善を受けて見直しが図られ、1986(昭和61)年10月、第一種地域の指定解除、法律名の改正(公害健康被害の補償等に関する法律：公健法)等の制度改正が行われた。

●環境基本法

目　的　　1993(平成5)年に環境保全に関する総合的な対策を推進することを目的として制定、施行され、国、地方公共団体、事業者および国民の環境保全に関する責務が明確にされた。

基本理念　　①環境の恵沢の享受と継承等、②環境への負荷の少ない持続的発展が可能な社会の構築等、③国際的協調による地球環境保全の積極的推進が掲げられている。

基本的施策 ▶ 環境基本計画の策定、環境影響評価の推進、環境保全上の支障を防止するための経済的措置、環境への負荷の低減に資する製品等の利用促進、環境保全に関する教育・学習、地域環境保全のための施策の推進が規定されている。

●環境基本計画

法的根拠　　1994(平成6)年、環境基本法に基づいて、政府全体の環境保全に関する総合的・長期的な施策大綱等を定めるものであり、わが国初の閣議決定された国レベルの包括的な環境計画である。

基本的目標　　計画では、現在の大量生産、大量消費、大量廃棄型の社会から、持続可能な社会への転換を図るために4つの基本的目標を掲げている。

　①**循環**：物質循環をできる限り確保することにより環境への負荷を少なくし、循環を基調とする経済社会システムを実現する。
　②**共生**：健全な生態系を維持・回復し、自然と人間との共生を確保する。
　③**参加**：あらゆる主体が環境の負荷の低減や環境の特性に応じた賢明な利用などに自主的積極的に取り組み、環境保全に関する行動に主体的に参加する社会を実現する。
　④**国際的取組み**：国際的な取組みを推進する。

Chapter Ⅳ 保健医療福祉行政論

保健医療福祉財政

財政とは

財政とは、国や地方公共団体（都道府県および市町村）が行う経済活動（収入・支出）のことである。具体的には、国や地方公共団体がその活動を行うために租税（税金）や公債（国債・地方債）等の形で民間から財源（資金）を調達し、これらを基に行政サービスを供給する活動である。

行政活動は国・都道府県・市町村の3段階の政府によって行われているが、財政の仕組みは大きく国の財政と地方財政に分けられる。国と地方公共団体の財政は完全に独立しておらず、相互に資金が移動している。

2011（平成23）年度の厚生労働省の保健医療福祉財政の予算は、28兆9,638億円、国の総予算額の31％を占めている。

国家財政

分類

国の予算は、一般会計予算、特別会計予算、政府関係機関予算の3つに分かれている。

一般会計とは、国の一般の歳入歳出を経理する会計で、税金等の財源を受け入れ、社会保障や教育等の国の基本的経費をまかなう。

特別会計は、財政法の定めにより、①国が特定の事業を営む場合、②特定の資金を保有してその運用を行う場合、③その他特定の歳入を特定の支出に充て一般の歳入歳出と区分して経理する必要がある場合に限り設けることができる。

一般会計の収入▶国の収入の中心となる一般会計の収入は次の6つからなり、中でも収入の中心は租税である。①租税および印紙収入、②官業益金および官業収入、③政府資産整理収入、④雑収入、⑤公益金、⑥前年度剰余金受入。

地方財政

分類

地方公共団体の予算は、地方自治法で統一的に定められており、一般会計予算、特別会計予算に区分されている。個々の地方公共団体により一般会計、特別会計の範囲が異なっているため、地方財政の全体をみるために、普通会計と公営事業会計に区分する基準を設けている。

普通会計：地方公共団体の一般会計と、公営事業会計を除く特別会計を合算したもの。通常、地方財政といえば普通会計を指す。

公営事業会計：公営企業（水道・病院・交通など）、国民健康保険事業、後期高齢者医療事業、介護保険事業、収益事業（競輪・競馬・宝くじなど）、農業共済事業など独立採算を原則とする企業活動部門。

地方財政の収入 ▶ 地方公共団体の中心をなす地方税のほか、地方交付税、国庫支出金、地方譲与税、地方債、分担金、負担金、使用料、手数料、繰入金などに分かれている。

地方財政歳出 ▶ 地方公共団体の歳出は、その行政目的によって、衛生費、民生費、土木費、教育費、農林水産業費など十数種類に分類されており、地方公共団体の予算書の款・項・目という予算区分を構成する。

● 自主財源・依存財源

地方財政の収入について、自主的に収入できるか（収入を決める権限を有するか）否かの観点から分類すると、自主財源・依存財源に分けられる。

自主財源とは、自治体が自らの権限により自主的に収入しうる収入であり、地方税、使用料、手数料などがある。

依存財源とは、国や他の自治体から交付される収入であり、地方交付税、地方譲与税、国庫支出金、地方債などがある。

● 財政力指数

定　義　ある年度の地方自治体の基準財政収入額を基準財政需要額で除した指標で、これが1を下回れば地方交付税の交付団体であり、1を上回れば不交付団体である。指標としては、3年度間の平均値を用いる。

財政力指数は、地方税の収入能力を示す指標であり、地方交付税への依存度はわかっても、一般財源をどの程度確保できているかという観点には欠ける。財政力指数が小さいほど地方税の収入能力は低く、交付税への依存度は高い。

● 地方交付税

意　義　地方公共団体は、その地域の経済活動の状況により、税収入等が豊かで財政力の高い地域と低い地域があり、財政力の低い地域では、自らの税収入のみでは標準的な財政を行えない状況がある。

地方公共団体間の税制の不均衡（財政力格差）を是正しつつ、標準的な行政サービスを提供できるようにするために、国税の一定割合が国から地方に交付されるのが地方交付税である。

分類　地方交付税は使い道の制限がない自由に使える一般財源であり、地方公共団体の財政を支える主要財源の一つである。
　　地方交付税は、普通交付税(一般的な財政需要の財源不足団体に交付)と、特別交付税(特別の財政需要に交付)に分かれており、両者の配分比率は、普通交付税94％、特別交付税6％である。

● 国庫補助金

定義　国が使途を指定して地方公共団体に支出する資金を国庫支出金といい、国の方針に沿った事業を実施するために支出される。

分類　国庫支出金は、①委託金、②負担金、③補助金に分類されており、国庫補助金は、国が特定の施策の実施を奨励・助長すること、または、一定の財政援助をすることを目的として、特別に必要性を認めたときに交付される。
　　国庫補助金は、補助条件や交付手続きなど細部にわたる制約があるが、地方公共団体の地域特性や創意を生かした自主的な行財政運営への転換が図られつつある。

● 衛生費

定義　衛生費は、地方公共団体の歳出予算の目的別分類の一項目であり、保健衛生や環境対策、ごみ処理などのための経費である。

費目　一般会計の衛生費の費目は、公衆衛生費、結核対策費、保健所費、清掃費などに区分されており、地方公共団体が独自に実施する事業に関わる経費と、法定受託事務(国が事務処理基準を作るなど関与が認められている事務)の事業に関わる経費に分類される。
　　2008(平成20)年度の歳出決算額では、衛生費は5兆3,902億円で、歳出総額の6.0％を占め、対前年比0.8％の減である。
　　衛生費の歳出総額中に占める割合を団体別にみると、都道府県では2.9％、市町村では8.5％を占めている。

Chapter IV 保健医療福祉行政論

2. 医療行政

Check Words!!

■■ **医療供給体制**
医療法改正と医療供給体制
医療法（1948（昭和23）年、法律第205号）
病院・診療所・助産所
地域医療支援病院
特定機能病院

■■ **医療法に基づく医療計画**
医療計画の法制化
医療圏
救急医療体制

■■ **国民医療費**
国民医療費とは
国民医療費の動向

Chapter IV 保健医療福祉行政論

医療供給体制

医療法改正と医療供給体制

歴史・変遷

わが国の医療供給体制の基本となる「医療法」は、1948（昭和23）年に定められ、医療施設の基準等を定めることによりわが国の医療の確保に大きな役割を果たしてきた。

その後、高齢化や疾病構造の変化、医療技術の進歩などに対応して数回の医療法改正が行われ、現在も見直しが検討されつつある。

1985（昭和60）年の**第一次改正**は、医療資源の地域的偏在の是正と医療施設の連携の推進を目指し、医療圏の設定、都道府県医療計画の導入などが行われた。

第二次改正は、21世紀の高齢社会に向けて国民の医療ニーズの高度化・多様化に対応し、良質な医療を効果的に提供する体制の確保を目的に改正され、1993（平成5）年4月から施行された。おもな内容は、医療提供の理念規定の整備、医療施設機能の体系化（特定機能病院・療養型病床群の制度化）などである。

第三次改正は、1997（平成9）年12月に行われた。おもな内容は、医療提供における十分な説明、診療所への療養型病床群設置の拡大、地域医療支援病院の制度化、医療計画制度の充実などである。

第四次改正は、2000（平成12）年12月に行われた。おもな内容は、入院医療提供体制の整備（病院の病床を一般病床と療養病床に区分、病院等の必置施設の規制緩和、医療従事者の資質向上（医師・歯科医師の臨床研修の必修化）などである。

第五次改正は、2006（平成18）年12月に行われた。この改正では、「患者の視点に立った質が高く効率的な医療提供体制の構築」を基本理念とし、患者の医療に関する選択の支援（都道府県による医療情報提供制度の創設、広告規制の緩和等）、医療安全の確保（医療安全支援センターの法制化等）、医療計画制度の見直しによる医療機能の分化・推進等である。

2012（平成24）年2月、「社会保障・税一体改革大綱」が閣議決定され、医療に関して次のような方針が示された。

①病院・病床機能の分化・強化：急性期病床の明確化、病診連携、医療・介護連携等による一般病床の長期入院の適正化の推進
②在宅医療の推進：在宅医療の拠点となる医療機関の趣旨・役割の明確化、達成目標、医療連携体制等を医療計画に記載することを

明確化
③医師確保対策：医師の地域間、診療科間の偏在の是正に向け、都道府県の役割強化、医師のキャリア形成支援など
④チーム医療の推進：多職種協働による質の高い医療を提供するため、特定看護師(仮称)の認証制度導入等の検討など

行政の体系　医療提供体制に関する行政は、病院等の医療施設の確保・整備と医療従事者の養成等を通して医療提供体制を確立し、国民の健康の回復、維持増進を目的に展開されている。

その体系は、次の3分野に大別されており、各々各種の法律に基づいて施策が推進されている。

①医療施設の確保・整備：医療法に基づき、医療施設の基準、医療計画、救急医療の確保、へき地医療対策、保健医療情報システムの推進を図る。
②医療従事者の確保・資質向上：医療関連業務従事者について、その資質を確保するために国家資格が法制化されている（医師・歯科医師・薬剤師・保健師・助産師・看護師・歯科衛生士・診療放射線技師・理学療法士・作業療法士など）。
③個別疾患対策：結核予防・感染症予防・エイズ・精神科医療・母子医療など対策別の事業法に基づき施策が実施されている。

○ 医療法（1948（昭和23）年、法律第205号）

目　的　病院・診療所および助産所の開設、管理、施設の整備の推進に関する事項を定め、医療を提供する体制の確保を図り、国民の健康の保持に寄与することを目的とする（第1条）。

医療の基本理念（第1条の2）▶医療は、生命の尊重と個人の尊厳の保持を旨とし、医師、歯科医師、薬剤師、看護師その他の医療の担い手と医療を受ける者との信頼関係に基づき、医療を受ける者の心身の状況に応じて行われる。

医療の内容は、治療のみならず疾病予防、リハビリテーションを含む良質かつ適切なものであること。

医療は、国民自らの健康保持のための努力を基礎に、病院、診療所、介護老人保健施設その他の医療を提供する施設、居宅等において医療提供施設の機能に応じ効率的に提供すること。

医療の担い手の責務（第1条の4）▶医師、歯科医師、薬剤師、看護師その他の医療の担い手は、医療提供の理念に基づき、医療を受ける者に対し、良質かつ適正な医療を行うよう努め、医療の提供時には適

切な説明を行い、医療を受ける者の理解を得なければならない。

医療提供施設▶ 医療法における医療提供施設とは、病院、診療所、介護老人保健施設、調剤を実施する薬局その他の医療を提供する施設をいう。

● 病院・診療所・助産所

定　義

病院▶ 病院とは、医師または歯科医師が公衆または特定多数人のために医業・歯科医業を行う場所で、20人以上の患者を入院させる施設を有するもので、傷病者が科学的で適正な診療を受けることができることを目的に組織され、運営されなければならない。

診療所▶ 診療所とは、医師または歯科医師が公衆または特定多数人のために医業・歯科医業を行う場所で、入院施設のないもの、または19人以下の患者を入院させる施設のあるものをいう。

助産所▶ 助産師が、公衆または特定多数人のために、その業務を行う場所をいう。助産所は、妊婦、産婦、褥婦10人以上の入院施設をもつことはできない。妊婦、産婦、褥婦の収容施設を有せず出張のみによって業務に従事する場合には、その住所をもって助産所とみなす。

● 地域医療支援病院（医療法第4条）

意　義

1997（平成9）年の第三次医療法改正により、かかりつけ医・歯科医が地域における第一線の医療機関として信頼されるよう、これらを支援する病院が必要という観点から、地域医療支援病院が制度化された。

概　念

おもな要件として、国、都道府県、市町村、社会医療法人その他厚生労働大臣の定める病院であって、地域における医療の確保に必要な一定の要件を有するものとされている。

地域医療支援病院は、病院からの申請に基づき、都道府県医療審議会の意見を聞いて都道府県知事により承認される。

おもな要件：①紹介患者に対する医療の提供、②設備などの共同利用の実施、③24時間体制医療の実施、④地域の医療従事者に対する研修事業の実施、⑤原則として200床以上の病床を有すること、など。

● 特定機能病院（医療法第4条の2）

意　義

1992（平成4）年の第二次医療法改正により制度化された医療機関で、通常の病院の基準以上の医療従事者および施設をもち、一定の要件を満たす病院が申請することができる。

概念　厚生労働大臣は、承認に当たり、社会保障審議会の意見を聴かなければならない。

おもな要件として、①高度の医療を提供する能力を有すること、②高度の医療技術の開発および評価をする能力を有すること、③高度の医療に関する研修を行わせる能力を有すること、④診療科目は、内科・精神科・小児科・外科・整形外科・脳神経外科・皮膚泌尿器科・皮膚科・泌尿器科・産婦人科・産科・婦人科・眼科・耳鼻咽喉科・放射線科・歯科・麻酔科のうち10以上の診療科を有すること、⑤400床以上の病床を有すること、などがある。

2011（平成23）年10月現在、特定機能病院は84施設が承認されており、主として大学医学部付属病院が該当しており、それ以外に国立がんセンター中央病院、国立循環器病センターなどが承認を受けている。

医療法に基づく医療計画

● 医療計画の法制化

概要・理念　1985（昭和60）年の第一次医療法改正により、都道府県は、地域における医療機関の偏在を解消し、医療供給体制を体系的に整備することを目的に「医療計画を作成すること」が法制化された（第30条の3）。

医療計画とは、当該都道府県における医療を提供する体制の確保に関する計画をいう。

医療計画は、各都道府県が地域の実情に応じて主体的に作成するものであるが、厚生労働大臣は、「医療提供体制の確保に関する基本指針」を定め、都道府県はこの方針に即して医療計画を策定する。また、計画作成上重要な技術的事項については、都道府県に対し必要に応じ助言する。

目的　計画作成の目的は、①多様化、高度化する国民の医療ニーズに対し、医療資源を有効に活用し適切な配置を図ること、②地域の体系的な医療供給体制の整備を促進するため、医療関係施設間の機能分担と連携を図り地域医療の体系的整備を図ること、③地域医療の確保において重要な課題である救急医療、災害時の医療、へき地医療、周産期医療および小児医療の構築により、住民や患者が安心して医療を受けられるようにすること、などである。

Chapter Ⅳ 保健医療福祉行政論

内 容　医療計画に盛り込む内容には、以下のようなものがある。
医療計画においては、対象区域の設定、基準病床数（診療所の療養病床を含む）に関する事項、医療供給体制の整備、救急医療体制、へき地医療の供給体制などについて定めることになっている。
医療計画の対象となる区域には2種類あり、1つ目は、主として病院の**一般病床・療養病床**の整備を図るための地域的単位であり、通常は広域市町村圏が標準となる（**二次医療圏**）。2つ目は、一般病床・療養病床のうち特殊な診断・治療を必要とする医療で、原則として都道府県の区域を単位として設定される（**三次医療圏**）。
基準病床数の算定については、病床の種別に応じて定めることになっており、一般病床・療養病床については二次医療圏の区域ごとに、精神病床・結核病床・感染症病床については、都道府県の区域ごとに厚生労働省令で定める標準（算定方式）により設定することになっている。

医療計画の見直し▶ 2013（平成25）年4月から始まる次期医療計画は、「社会保障・税一体改革大綱」に基づき、次の観点から「医療計画作成指針」を見直す予定である。
①医療機能の分化・連携を推進するため、二次医療圏設定の考え方を明示するとともに疾病・事業ごとのPDCAサイクルを効果的に機能させる。
②在宅医療について達成目標、医療連携体制、人材確保などを記載する。
③精神疾患を既存の4疾病（がん、脳卒中、急性心筋梗塞、糖尿病）に追加し、医療連携体制を構築する。

医療圏

医療法第30条の3の医療計画には二次・三次医療圏の設定が定められており、都道府県ではこれらをもとに医療圏域の設定を行っている。

目 的　医療圏設定の目的は、住民の誰もがどこでも健康で生き生きと暮らしていけるよう必要な保健医療サービスを確保するために、限られた保健医療資源を効率的で適正に配置するとともに、保健医療機関相互の機能分担と連携を推進していくことである。

一次医療圏▶ 住民の日常の健康管理・予防活動、一般的な疾病や外傷などに対する診断・治療などプライマリケアに関する保健医療サービスを提供する圏域とし、この圏域は日常生活に密着した地域（日常

生活圏)であることが望ましいことから市町村の区域が設定されている。

二次医療圏▶原則として入院治療(高度・特殊な医療を除く)の需要に対応し、健康増進から疾病予防、診断・治療およびリハビリテーションに至る包括的な医療提供体制の整備をする圏域とし、地理的条件、交通、生活圏としての一体性、住民の受療動向、医療機関の設置状況、救急医療体制などを総合的に考慮して設定するもので、医療法第30条の3第2項第1号に規定する区域である。

三次医療圏▶一次・二次医療圏で対応困難な専門性の高い高度・特殊・専門的な保健医療サービスを提供する区域であり、都道府県全域を視野に対応することが望ましいことから、都道府県域を設定している(医療法第30条の3第2項第2号に規定する区域)。

○救急医療体制

救急医療を行う医療機関は、医療計画に基づいて確保することが規定されており、初期・二次・三次の救急医療体制の一元化が図られている。

2004(平成16)年度からは、救急医の確保が困難な地域の対策として**新型救命救急センター**の設置が進められている。

初期救急医療機関▶主として外来診療により救急患者の医療を担当する医療機関であり、救急医療に携わることを表明する医療機関である。在宅当番医と休日夜間急患センターが該当する。

二次救急医療機関▶入院治療を必要とする重症救急患者医療を担当する医療機関であり、24時間体制で救急医療を提供する医療機関を日常生活圏内に整備することになった。また、医療資源の効果的活用の見地から、病院群輪番制により地域で24時間体制を整え、各医療機関の診療科の特色を生かした輪番制も推進する。

三次救急医療機関▶二次救急医療機関では対応できない複数の診療科領域にわたる重篤な救急患者に対し、高度な医療を総合的に提供する医療機関とし、救命救急センターと呼ぶ。

人口100万人に1カ所を目途にしており、2011(平成23)年5月現在、全国に244カ所整備されている。

新型救命救急センター▶人口おおむね30万人に1カ所という比較的狭い地域をカバーする救急体制として設置された。

小児救急医療▶医療計画の記載事項として、初期・二次・三次救急医療機関の機能類型に基づいて分担し、その確保を図ることとされ

ている。初期救急は、一般救急と同様、在宅当番医と休日夜間急患センターで行われ、小児科による診療体制が整った病院が当番制で実施する。二次救急については、1999(平成11)年に二次医療圏内で病院群の輪番によって二次救急体制を確保する小児救急医療支援事業をスタート、2002(平成14)年には、複数の二次医療圏を対象に小児救急医療のセンター的役割を果たす**小児救急医療拠点病院**整備事業を開始した。三次救急は、救命救急センターと総合周産期医療センターなどが対応する。

国民医療費

●国民医療費とは

定義　国民医療費は、医療機関などにおける傷病の治療に要する費用を推計したものであり、診療額・調剤額・入院時食事療養費・老人訪問看護療養費・訪問看護療養費のほか、健康保険等で支給される移送費等を含む。

国民医療費の範囲▶国民医療費の範囲は傷病の医療費に限っているため、①正常な妊娠・分娩などに要する費用、②健康の維持増進を目的とした健康診断・予防接種などの費用、③固定した身体障害のために必要とする義眼や義足などの費用は含まれない。

●国民医療費の動向

国民医療費の動向をみると、推計を始めた1954(昭和29)年度は2,152億円であったが、国民皆保険を達成した1961(昭和36)年度以降は急激に増加し、1965(昭和40)年度に1兆円、1978(昭和53)年度には10兆円を超えた。その後は毎年1兆円ずつ増加し、2000(平成12)年度は介護保険制度の施行に伴い若干減少をみたが再び増加、2003(平成15)年度は31兆5,375億円、2006(平成18)年度は33兆1,276億円、2009(平成21)年度は36兆67億円で、前年度比1兆1,983億円増加した。

国民一人当たり医療費も、1954(昭和29)年度は2,400円であったが、1965(昭和40)年度に1万円台、1978(昭和53)年度10万円台、2004(平成16)年度に20万円台を示し、2009(平成21)年度は28万2,400円である。

国民所得に対する国民医療費の割合は、昭和30年代の3％台から一貫して上昇傾向にあり、1999(平成11)年度に8％を超えた。

2000（平成12）年度は介護保険制度の施行に伴い7.98％に下がったが、2005（平成17）年度は9.05％、2008（平成20）年度は9.89％、2009（平成21）年度は10.61％と初めて10％台になった。

国民医療費増加のおもな原因 ▶ 国民医療費増加のおもな原因は、人口増加、人口の高齢化、医療技術の高度化、疾病構造の変化などによる「自然増」のほか、多剤投与、過剰な検査、高齢者の重複受診や介護を要する者の「社会的入院」等がある。

Chapter IV 保健医療福祉行政論

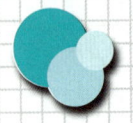

3. 社会保障

Check Words!!

■■ 社会保障制度
　社会保障制度とは
　社会保険制度

■■ 医療保険制度
　日本の医療保険制度
　NHSタイプの医療制度
　民間保険中心の医療制度
　被用者保険（職域保険）
　国民健康保険（国民健康保険法）
　後期高齢者医療制度（高齢者の医療の
　　確保に関する法律）
　高額療養費制度
　公費医療制度

■■ 年金保険制度
　日本の公的年金制度
　国民年金（国民年金法）
　厚生年金（厚生年金法）
　共済年金

■■ 雇用保険と労災保険
　雇用保険（雇用保険法）
　労働者災害補償保険（労災保険）

■■ 介護保険制度
　介護保険法（1997（平成9）年制定、
　　2000（平成12）年4月施行）
　特定疾病
　要介護者・要支援者
　認定調査
　介護認定審査会
　介護サービス計画（ケアプラン）
　介護保険サービス
　介護保険の給付
　指定居宅介護支援事業所
　介護支援専門員（ケアマネジャー）
　地域支援事業
　地域包括支援センター

社会保障制度

○社会保障制度とは

わが国の社会保障制度の法的基礎は、日本国憲法第25条第2項である。

ココミル 保健行政（公衆衛生）(p.249)

定　義　1950（昭和25）年の社会保障制度審議会勧告によると、「いわゆる社会保障制度とは、疾病、負傷、分娩、廃疾、死亡、老齢、失業、多子その他困窮の原因に対し、保険的方法または直接公の負担において経済保障の途を講じ、生活困窮に陥った者に対しては、国家扶助によって最低限度の生活を保障するとともに、公衆衛生および社会福祉の向上を図り、もってすべての国民が文化的社会の成員たるに値する生活を営むことができるようにすることをいう」としている。

目　的　①生活の保障・生活の安定、②個人の自立支援、③家庭機能の支援である。

社会保障の機能▶社会保障の機能は、①社会的セーフティネット（救貧制度と防貧制度の機能）、②所得再分配（生活保護制度と租税制度）、③リスク分散（医療保険制度）、④社会の安定と経済の安定・成長（雇用保険制度による失業給付）である。

社会保障の体系▶社会保障制度審議会の分類によると、狭義では、①社会保険、②公的扶助、③社会福祉、④公衆衛生および医療、⑤老人保健（2008年4月より後期高齢者医療制度）、広義では、⑥恩給、⑦戦争犠牲者支援が加わる。

社会保障の内容▶①所得保障、②医療保障、③社会福祉サービスの3分野がある。

○社会保険制度

目　的　国民が病気、けが、出産、死亡、障害、失業など、生活の困難をもたらす状況（保険事故）に対して、被保険者が予め保険料を拠出し、保険事故が生じた場合に一定の給付を行い生活の安定を図ることを目的とする法律に基づく強制加入の保険制度である。

社会保険の分野▶社会保険には、医療・介護・年金・労災・雇用の5分野がある。

社会保険の構成要素▶社会保険の基本となる構成要素は**保険者**と**被保険者**である。

　保険者とは、被保険者から保険料を徴収し、保険給付を行う財政責任を有する主体であり、職域において特別に設立される保険組合

Chapter Ⅳ 保健医療福祉行政論

などの公法人か、国または地方公共団体がなっている。
　被保険者は、保険料の拠出義務を負う一方で、それを根拠として保険給付を受ける権利をもつ。

医療保険制度

日本の医療保険制度

歴史・変遷
　わが国最初の医療保険制度は、ドイツの疾病保険（1883年ビスマルクのもとでつくられた）をモデルとして1922（大正11）年に制定された**健康保険法**である。
　大正時代、わが国は深刻な経済不況に陥り、大量の失業者が発生、物価高騰、賃金の低下などから労働争議が多発した。労働者の保護を通して、労働者と使用者側の関係を改善し、産業振興を図ることを目的に制定されたブルーカラーを被保険者とする制度であった。
　関東大震災による施行延期を経て、1927（昭和2年）に施行された。当初は被保険者本人に対する給付のみであったが、その後、適用対象の拡大や家族給付などが実施され、1942（昭和17）年には、ホワイトカラーを含めた被用者に対する制度となった。
　1938（昭和13）年、農民・漁民などを対象とする国民健康保険制度が健民健兵政策の一環として制定・施行された。
　戦後、医療保険制度は再建され、1961（昭和36）年、すべての国民が職域または地域の医療保険によりカバーされる**国民皆保険制度**が成立した。
　1982（昭和57）年、**老人保健法**が制定され、高齢者の医療保険は同法に基づいて実施されることになり、医療保険制度は、①被用者保険、②国民健康保険、③老人保健法に基づく医療に大別された。
　2008（平成20）年4月からは、後期高齢者（75歳以上）に対する医療は、老人保健法が改正された**高齢者の医療の確保に関する法律**に基づき提供されることになった。

NHSタイプの医療制度

分類
　少子高齢化の進行と経済成長の鈍化により、多くの先進国が社会保障制度の見直しを迫られている。医療保険制度については、税金に基づくNHS（イギリス、北欧諸国、カナダ、オーストラリアなど）、強制的な保険料を財源とする社会保険制度（日本、フランス、ドイツ、オランダなど）、民間保険を主体とした国（アメリカ）の3つに大別さ

概念　NHSは、National Health Serviceの略で国民保険(医療)サービスなどと訳されており、政府は、国民から集めた税金をもとに医療サービスを提供する。多くの場合、提供者は公的組織で、国民は無料あるいは少額の自己負担で医療を受けることができる。

NHSタイプの国は、中央政府が運営している国(イギリス)と、地方政府が運営している国(北欧諸国、カナダ、オーストラリアなど)に区分される。

◯ 民間保険中心の医療制度

アメリカでは、一般国民の医療制度は、労働契約の一環として雇用主が従業員に提供する、あるいは国民が個人で購入する民間保険が中心的な仕組みになっている。ただし、高齢者に対しては**メディケア**、貧困者に対しては**メディケイド**という公的保険制度があり、すべてが民間保険制度でまかなわれているわけではない。

民間保険の被保険者は、提供されるサービスの内容や家族構成および喫煙歴などのリスクに応じた保険料を支払う。

従来は、被保険者が受ける医療サービスに制限を設けないタイプの保険が主であったが、現在は、医療費の増加をコントロールするため、マネジドケアの仕組みが取り入れられている。

マネジドケアとは、医療費の適正化のために超過需要を減らすシステムの総称である。

◯ 被用者保険（職域保険）

分類　**一般の健康保険（健康保険法）▶**
*全国健康保険協会管掌健康保険(協会けんぽ)：おもに中小企業(従業員300人未満)の被用者を対象に全国健康保険協会が運営する。政府管掌健康保険が2008(平成20)年10月から公法人化した組織である。
*組合管掌健康保険：おもに大企業の被用者を対象に、厚生労働大臣認可の各健康保険組合が運営する。

特定の職域に対する保険（船員保険法、各種共済組合員法）▶
船員保険：船員を対象とする。
共済組合：国家公務員・地方公務員・私立学校教職員を対象とする。

給付内容▶　給付内容は、診察、薬剤・治療材料、処置・手術、在宅療養・看護、入院・看護、食事療養、訪問看護であり、被保険者および被扶養者に現物給付(原則として)される。

Chapter Ⅳ 保健医療福祉行政論

● 国民健康保険（国民健康保険法）

国民健康保険は、被用者保険の被保険者とその家族、生活保護を受けている者以外の一般地域住民を被保険者とする市町村国保が中心である。

保険者は市町村で、自己負担等の仕組みは被用者保険と同様である。

● 後期高齢者医療制度（高齢者の医療の確保に関する法律）

歴史・沿革　1972（昭和47）年、老人福祉法が改正され、1973（昭和48）年から70歳以上の**老人医療費支給制度**（老人医療費の無料化）がスタートした。この制度は、高齢者の医療機関への早期受診という点では有効だったが、高齢者の受療が増加し医療費が急増した。

1982（昭和57）年、老人保健法が制定され、保健事業の中に老人医療が位置づけられた（法第12条）。

2008（平成20）年4月から、75歳以上の高齢者に対する医療は「老人保健法」が改正された「高齢者の医療の確保に関する法律」に基づいて提供されている。

運営の仕組み▶運営主体は「後期高齢者医療広域連合」であり、都道府県単位ですべての市町村が加入し、保険料の決定や医療の給付を広域で運営する。

財源負担は、後期高齢者の保険料1割、現役世代からの支援金4割、公費負担部分5割である。

被保険者は、75歳以上の高齢者および65歳以上75歳未満で一定の障害の状態にあり広域連合の認定を受けた者である。

保険料は被保険者一人ひとりに課せられ、診療報酬改定と併せて2年に一度改定される（平成24～25年度の全国平均保険料見込み：5,561円）。

● 高額療養費制度

高額療養費制度とは、健康保険で診療を受けたとき、1カ月（暦月）にかかった医療費が基準額（自己負担限度額）を超えた場合、申請により**高額療養費**が保険者から支給される制度である。現物支給ではなく、いったん医療機関に支払った一部負担金の高額療養部分が払い戻される償還払いである。2007（平成19）年度から入院の場合は医療機関が保険者に直接請求するため、入院患者の窓口負担は自己負担限度額のみになった。

高額療養費制度による給付については、所得区分により自己負担

限度額に差があり、限度額を「上位所得者」「一般」「低所得者」の3区分に分けて設定されている。また、高齢者の限度額は別途定められている。

特定療養費の差額部分や入院時食事代は支給対象にならない。

公費医療制度

定義　特定の疾患に罹患した人や経済的に医療費負担が困難な人に対して、政策的に医療費を公費(国・都道府県・市町村等)で負担する制度である。

歴史・変遷　社会保障制度としての公費医療は、1946(昭和21)年の生活保護法に始まる。貧困者に対する無差別平等の保護の原則という近代的社会保障の理念に立ち、1950(昭和25)年の現行生活保護法へと発展した。

その後、特定の疾病や障害等による医療費助成が年々制度化された。

分類　公費医療の種別として、国家補償的性格(戦傷病者特別援護法)、公衆衛生的性格(精神保健及び精神障害者福祉に関する法律、感染症の予防及び感染症の患者に対する医療に関する法律等によるもの)、社会福祉的性格(生活保護法、身体障害者福祉法、母子保健法、児童福祉法、障害者総合支援法等によるもの)、その他(原子爆弾被爆者医療や特定疾患治療費、石綿による健康被害の救済、特定B型肝炎ウイルス感染者給付金等の支給に関する特別措置など)がある。

年金保険制度

日本の公的年金制度

定義　わが国の公的年金制度は、あらかじめ一定の保険料を納付することを条件に年金を支給する社会保険制度を採用しており、高齢・障害・(稼得者の)死亡という長期にわたる稼得能力の喪失や減少などのリスクに対し所得を補償する制度である。

分類　わが国の公的年金制度は、国民年金、厚生年金、共済年金の3種があり、3階建て構造の制度となっている。

概要　現行の制度は、1985(昭和60)年に行われた年金制度の抜本的改正によるもので、全国民共通の基礎年金が土台となっている。1階部分は国民年金(基礎年金)部分として、3種の年金に共通な部分である。2階部分は、厚生年金や共済年金で、被用者が加入し、上乗せとして報酬比例の年金を支給する。自営業者などは、1階部分の

上乗せとして国民年金基金に加入できる。3階部分として、厚生年金の上乗せとなる厚生年金基金や共済組合の職域相当部分がある。

受給資格▶年金の受給資格には一定の加入期間が必要である。20歳以上60歳未満の住民は、すべて国民年金に加入することになっており、被用者はこれに加えて厚生年金または共済組合に加入する。さらに、豊かな老後の生活のため、企業年金である厚生年金基金や国民年金基金に加入することができる。

年金保険の種類▶代表的な年金保険には、**老齢年金**、**障害年金**、**遺族年金**があるが、年金給付は各制度ごとに名称が異なっている。

被保険者▶第1号、第2号、第3号の3種に大別される。

第1号：日本国内に住所を有する20歳以上60歳未満の者で、次の第2号、第3号被保険者以外の者
第2号：厚生年金保険の被保険者、共済年金の組合員
第3号：第2号被保険者の被扶養配偶者で、20歳以上60歳未満の者

● 国民年金（国民年金法）

目的　20歳以上60歳未満の者を対象に、全国民共通の基礎的給付を行う制度で、全国民を対象とする老齢基礎年金、障害基礎年金、遺族基礎年金と、第1号被保険者を対象とする付加年金、寡婦年金、死亡一時金からなっている。

老齢基礎年金▶保険料納付済期間、保険料免除期間、合算対象期間（カラ期間）の合計が25年以上の者に対し、65歳から支給される。

40年間保険料を納めた者が満額の基礎年金を受給でき、年金額は、夫婦で月額13万円強である（平成24年度：一人年額786,500円）。

支給開始年齢は、本人の選択により60歳まで繰り下げ、または70歳まで繰り上げ受給が可能であるが、その場合は所定の減額（増額）措置がとられる。

障害基礎年金▶初診日に国民年金の被保険者であった者、かつて被保険者であった60歳以上65歳未満の者が、障害認定日において一定の障害（1級、2級）がある場合に支給されるが、被保険者期間中に保険料滞納期間が3分の1以上ある場合は支給されない。

年金額は、2級が老齢基礎年金と同額、1級はその1.25倍である。障害基礎年金受給者に子がある場合、その子が18歳を迎えた年度末まで加算があり、加算額は、第1子、第2子が年額22万6,300円、第3子以降は1人につき7万5,400円である（平成24年度）。

遺族基礎年金▶国民年金の被保険者またはかつて被保険者であった

60歳以上65歳未満の者等が死亡したとき、その者に生計を維持されていた「子のある妻」または「子」に対して支給されるが、障害基礎年金同様、被保険者期間中に保険料滞納期間が3分の1以上ある場合は支給されない。

年金額は、子の加算を含め、2級の障害基礎年金と同様である。

福祉年金▶国民年金には、拠出型の年金の他に福祉年金がある。福祉年金は、全額国の負担によって支給される年金で、現行の拠出制国民年金が発足した1961(昭和36)年にすでに高齢で対象とされなかった者に対する経過的な措置である老齢福祉年金と、20歳未満時点での傷病による障害に対する障害福祉年金である。

福祉年金は、無拠出の年金という性格上、所得制限がある。

年金額は、年額40万4,200円(平成23年度)である。

国民年金基金▶1991(平成3)年に発足した、自営業者のための上乗せの公的年金制度である。

都道府県ごとに各区域内に住所を有する1,000人以上の者で設立される「地域型国民年金基金」と、同様の事業または業務に従事する3,000人以上の者から組織される「職能型国民年金基金」がある。職能型国民年金基金は、同業者では全国に1つだけ設立できる。

● 厚生年金(厚生年金法)

目 的 　民間の会社、工場、船舶などで働く勤労者の老齢、障害、死亡に対し保険給付を行い、勤労者本人および家族の生活の安定と福祉の向上を目的としており、被用者年金制度の中核である。

適用事業所▶適用事業所は、常時5人以上の従業員を使用する事業所および法人の事業所、船舶は強制適用事業所とされる。それ以外の事業所では、事業主が従業員の半数以上の同意を得た上、認可を受けると任意適用事業所となる。

被保険者▶適用事業所に常時使用される70歳未満の者は必ず被保険者となる。適用事業所以外の事業所に使用される者でも、事業主の同意を得た上、認可を受けると被保険者となることができる。厚生年金保険の被保険者は自動的に国民年金の第2号被保険者となり、同時加入の形になる。

分 類 　**給付の種類**▶厚生年金保険の保険給付には、年金給付として老齢厚生年金、障害厚生年金、遺族厚生年金があり、一時金給付として障害手当金がある。

老齢厚生年金▶老齢基礎年金の受給要件を満たしている者で、厚生

年金保険の被保険者期間を有する者に、65歳から老齢基礎年金に上乗せして支給される。支給額は、平均の標準報酬によって決定され、65歳未満の配偶者、18歳未満の子がある場合は加給がある。

老齢基礎年金の受給要件を満たしている者で、厚生年金保険の被保険者期間が1年以上ある者が60歳以上であるときは、64歳までの間、特別支給の老齢厚生年金が支給される。ただし、2001（平成13）年度から3年ごとに1歳ずつ段階的に65歳まで引き上げられることになっている。

障害厚生年金▶厚生年金保険の被保険者期間中に初診日がある傷病による障害で、障害基礎年金の受給要件を満たした場合、障害基礎年金に合わせて支給される。障害基礎年金の1、2級に該当しない場合も、厚生年金の障害等級表に該当すれば、3級として独自の障害厚生年金または**障害手当金**（一時金）が支給される。

遺族厚生年金▶被保険者、老齢厚生年金受給権者、1、2級の障害厚生年金受給権者が死亡した場合、その遺族（その者に生計を維持されていた配偶者、子、父母、孫、祖父母）に支給される。

支給順位は、①配偶者と子、②父母、③孫、④祖父母で、先順位の者が受給権を取得すれば、次順位の者には支給されない。

共済年金

概　要　共済の加入者については、医療保険と年金保険が一緒に扱われている。共済は、国家公務員共済組合法、地方公務員共済組合法、私立学校教職員共済組合法によって行われている。

共済年金の仕組みは、厚生年金の仕組みとほぼ同様である。

雇用保険と労災保険

雇用保険（雇用保険法）

目　的　1974（昭和49）年12月に制定された法律で、その目的は次の2点である。
①労働者が失業した場合等に生活および雇用の安定を図ること。
②失業の予防、雇用状態の是正および雇用機会の増大、労働者の能力の開発・向上その他労働者の福祉の増進を図ること。

中心的事業　雇用保険の中心的事業は、被保険者である労働者が失業した場合や雇用の継続が困難になる事由が生じた場合の失業等給付であり、求職者給付に加え、再就職を援助する就職促進給付、教育訓練給付、

労働者の職業生活の円滑な継続を援助・促進するための雇用継続給付の4つに大別される。

受給要件 求職者給付の受給要件は、離職による被保険者資格喪失確認を公共職業安定所(ハローワーク)で受けたこと、労働の意志および能力があるが、職業に就くことができない状態にあること、離職の日以前の1年間に被保険者期間が6カ月以上あることである。

雇用保険の付帯事業に雇用安定・能力開発・雇用福祉の3事業がある。

保険料率は、2007(平成19)年4月の法改正で原則として賃金総額の1.5%で、被用者0.6%、事業主0.9%となった。

労働者災害補償保険(労災保険)

趣　旨 1947(昭和22)年に制度化された保険で、同年制定の「労働基準法」で規定された使用者の災害補償責任を社会保険により担保するためにつくられた制度である。

目　的 労災保険は、労働者の業務災害、通勤災害等に対し、迅速、公正な保護をするため、必要な保険給付を行い、併せて、被災労働者とその遺族の援護、労働者の安全、衛生の確保等を図り、労働者の福祉の増進を図ることを目的とし、医療費、年金、一時金の支給などを行う。

適用事業▶ 一般被用者を被保険者とし、国が保険者となる制度で、原則として労働者を使用するすべての事業に適用される。船員・公務員に対しては、別の労働災害補償制度がある。

給付には、業務災害に関するものと通勤災害に関するものがある。

介護保険制度

介護保険法(1997(平成9)年制定、2000(平成12)年4月施行)

制度の背景▶ ①高齢者人口および介護を要する高齢者の増加(将来予測も含めて)、②核家族化の進展、女性の就業率の上昇などによる介護家族の高齢化と介護代替者不足、③高齢者介護に関わる保健福祉制度の二重構造(老人福祉法、老人保健法)からくる利用手続きの煩雑さ、利用者負担の不均衡、総合性の欠如などの課題が浮き彫りになり、時代に対応した新たな仕組みの構築が必要となった。

目　的 ①老後の不安要因である介護について、給付と負担の関係を明確にし、社会保険方式により普遍的に支援する仕組みを創設する。

②公費による福祉と医療保険との縦割り制度を再編成し、利用者の選択により多様な主体から保健医療福祉サービスが総合的に受けられる仕組みを創設する。

歴史・変遷

(1) 2005(平成17)年の見直し▶介護保険制度は施行後5年を目途に見直しを行うことが定められており、2005(平成17)年6月に法改正が行われ、2006(平成18)年4月から施行された。

制度改正の大きな柱は、介護予防に力点を置いた「予防重視システムへの転換」である。

(2) 2008(平成20)年の見直し▶2007(平成19)年に発覚した民間事業所の不正行為問題を契機に、介護サービス事業者の不正の再発防止と介護事業運営の適正化を目指し一部改正が行われた。

おもな改正内容は、①事業者に対する規制の強化(法令遵守義務・事業者本部等への立ち入り検査権、業務管理体制の是正勧告・命令権限の創設等)、②指定取消等の処分逃れ対策、③事業廃止時の利用者へのサービス確保対策である。

(3) 2011(平成23)年の見直し▶2012(平成24)年の介護報酬改定等を視野に介護保険制度見直しが行われ、2011(平成23)年6月、改正法が成立した。

改正法のねらいは、高齢者が自立した生活を営めるよう、医療・介護・予防・住まい・生活支援サービスが切れ目なく提供される「地域包括ケアシステム」の実現に向けた取組みの推進である。

改正法の概要は以下のとおりである。

①医療と介護の連携の強化：日常圏域ごとに地域ニーズや課題を踏まえた介護保険事業計画策定、24時間対応の定期巡回・随時対応型訪問介護・訪問看護サービスの創設、複合型サービスの創設、予防給付と生活支援サービスの総合的な実施など
②介護人材の確保とサービスの質の向上：介護福祉士等によるたんの吸引等、介護福祉士の資格取得方法の見直し、介護事業所における労働法規の遵守等
③高齢者の住まいの整備：国土交通省と厚生労働省の連携による有料老人ホーム等における利用者保護規定、サービス付き高齢者住宅の供給促進に向けて「高齢者住まい法」の一部改正
④認知症対策の推進：市民後見人の活用等権利擁護を推進
⑤保険料の上昇の緩和

概　要

①**保険者**は市町村である。国、都道府県、医療保険者、年金保険者が市町村を重層的に支援する。

②**被保険者**は**第1号被保険者**と**第2号被保険者**の2種類である。

表1に示すように、被保険者の種類により、対象者、受給権者、保険料負担のあり方、保険料の賦課・徴収方法などが異なる。

③**財源**は、社会保険と公費とで2分の1ずつ負担する。

④介護保険サービス利用の流れ

介護保険給付は、第1号被保険者で要介護または要支援状態と判断された場合、第2号被保険者で**特定疾病**に罹患し要介護または要支援状態と判断された場合に行われる。要介護認定と介護サービス利用手続きの流れは図4の通りである。

表1　介護保険制度における被保険者・受給権者等について

	第1号被保険者	第2号被保険者
対象者	65歳以上の者	40歳以上65歳未満の医療保険加入者
受給権者	・要介護者 （寝たきり・認知症などで入浴、排泄、食事等の日常の生活動作について常に介護が必要な人） ・要支援者 （家事や身支度等の日常生活に支援が必要な人）	左のうち、初老期認知症、脳血管障害等の老化に起因する疾病によるもの
保険料負担	所得段階別定額保険料 （低所得者の負担軽減）	・健保：標準報酬×介護保険料率 （事業主負担あり） ・国保：所得割、均等割に按分 （国庫負担あり）
賦課・徴収方法	年金額一定以上は年金天引 それ以外は普通徴収	医療保険者が医療保険料として徴収し、納付金として一括して納付

特定疾病

第2号被保険者に対する給付は特定疾病に限られており、2000（平成12）年の制度スタート時には、老化に起因する特定の疾病であり継続して介護が必要な疾病として15種類が設定されたが、2006（平成18）年4月から「がん（医師が回復の見込みがない状態と判断したもの）」が加えられ16疾病になった（表2）。

Chapter IV 保健医療福祉行政論

図4 介護サービス利用の手続き

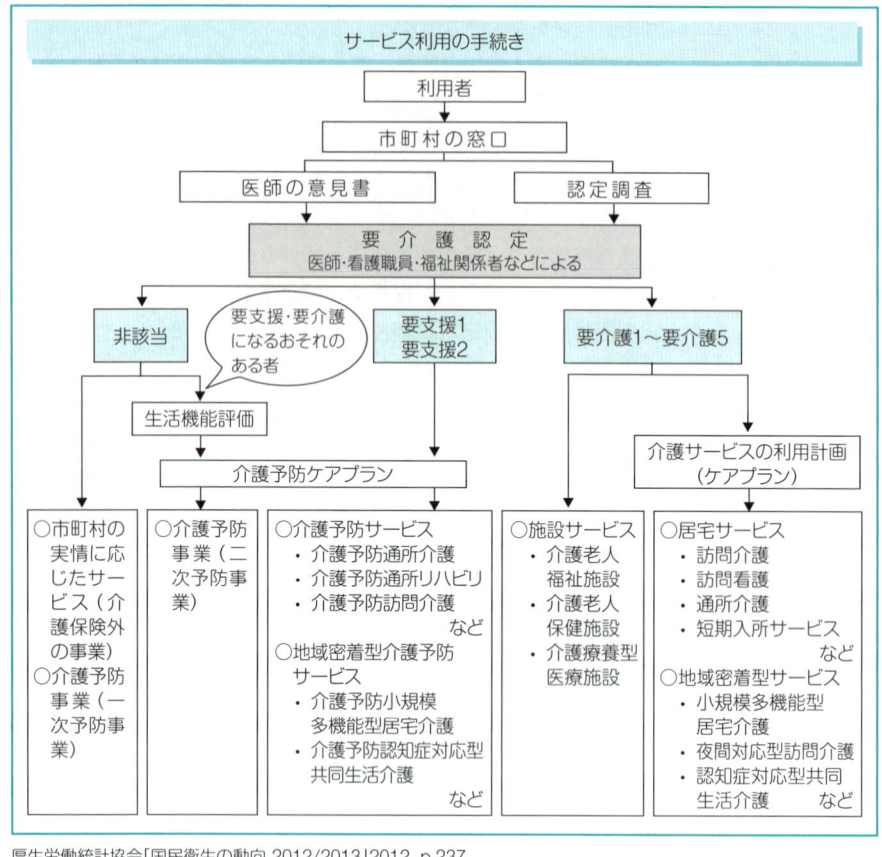

```
サービス利用の手続き
            ↓
          利用者
            ↓
        市町村の窓口
        ↙        ↘
   医師の意見書   認定調査
        ↘        ↙
       要 介 護 認 定
    医師・看護職員・福祉関係者などによる
```

- 非該当
  - 要支援・要介護になるおそれのある者
    - 生活機能評価
- 要支援1／要支援2
  - 介護予防ケアプラン
- 要介護1〜要介護5
  - 介護サービスの利用計画（ケアプラン）

非該当	要支援・要介護になるおそれのある者	要支援1・要支援2	要介護1〜要介護5
○市町村の実情に応じたサービス（介護保険外の事業） ○介護予防事業（一次予防事業）	○介護予防事業（二次予防事業）	○介護予防サービス ・介護予防通所介護 ・介護予防通所リハビリ ・介護予防訪問介護 など ○地域密着型介護予防サービス ・介護予防小規模多機能型居宅介護 ・介護予防認知症対応型共同生活介護 など	○施設サービス ・介護老人福祉施設 ・介護老人保健施設 ・介護療養型医療施設	○居宅サービス ・訪問介護 ・訪問看護 ・通所介護 ・短期入所サービス など ○地域密着型サービス ・小規模多機能型居宅介護 ・夜間対応型訪問介護 ・認知症対応型共同生活介護 など

厚生労働統計協会「国民衛生の動向 2012/2013」2012. p.237

表2 介護保険法で定める特定疾病

1	がん（医師が一般に認められている医学的知見に基づき回復の見込みがない状態に至ったと判断したものに限る）	9	脊柱管狭窄症
2	関節リウマチ	10	早老症
3	筋萎縮性側索硬化症	11	多系統萎縮症
4	後縦靱帯骨化症	12	糖尿病性神経障害、糖尿病性腎症および糖尿病性網膜症
5	骨折を伴う骨粗鬆症	13	脳血管疾患
6	初老期における認知症	14	閉塞性動脈硬化症
7	進行性核上性麻痺、大脳皮質基底核変性症およびパーキンソン病	15	慢性閉塞性肺疾患
8	脊髄小脳変性症	16	両側の膝関節または股関節に著しい変形を伴う変形性関節症

● 要介護者・要支援者

介護保険の利用を申請した場合、**介護認定審査会**により要介護認定が行われ、**要介護度**が決定される。制度スタート時には6段階の判定区分であったが、2006(平成18)年度からは要支援2段階、要介護5段階の7段階に変更された(図5)。

図5　保健給付と要介護状態区分のイメージ

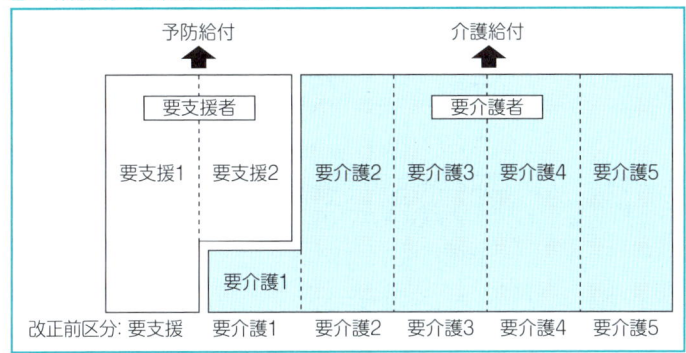

	予防給付 ↑		介護給付 ↑			
	要支援者		要介護者			
	要支援1	要支援2	要介護2	要介護3	要介護4	要介護5
		要介護1				
改正前区分:	要支援	要介護1	要介護2	要介護3	要介護4	要介護5

厚生労働統計協会「国民衛生の動向 2012/2013」2012. p.242

要介護者とは、心身の障害のために継続して常時介護を要する状態(要介護状態)の人であり、**要支援者**とは、心身の障害のために継続して日常生活を営むのに支障があると見込まれる状態(要支援状態)の人である。

要介護者は**介護給付**を、要支援者は**予防給付**を受けられる。

● 認定調査

手　続

被保険者本人または家族が市町村の窓口で**要介護認定**の申請を行った場合、申請を受けた市町村では、職員が居宅等に出向いて被保険者に直接面接し、要介護状態の判断に必要な日常生活能力を調査する。

調査内容は、①概況調査(利用中のサービス、生活環境等)、②基本調査(身体機能・起居動作、生活機能、認知機能、精神・行動障害、社会生活への適応5群67項目)、③特記事項(基本調査を補足する具体的内容)である。

市町村は、認定調査を指定居宅介護支援事業者や介護保険施設に委託することができる。

Chapter Ⅳ 保健医療福祉行政論

●介護認定審査会

市町村長が任命した保健・医療・福祉に関する学識経験者の委員により構成され、委員の定数は条例によって定められる。1回の審査に対して5人以上の委員からなる合議体によって審査する。

介護認定審査会は複数の市町村が共同で設置することもできる。

要介護認定　要介護認定は、疾病や障害の重症度を判定するのではなく、「どの程度介護サービスを受ける必要があるか」を判断するために行うもので、①**一次判定**(認定調査の基本調査結果によるコンピュータで導き出した判定)の結果、②認定調査の**特記事項**、③**主治医意見書**を合わせて審査し、要介護者(5段階)、要支援者(2段階)、非該当(自立)の判定を行う。

2006(平成18)年度から、主治医意見書の内容として**生活機能の評価**が拡充された。

●介護サービス計画(ケアプラン)

介護保険利用の基本は、利用者が自らの意志に基づいて利用するサービスを選択し、決定することが基本である。

利用者の自己決定を支援するため、市町村や居宅介護支援事業者は幅広く介護サービスに関する情報を提供することになっている。

介護給付　「介護給付」の利用者は、居宅介護支援事業者に依頼して、心身の状況や希望などを勘案してサービス事業者との連絡調整を行ってもらい、在宅サービスの種類や内容を定めた「居宅サービス計画(ケアプラン)」を作成してもらうことができる。また、利用者自らが利用計画を作成して居宅サービスを受けることも可能である。

予防給付　「予防給付」の利用者については、2006(平成18)年度から市町村が設置する「地域包括支援センター(指定介護予防支援事業者の指定を受けて)」において、利用者と担当者との協働作業により「介護予防サービス計画(介護予防ケアプラン)」を作成し、サービス利用の一定期間後に、地域包括支援センターがサービス内容や事業の効果を評価する仕組みになった。

地域包括支援センターは、「介護予防サービス計画(介護予防ケアプラン)」作成の一部を指定居宅介護支援事業者に委託することができる。

この場合、地域包括支援センターは、介護予防サービス計画原案の適切性や内容の妥当性を確認する必要がある。

●介護保険サービス

介護保険で給付対象となるサービスの全体像は図6のとおりである。要介護者に対しては、在宅・施設両面にわたる多様なサービスを給付し、要支援者に対しては、要介護状態の発生予防の観点から居宅サービスを給付する。

居宅サービス

「要介護者に対する居宅サービス」には、訪問のサービス、通所のサービス、短期入所サービスなど13種類があり、さらに2006(平成18)年度からは、市町村が地域の実態に合わせて指定・監督を行う「地域密着型サービス(6種類)」が制度化された。なお、地域密着型サービスは、2012(平成24)年4月から、「定期巡回・随時対応型訪問介護看護」および「複合型サービス」が追加され8種類となった。

居宅介護支援事業所に所属する介護支援専門員(ケアマネジャー)

図6 介護保険サービス　　　　　　　　　　　　　　　　　　　　2012(平成24)年4月

	予防給付におけるサービス	介護給付におけるサービス
都道府県が指定・監督を行うサービス	◎介護予防サービス 【訪問サービス】 ・介護予防訪問介護 ・介護予防訪問入浴介護 ・介護予防訪問看護 ・介護予防訪問リハビリテーション ・介護予防居宅療養管理指導 【通所サービス】 ・介護予防通所介護 ・介護予防通所リハビリテーション 【短期入所サービス】 ・介護予防短期入所生活介護 ・介護予防短期入所療養介護 ・介護予防特定施設入居者生活介護 ・介護予防福祉用具貸与 ・特定介護予防福祉用具販売	◎居宅サービス 【訪問サービス】 ・訪問介護 ・訪問入浴介護 ・訪問看護 ・訪問リハビリテーション ・居宅療養管理指導 【通所サービス】 ・通所介護 ・通所リハビリテーション 【短期入所サービス】 ・短期入所生活介護 ・短期入所療養介護 ・特定施設入居者生活介護 ・福祉用具貸与 ・特定福祉用具販売 ◎居宅介護支援 ◎施設サービス ・介護老人福祉施設 ・介護老人保健施設 ・介護療養型医療施設
市町村が指定・監督を行うサービス	◎介護予防支援 ◎地域密着型介護予防サービス ・介護予防小規模多機能型居宅介護 ・介護予防認知症対応型通所介護 ・介護予防認知症対応型共同生活介護(グループホーム)	◎地域密着型サービス ・定期巡回・随時対応型訪問介護看護 ・小規模多機能型居宅介護 ・夜間対応型訪問介護 ・認知症対応型通所介護 ・認知症対応型共同生活介護(グループホーム) ・地域密着型特定施設入居者生活介護 ・地域密着型介護老人福祉施設入所者生活介護 ・複合型サービス
その他	・住宅改修	・住宅改修

厚生労働統計協会「国民衛生の動向 2012/2013」2012. p.239 より部分引用

等により作成された**居宅サービス計画（ケアプラン）**に基づいて、サービス事業者とサービス利用の契約を行い、サービス開始となる。

施設サービス　　**施設サービス（介護保険施設）**は3種類あり、要介護1〜5と認定された人が利用できる。施設サービスを利用する場合は、施設が施設サービス計画（ケアプラン）を立て、それに基づいてサービスが提供される。

要支援者に対するサービス　　**要支援者に対するサービス**には、訪問サービス、通所サービス、短期入所サービスなど13種類のほか、市町村が地域の実態に合わせて指定・監督を行う「地域密着型介護予防サービス（3種類）」がある。

● 介護保険の給付

分　類　　介護保険給付には、居宅サービスを受けたときに支給される**居宅介護サービス費**、居宅介護支援を受けた場合の**居宅介護サービス計画費**、介護保険施設入所者に支給される**施設介護サービス費**などがある。

概　要　　**居宅介護サービス費**の給付は、サービスの種類ごとに定められた基準額の9割である。費用は、原則として事業者に直接支払われるので、利用者の自己負担額は1割である。

居宅サービス費については、要介護度に応じて給付の上限額（区分支給限度基準額）が設定されており、限度額を超えた額は全額自己負担となる。

居宅介護サービス計画費は、基準額の全額が支給され、利用者負担はない。

施設介護サービス費の給付額は、各サービスごとの基準額の9割である。入所者の負担は1割であるが、施設入所者の居住費、食費は、2005（平成17）年10月から給付対象外（自己負担）となった。

居宅介護サービス費、施設介護サービス費の1割負担が高額になる場合には、負担の上限を設け、**高額介護サービス費**を支給しているほか、低所得者対策も実施されている。

● 指定居宅介護支援事業所

介護保険制度において、サービスを総合的にコーディネートするための仕組みとして新たに制度化された事業所で、都道府県知事の指定を受けて、居宅介護支援（ケアマネジメント）を行う。

居宅介護支援を行う有資格者として**介護支援専門員**が配置されており、利用者との契約により**居宅介護支援・介護予防支援**の業務を

行うほか、市町村から**認定調査の委託**を受けた場合は、介護支援専門員であって認定調査に関わる研修を受講している者に調査を担当させる。

●介護支援専門員（ケアマネジャー）

役　割　介護支援専門員は、介護保険制度において介護支援機能の担い手として位置づけられており、個々の対象者のニーズに即して効果的にサービスが提供されるよう、調整する役割を負っている。

配置の義務　介護支援専門員は、在宅生活の支援機関である居宅介護支援事業所、介護保険施設、グループホーム（認知症対応型共同生活介護）などに配置が義務づけられている。

定　義　介護保険法によると「介護支援専門員は、要介護者等からの相談に応じ、および要介護者等がその心身の状況等に応じ適切なサービスを利用できるよう、市町村、居宅サービス事業者、介護保険施設等との連絡調整等を行う者であって、要介護者などが自立した日常生活を営むのに必要な援助に関する専門的知識および技術を有する者として政令で定める者をいう」と定義されている。

対　象　介護支援専門員として養成対象となる者は、要援護者の自立を支援するための相談援助業務または介護サービスについて、直接的な援助業務に5年以上（一部10年以上）従事した経験のある者であり、実務研修受講試験を受けたのち実務研修を受講し、修了後に修了証明書および登録証明書の交付を受けて資格者となる。

> **Motto!**　資質向上体制：2005（平成17）年の介護保険制度改正により、介護支援専門員の資質・専門性の向上を図るため、①資格の更新制（5年間）、二重指定制（ケアプランのチェック）の導入、②更新時研修の義務化・体系化、③主任ケアマネジャーの創設などの見直しが行われた。

●地域支援事業

背　景　地域支援事業は、2005（平成17）年の介護保険制度改正により介護予防の仕組みとして新たに創設された。

目　的　目的は、要介護状態になる前からの介護予防を推進するとともに、地域における包括的・継続的なマネジメントを強化することであり、①介護予防事業、②包括的支援事業、③家族介護支援事業などの任意事業で構成されている。

分　類　地域支援事業には、全市町村が行う「必須事業」（介護予防事業、包

括的支援事業)と、各市町村の判断による「任意事業」がある。
　おもな事業内容は以下のとおりである。
①介護予防事業(二次予防事業・一次予防事業)
　　＊二次予防事業：二次予防対象者把握事業、通所型介護予防事業(運動器の機能向上、栄養改善、口腔機能の向上などの事業)訪問型介護予防事業(閉じこもり、認知症、うつなどのおそれのある者などの支援)、二次予防事業評価事業の4種類があり、地域の必要性に沿って計画される。
　　＊一次予防事業：介護予防普及啓発事業、地域介護予防活動支援事業、一次予防事業評価事業の3種類がある。
②包括的支援事業
　　＊介護予防ケアマネジメント業務(アセスメント、目標設定、事業評価)
　　＊総合相談支援業務(地域の高齢者実態把握、介護以外の生活支援サービスと調整、権利擁護業務(虐待防止、権利擁護支援)、包括的継続的ケアマネジメント支援業務
③任意事業
　　介護給付等費用適正化事業、家族介護支援事業、その他の事業

対　象
①二次予防事業：対象は、要支援・要介護状態になるおそれがある高齢者。高齢者人口の約5％程度と予測されており、生活機能低下の早期発見・早期対応を目的とする事業を行う。
②一次予防事業：対象は、活動的な状態にある高齢者を含むすべての高齢者。高齢者の生活機能の維持向上(特に精神・身体・社会の各相における活動性)を図ることを目的に事業を行う。

地域包括支援センター

目　的　　地域包括支援センターは、2005(平成17)年の介護保険法改正により全国の市町村に創設されることになった機関であり、その目的は、包括的支援事業を実施し、地域住民の心身の健康の保持および生活の安定のために必要な援助を行うことにより、保健医療の向上および福祉の増進を包括的に支援することである(介護保険法第115条の39)。

運営主体　　運営主体は、市町村、在宅介護支援センターの運営法人、その他の市町村から委託を受けた法人とされており、市町村ごとに担当エリアを設定して設置する。

専門職の配置　　職員は、保健師、社会福祉士、主任ケアマネジャーの3職種また

はそれに準ずる専門職を配置し、多職種連携により協働して役割を負う。

ココミル 高齢者保健活動（地域包括支援センター）(p.158)

基本機能　　基本機能として、①共通的支援基盤の構築、②総合相談支援、③虐待の早期発見・防止などの権利擁護、④包括的・継続的ケアマネジメント支援、⑤介護予防ケアマネジメントの機能を担う。

運営協議会 ▶ 地域包括支援センターの運営を、地域の関係者全体で協議・評価する場として、市町村に「地域包括支援センター運営協議会」を設置することが定められている。

協議会の構成員は、包括的支援事業の円滑な実施、中立性・公正性の確保の観点から、地域の実情を踏まえて、①医師会・看護協会などの職能団体代表、②権利擁護・相談を担う関係者、③利用者・被保険者代表、④介護保険サービスの関係者、⑤NPOなどの地域サービスの関係者などから選定される。

おもな業務は、①地域包括支援センターの設置・運営支援、評価、②公正・中立性の確保、③職員の確保支援、④地域資源のネットワーク化などである。

地域ケア会議 ▶ 2011（平成23）年の介護保険法の改正により、地域包括支援センターの機能強化の一環として、ケアマネジメントにおける他職種連携の観点から「地域ケア会議」の取組みを推進することになった。

Chapter IV 保健医療福祉行政論

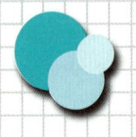

4. 福祉行政

Check Words!!

社会福祉とは

■■ 福祉行政の関係法規
生活保護法
民生委員法
社会福祉法
児童福祉法
児童虐待防止法
身体障害者福祉法
知的障害者福祉法
障害者虐待防止法（障害者虐待の防止、障害者の養護者に対する支援等に関する法律）
高齢社会対策基本法
老人福祉法
ゴールドプラン21
高齢者虐待防止法
母子及び寡婦福祉法

■■ 社会福祉の制度
社会福祉事業
福祉事務所
児童相談所
更生相談所
社会福祉協議会（略称：社協）
社会福祉士・介護福祉士
成年後見制度
日常生活自立支援事業（2006（平成18）年度までは地域福祉権利擁護事業）
配偶者からの暴力の防止及び被害者の保護に関する法律（DV防止法）
配偶者暴力相談支援センター

社会福祉とは

社会福祉とは、抽象的には、すべての人々が人生の諸段階を通じ幸せな生活を送ることができるようにする社会的施策であり、憲法第25条に国の責務として規定されている。

1950(昭和25)年の社会保障制度審議会の勧告では、「社会福祉とは、国家扶助の適用を受けている者、身体障害者、自動、その他援護育成を要する者が、自立してその能力を発揮できるよう、必要な生活指導、更生補導、その他の援護育成を行うことをいう」と規定している。

福祉行政の関係法規

生活保護法

歴史・変遷　生活保護法は、第二次世界大戦後の引揚者や失業者などの貧困問題に対応して1946(昭和21)年に制定されたが、翌年に公布された憲法第25条の規定を踏まえて大幅に改正された。現行の生活保護法は、1950(昭和25)年に制定・施行された法律で、その後、社会状況の変化等に伴い改正されて今日に至っている。

目的　憲法第25条の理念に基づき、国が生活に困窮するすべての国民に対し、その程度に応じて必要な保護を行い、最低限度の生活を保障するとともに自立を助長することを目的とする(第1条)。

基本原理　生活保護の原理として、①国家責任による最低生活保障の原理、②無差別平等の原理、③健康で文化的な最低生活保障の原理、④補足性の原理の4点が定められている(法第1～4条)。

4原則　生活保護は全額公費で行われ、①申請保護の原則、②基準および程度の原則、③必要即応の原則、④世帯単位の原則の4原則が規定されている(法第7～10条)。

種類　①生活扶助、②住宅扶助、③教育扶助、④医療扶助、⑤出産扶助、⑥生業扶助、⑦葬祭扶助、⑧介護扶助の8種類があり、必要に応じて単給または併給の扶助として実施される。生活保護の扶助基準の設定や運営方針は国が定めているが、窓口は福祉事務所であり、実務は社会福祉主事が行い、民生委員がこれに協力する。

民生委員法

民生委員は、民生委員法(昭和23年制定)に基づき、担当地区の社会事業に関する行政の事務に協力する委員で、都道府県知事の推薦によって厚生労働大臣が委嘱する。任期は3年である。

理　念　社会奉仕の精神をもち、住民の立場に立って相談に応じ、および必要な援助を行い社会福祉の増進に努めるものとする。

職務内容▶①住民の生活状態の把握、②要援助者の自立生活に向けての相談・助言、③福祉サービスの利用に関する情報の提供と支援、④社会福祉を目的とする事業を行う者との連携・支援、⑤福祉事務所その他の関係行政機関の業務への協力などである。民生委員は、職務遂行に当たって個人の人格の尊重、秘密の保持、差別的または優先的取り扱いの禁止などが定められている。

● 社会福祉法

1951（昭和26）年に制定された社会福祉事業法が、社会福祉基礎構造改革を実施する目的で見直され、2000（平成12）年にその名称および内容の改正が行われた。

目　的　①社会福祉事業の全分野における共通的基本事項を定め、社会福祉を目的とする他の法律と相まって、福祉サービス利用者の利益の保護および地域における社会福祉の推進を図る、②社会福祉事業の公明かつ適正な発達を図り、もって社会福祉の増進に資することである（法第1条）。

福祉サービスの基本的理念▶「福祉サービスは、個人の尊厳の保持を旨とし、その内容は、福祉サービスの利用者が心身ともに健やかに育成され、又はその有する能力に応じ自立した日常生活を営むことができるように支援するものとして、良質かつ適切なものでなければならない」と謳われている。

内　容　法のおもな内容は、社会福祉事業の種類、社会福祉事業の経営、福祉事務所、社会福祉主事、社会福祉法人、社会福祉事業、社会福祉協議会、共同募金、社会福祉従事者の確保などである。

● 児童福祉法

目　的　1947（昭和22）年、第2次世界大戦の戦災による浮浪児や孤児の保護、栄養不良児に対する保健衛生対策として制度化されたが、要保護児童対策とともに、公的責任による児童福祉全般の向上を目指していた。第1条の目的規定「児童福祉保障の原理」では、「すべて国民は、児童が心身ともに健やかに生まれ、且つ育成されるよう努めなければならない」「すべて児童は、ひとしくその生活を保障され、愛護されなければならない」と謳われており、この原理に基づいて時代のニーズの変化とともに法の改正が行われ、様々な児童福祉施策

が展開されている。

内 容 　法のおもな内容は、児童の健全育成と要保護児童の保護であり、定義、児童福祉審議会、児童福祉の実施機関、児童福祉にかかわる職種、要援護児童（身体障害児、被虐待児等）の福祉の保障、就労家庭の子育て支援などが規定されている。

児童に関する宣言▶ 児童福祉法と並んで重要な児童に関する宣言として、憲法の理念に基づく「児童憲章」(1951)や、児童の権利保障をねらいとして国連において宣言された「児童権利宣言」(1959)などがある。1989（平成元）年11月には「子どもの権利条約」が国連総会にて採択され、翌年9月発効、わが国は1994（平成6）年に批准した。児童の人権尊重と権利保障の指針として重要である。

●児童虐待防止法

　近年、親などによる児童虐待が深刻化し、児童相談所に対する相談件数も急増していることから、2000（平成12）年、「児童虐待の防止に関する法律（略称「児童虐待防止法」）」が制定された。

目 的 　児童虐待が児童の人権を著しく侵害し、心身の成長や人格形成に重大な影響を与えるとともに、将来の世代の育成にも懸念が及ぶことから、児童に対する虐待の禁止、児童虐待の予防と早期発見、国および地方公共団体の責務、虐待を受けた児童の保護および自立支援などについて定め、児童虐待の防止施策を促進することである。

　2005（平成17）年には、児童虐待予防の観点から、通告義務の拡大や立ち入り調査などについて改正が行われた。

●身体障害者福祉法

　1949（昭和24）年12月、戦後の傷痍軍人等に対する救貧的な対策を打破し、すべての障害者に平等に援助するための基本法として制定され、身体障害者手帳の交付、更生援護施設の設置、補装具の交付など、国の責任による障害者への更生援護が開始された。

目 的 　身体障害者の自立と社会経済活動への参加を促進することにより、障害者の福祉の増進を図ることであり、2005（平成17）年の障害者自立支援法制定に伴い、両者の調和を保ちながら推進することとされている。

基本理念 　法の基本理念は、ノーマライゼーションの考え方である。

Chapter Ⅳ 保健医療福祉行政論

◉ 知的障害者福祉法

知的障害者に関する法律は、1960(昭和35)年の「精神薄弱者福祉法」の成立に始まる。以来、「精神薄弱」という用語が用いられてきたが、1998(平成10)年、「精神薄弱の用語の整理のための関係法律の一部を改正する法律」が成立し、「精神薄弱」はすべて「知的障害」に置き換えられることになった。

目 的 　知的障害者の自立と社会経済活動への参加を促進することにより、障害者の福祉の増進を図ることであり、身体障害者福祉法と同様に障害者自立支援法との調和を図りながら施策を推進することになっている。

◉ 障害者虐待防止法(障害者虐待の防止、障害者の養護者に対する支援等に関する法律)

2009(平成21)年12月、障害者施策の総合的・効果的な推進を図る目的で、「障がい者制度改革推進本部」の設置が閣議決定され、当面5年間を障害者の制度に係る改革の集中期間として位置づけられた。

障害者自立支援法の見直し、「障害者基本法」の改正等が進むとともに、2011(平成23)年6月、「障害者虐待の防止、障害者の養護者に対する支援等に関する法律(障害者虐待防止法)」が成立し、2012(平成24)年10月から施行された。

目 的 　障害者に対する虐待が、障害者の尊厳を害するものであり、障害者の自立および社会参加にとって障害者に対する虐待を防止することが極めて重要であるとの観点から、障害者に対する虐待の禁止、国等の責務、虐待を受けた障害者に対する保護および自律の支援のための措置、養護者に対する支援等に関する施策を促進し、障害者の権利・利益の擁護に資することを目的とする。

定 義
1. 「障害者」とは、身体・知的・精神障害その他の心身の機能の障害がある者であって、障害および社会的障壁により継続的に日常生活・社会生活に相当な制限を受ける状態にある者をいう(改正後障害者基本法第2条第1号)。
2. 「障害者虐待」とは、①養護者による障害者虐待、②障害者福祉施設従事者等による障害者虐待、③使用者による障害者虐待をいう。
3. 「障害者虐待の類型」は、①身体的虐待、②ネグレクト、③心理的虐待、④性的虐待、⑤経済的虐待の5つである。

おもな施策
①障害者に対する虐待の禁止(第3条)
②国及び地方公共団体の責務(第4条)
③国民の責務(第5条)

④障害者虐待の早期発見等（第6条）
⑤養護者による障害者虐待の防止、養護者に対する支援等（第7条～第14条）
⑥障害者福祉施設従事者等による障害者虐待の防止等（第15条～第20条）
⑦使用者による障害者虐待の防止等（第21条～第28条）
⑧修学する障害者等に対する虐待の防止等（第29条～第31条）
⑨市町村障害者虐待防止センター（第32条～第35条）
⑩都道府県障害者権利擁護センター（第36条～第37条）

高齢社会対策基本法

目的　1995（平成7）年11月、わが国の高齢化の急速な進展に対応して、国民が生涯にわたり幸福を享受できる高齢社会を構築していくために、高齢社会対策の基本理念を明らかにし、社会全体で総合的に推進していくことを目的に制定された。

基本理念　①生涯にわたる就業その他の社会参加の機会の確保、②生涯にわたり社会の重要な構成員として尊重され、地域社会が自立と連帯の精神に立脚して形成される社会、③生涯にわたり健やかで充実した生活を営むことができる豊かな社会の3点である。

基本的施策　就業および所得、健康および福祉、学習および社会参加、生活環境整備、調査研究、国民の意見の反映などが謳われている。

老人福祉法

歴史・変遷　1963（昭和38）年、老人福祉法が制定され、高齢者福祉対策は大きく進展した。それまでは主として生活困窮者を中心の施策であったが、法制定により高齢者の福祉の向上を図るための総合的・体系的な施策が推進されることになった。法の目的は、高齢者の心身の健康の保持および生活の安定のために必要な措置を講じ、高齢者の福祉を図ることである。その後、1973（昭和48）年には老人医療費の無料化が規定されるなど、高齢化の進展や高齢者人口の増加を反映して在宅福祉サービスの充実が図られた。

1980年代以降、老人福祉法における医療分野の施策は、1982（昭和57）年度には「老人保健法」へ、さらに2008（平成20）年度には「後期高齢者医療制度」へと制度が引き継がれて今日に至っている。また、介護分野に関する施策は、2000（平成12）年度から、「介護保険法」により実施されている。

Chapter Ⅳ 保健医療福祉行政論

内　容　施策のおもな内容は、在宅サービス(訪問介護事業・短期入所、デイサービスなど)、施設サービス(特別養護老人ホーム、養護老人ホーム、軽費老人ホーム、老人福祉センターなど)、生きがい・健康づくり対策(老人クラブ活動など)などである。

　なお、介護保険法に規定するサービスについては、同法が優先されるが、介護保険法に基づくサービス利用が著しく困難な場合は、政令で定める基準により利用することができる。

● ゴールドプラン21

沿　革　1989(平成元)年、急速な高齢社会の到来に対して、10年後を見据え高齢者対策を強化する目的で策定された計画を「ゴールドプラン(高齢者保健福祉推進10か年戦略)」という。おもな対策は、市町村における在宅福祉対策の緊急実施、特別養護老人ホーム・デイサービス・ショートステイなどの施設の緊急整備、ホームヘルパーの養成などによる在宅福祉の推進などであり、計画的な整備を図るために目標値を定めたものである。

　1994(平成6)年、予想を上回る高齢化に対応するため、ゴールドプランを全面的に改定し、在宅介護に重点を置いた「新ゴールドプラン(新高齢者保健福祉推進10か年戦略)」がまとめられ、以後5年間の在宅サービスの数値目標はさらに強化された。1999(平成11)年度に新ゴールドプランは終了し、2000(平成12)年度から「ゴールドプラン21(今後5年間の高齢者保健福祉施策の方向)」へと引き継がれた。ゴールドプラン21では、「介護保険法」に基づくサービスを中核としながら、住民に身近な地域において介護サービス基盤の整備を行うとともに、介護予防、生活支援などを車の両輪として推進することが謳われている。

基本目標　①活力ある高齢者像の構築、②高齢者やその家族の尊厳の確保と自立支援、③支え合う地域社会の形成、④利用者から信頼される介護サービスの確立が基本目標であり、具体的施策として、介護サービス基盤の整備、認知症高齢者支援対策の推進、元気高齢者づくり対策の推進などが盛り込まれた。「ゴールドプラン21」は、2004(平成16)年度をもって終了した。

● 高齢者虐待防止法

　2005(平成17)年11月、「高齢者虐待の防止、高齢者の養護者に対する支援等に関する法律」(高齢者虐待防止法)が成立、2006(平成18)年4月から施行されている。

目　的	高齢者の尊厳を保持するうえで高齢者虐待を防止することがきわめて重要なことから、虐待を受けた高齢者の保護、養護者に対する支援のための措置を講ずることにより、高齢者虐待の防止を図り、権利を擁護することである。
分　類	高齢者は65歳以上の者と定義され、高齢者虐待を①養護者による虐待、②要介護施設従事者等による高齢者虐待に分類している。養護者による高齢者虐待は、身体的虐待、介護・世話の放棄・放任、心理的虐待、性的虐待、経済的虐待の5種類に分類されている。
内　容	国および地方公共団体の責務、国民の責務、保健・医療・福祉関係者の責務が規定されており、虐待を受けた高齢者の迅速で適切な保護、適切な養護者に対する支援については、市区町村が第一義的に責任を担うこととしている。

母子及び寡婦福祉法

歴史・変遷	母子福祉施策を歴史的にみると、1952(昭和27)年、「母子福祉資金の貸付等に関する法律」が制定され、戦争犠牲者遺族である母子家庭の援護を目的とする制度が開始された。
	その後、夫の病死や離別などによる母子世帯の増加という状況に伴い、1964(昭和39)年、母子福祉を総合的に推進する基本法として「母子福祉法」が制定された。さらに、子どもが成人した後の寡婦に対しても母子家庭に準じた福祉制度が必要との観点から、1981(昭和56)年、「母子及び寡婦福祉法」と改正された。2002(平成14)年、対象が父子家庭にも拡大された。
内　容	法の基本理念は、母子家庭等および寡婦に対し生活の安定と向上を図ることである(第1条)。この法の対象は、配偶者と死別または離別したひとり親とその扶養する児童(20歳未満)、父母のいない子ども(20歳未満)、寡婦、母子家庭および父子家庭のひとり親、寡婦以外で配偶者のいない者である。
	おもな施策として、就業資金・就学資金・事業開始資金等の福祉資金の貸付(13種)、介護人派遣事業、ショートステイ事業、母子自立支援員による相談援助、自立支援給付金の支給、母子福祉センターや母子生活支援施設などの母子福祉施設利用などがある。

Chapter Ⅳ 保健医療福祉行政論

社会福祉の制度

社会福祉事業

社会福祉事業は社会福祉法第2条に規定されており、第1種、第2種事業がある。

第1種社会福祉事業 ▶ 入所を目的とする福祉施設など公共性が高く利用者の人権に強い影響を与える事業をいい、社会福祉法人が運営することなどが定められている。

おもな事業として、①生活保護法に規定する救護施設・更生施設等、②児童福祉法に規定する乳児院・児童養護施設・母子生活支援施設、障害児入所施設等、③老人福祉法に規定する養護老人ホーム・特別養護老人ホーム・軽費老人ホーム、④障害者総合支援法に規定する障害者支援施設、⑤売春防止法に規定する婦人保護施設、⑥生計困難者に無利子または低金利で賃金を融通する事業などがある。

第2種社会福祉事業 ▶ 福祉各法に基づく在宅生活を支援する事業や相談事業などがある。

おもな事業として、①生活困難者に日常生活必需品および金銭を与える事業、②児童福祉法に規定する障害児通所支援事業・障害児相談支援事業・児童自立生活援助事業・放課後児童健全育成事業、子育て短期支援事業・乳児家庭全戸訪問事業・助産施設・保育所・児童厚生施設・児童家庭支援センター等、③老人福祉法に規定する老人居宅介護等事業・老人デイサービス事業・老人短期入所事業・小規模多機能型居宅介護事業・認知症対応型老人共同生活援助事業等、④障害者総合支援法に規定する生涯福祉サービス事業・一般相談支援事業・特定相談支援事業または移動支援事業・地域活動支援センターまたは福祉ホームを経営する事業、⑤各障害者福祉法に規定する更生相談事業・生活訓練事業などがある。

福祉事務所

法的根拠

社会福祉法第14条に規定されている社会福祉行政の第一線の実施機関であり、都道府県および市（特別区を含む）に設置が義務づけられており、町村は任意で設置することができる。最近は、保健と福祉の連携の重要性が強調されるようになり、地方自治体によっては、保健所または保健センターと組織を統合して「保健福祉センター」などの名称を用いているところもある。

おもな業務

福祉事務所では、生活保護法などの福祉六法（生活保護法、児童福

祉法、老人福祉法、身体障害者福祉法、知的障害者福祉法、母子及び寡婦福祉法）に定める援護、育成、更生などの措置の実施をはじめ、福祉行政全般を担当しており、2012(平成24)年4月現在、1,249カ所設置されている。

1993(平成5)年4月から老人および身体障害者分野で、2003(平成15)年4月から知的障害者福祉分野で入所措置事務などが市町村に移譲されたことから、都道府県の福祉事務所では、従来の福祉六法から福祉三法（生活保護法、児童福祉法、母子及び寡婦福祉）を所管することとなる。

職　員　　所長のほか、査察指導員、現業員（生活保護担当など）、身体障害者福祉司、知的障害者福祉司などが配置されており、査察指導員、現業員は、社会福祉法第15条において社会福祉主事であることが定められている。

児童相談所

法的根拠　　児童相談所は、児童福祉法第12条に基づき、都道府県、指定都市に設置が義務づけられている児童福祉の第一線機関で、2011(平成23)年12月現在、全国に206カ所設置されている。

おもな機能　　①児童に関する各種の相談への対応、②児童・家庭についての専門的な角度からの調査、医学・心理・教育・社会学的・精神保健上の診断・判定、③調査・判定に基づく児童や保護者への指導、児童福祉施設入所等の措置、一時保護などである。

職　員　　職員として、ソーシャルワーカー（児童福祉司、相談員）、児童心理司、医師（精神科医、小児科医）、保育士、看護職などが配置されている。

更生相談所

更生相談所は、都道府県、指定都市に設置が義務づけられている、障害者に対する専門技術的側面を支える中枢的機関である。身体障害者更生相談所、知的障害者更生相談所がある。

身体障害者更生相談所▶身体障害についての専門的判定、身体障害者更生援護施設への入所や利用に関する市町村間の連絡調整、市町村に対する情報の提供、市町村や身体障害者更生援護施設等に対する技術的援助・助言、補装具の処方・適合判定、巡回相談などを実施している。

知的障害者更生相談所▶知的障害についての医学的・心理学的判定、

知的障害者更生援護施設への入所や利用に関する相談・判定、就業・生活・教育などに関する各種の相談、市町村等への巡回による相談・指導などを実施している。

● 社会福祉協議会（略称：社協）

法的根拠　社会福祉法第109条～第111条に位置づけられた地域福祉を推進する非営利民間福祉団体であり、全国の市区町村、都道府県および中央の各段階で組織されている。

歴史・変遷　1951（昭和26）年、社会福祉事業法（現在の社会福祉法）施行により全国の都道府県レベルで結成され、その指導のもと各市町村で組織化が図られた。1983（昭和58）年、社会福祉事業法の一部改正により市町村社協が法制化され、地域福祉の中核的組織としての位置づけが明確になった。1990（平成2）年、福祉関係8法改正により市区町村社協も「社会福祉を目的とする事業の企画・実施」ができる組織となり、さらに1992年、人材確保関係法の改正に伴い「社会福祉に関する活動への住民の参加のための援助」が社協の目的事業に加えられた。

目的　目的は、一定の区域内において地域の実態に応じて各種の事業を行うことにより地域福祉の推進を図ることであり、社会福祉を目的とする事業を経営する者、社会福祉に関する活動を行う者、社会福祉事業・更生保護事業を経営する者等の参加を得て推進する。

おもな事業　①社会福祉を目的とする事業の企画・実施、②社会福祉に関する活動への住民の参加のための援助、③社会福祉を目的とする事業に関する調査、普及、宣伝、連絡、調整および助成、④社会福祉を目的とする事業の健全な発達を図るために必要な事業の4項目である。

具体的には、ボランティアセンターの設置、認知症高齢者の支援事業、小規模ネットワーク活動、地域における障害者支援事業、子どもの福祉活動、地域福祉権利擁護事業、運営適正委員会設置、地域包括支援センターの経営等がある。

● 社会福祉士・介護福祉士

法的根拠　1987（昭和62）年、「社会福祉士及び介護福祉士法」により制度化された社会福祉分野の資格制度で名称独占の国家資格である。

社会福祉士の職務 ▶「専門的知識及び技術をもって、身体上若しくは精神上の障害があること又は環境上の理由により日常生活を営むのに支障がある者の福祉に関する相談に応じ、助言、指導、福祉

サービスを提供する者又は医師その他の保健医療サービスを提供する者その他の関係者との連絡調整その他の援助を行うこと〔下線部分2007（平成19）年法一部改正〕」とされており、2012（平成24）年3月末現在の登録者数は15万4,010人である。

社会福祉士の活動の場▶ 福祉事務所・児童相談所・身体障害者更生相談所などのケースワーカー、施設の生活指導員や児童相談員、地域包括支援センターのソーシャルワーカー、社会福祉協議会の福祉活動指導員や地域福祉権利擁護事業の専門員、病院の医療ソーシャルワーカー、介護保険施設や居宅介護支援事業所の介護支援専門員などである。

介護福祉士の職務▶「専門的知識及び技術をもつて、身体上又は精神上の障害があることにより日常生活を営むのに支障がある者につき心身の状況に応じた介護〔喀痰吸引その他のその者が日常生活を営むのに必要な行為であって、医師の指示の下に行われるもの（厚生労働省令で定めるものに限る）〕を行い、並びにその者及びその介護者に対して介護に関する指導を行うこと〔下線部分2011（平成23）年法一部改正〕」であり、一定の教育を経て、業務の拡大を図ることとした。2012（平成24）年3月末現在の登録者数は99万8,497人である。

介護福祉士の活動の場▶ 特別養護老人ホーム・老人保健施設・療養型医療施設・身体障害者療護施設の職員、老人デイサービスセンターや在宅介護支援センターの職員、ホームヘルプサービスのサービス提供責任者、ホームヘルパーなどである。

○成年後見制度

定　義　　民法に定められた制度で、認知症・知的障害・精神障害などにより判断能力が十分でない人を保護し支援するために、家庭裁判所が法定後見人を選任し、その後見人が不動産の処分等の財産管理、病院の入院契約等の生活・療養監護などを行う制度である。

　　　　　　1999（平成11）年12月、介護保険制度導入を契機に行われた民法の一部改正で、「禁治産」「準禁治産」という制度の見直しが行われ、判断能力の多様性に対応した成年後見制度が2000（平成12）年4月から施行された。

制度の概要　　成年後見制度のおもなポイントは次の通りである。
①従来の禁治産、準禁治産制度を各々「後見」「保佐」に改め、画一的だった援助の範囲を柔軟にするとともに、新たに軽度の障害により判断能力が不十分な人のために「補助」を創設。

　　　　②配偶者が必ず後見人、保佐人になる規定を廃止し、家庭裁判所が適切な成年後見人等（成年後見人・保佐人・補助人）を選任し権限を付与する法定後見制度に加え、本人が前もって契約により任意後見人を選任し権限を与える任意後見制度を創設。
　　　　③身よりのない人のために、市区町村長に法定後見制度の申立権を新設。

日常生活自立支援事業（2006（平成18）年度までは地域福祉権利擁護事業）

　目　的　　介護保険制度や障害者支援費制度の導入により福祉サービスの利用方法が契約制度に変化したことを踏まえ、認知症高齢者や知的障害者など自己決定能力の低下した人の福祉サービス利用を支援する目的で、成年後見制度を補完する仕組みとして制度化された。社会福祉法に規定されている福祉サービス利用援助事業である。

　実施主体　都道府県・指定都市の社会福祉協議会であり、窓口は、実施主体から委託を受けた市町村社会福祉協議会である。

　事業内容　福祉サービスの利用援助、日常的な金銭管理サービス、書類預かりサービス、相談援助などであり、利用は、実施主体と利用者の契約締結により開始され、利用者の希望をもとに実施主体が支援計画を樹立し、実施主体から派遣される生活支援員が援助を行う。本人が契約締結能力を有しない場合は、成年後見制度を利用して契約する。

配偶者からの暴力の防止及び被害者の保護に関する法律（DV防止法）

　法的根拠　日本国憲法では個人の尊重と法の下の平等が保障されているが、配偶者からの暴力は、犯罪となる重大な人権侵害でありながら、被害者の救済が十分に行われてこなかった。被害者の多くは女性であり、経済的な自立が困難である女性に対して配偶者が暴力を加えることは、個人の尊厳を害し、男女平等の実現を妨げるとの考え方から、2001（平成13）年4月、配偶者からの暴力の防止及び被害者の保護に関する法律が制定され、翌年4月に施行された。

　　2004（平成16）年12月、法律の第一次改正が行われ、①「配偶者からの暴力」の定義の拡大、②保護命令制度の拡充、③市町村による「配偶者暴力相談センター」の業務の実施、④被害者の自立支援の明確化などが規定された。

　　この改正法は、施行後3年を目途に見直すことが規定されており、2007（平成19）年7月に一部改正、2008（平成20）年1月施行された。

おもな改正点は、①市町村基本計画の策定、②市町村の「配偶者暴力相談センター」設置努力義務、③センター業務として被害者の緊急時の安全確保、④保護命令制度の拡充などである。

定　義　この法律において「配偶者からの暴力」とは、配偶者からの身体的な暴力又はこれに準ずる心身に有害な影響を及ぼす言動をいう。

支援策　支援策としては、各都道府県に設置されている婦人相談所等に「配偶者暴力相談支援センター」機能およびDV被害者の一次保護機能を、また、各都道府県福祉事務所等に設置している婦人相談員にDV被害者の相談支援の権限をもたせ、さらに婦人保護施設がDV被害者の保護を行えるようにした。

●配偶者暴力相談支援センター

法的根拠　DV防止法第3条に基づき、都道府県は、婦人相談所などの適切な施設に「配偶者暴力相談支援センター」としての機能をもたせることが定められた。また、2008（平成20）年1月施行の「第二次改正DV防止法」により、市町村にも設置の努力義務が規定された。

おもな事業
① 被害者に関する各種の問題の相談に応じる、または婦人相談員もしくは相談を行う機関を紹介する。
② 被害者の心身の健康を回復させるため、医学的・心理学的な指導その他の必要な指導を行う。
③ 被害者（および同伴する家族）の一時保護を行う。
④ 被害者の生活の自立を促進するため、就業の促進、住宅の確保、制度の利用などについて、情報の提供、助言、関係機関との連絡調整その他の援助を行う。
⑤ 保護命令制度（法第4章）の利用について、情報の提供、助言、関係機関への連絡その他の援助を行う。
⑥ 被害者を居住・保護する施設の利用について、情報の提供、助言、関係機関との連絡調整その他の援助を行う。

Chapter IV 保健医療福祉行政論

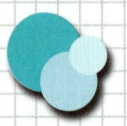

5. 保健医療福祉に関連する計画

Check Words!!

■ 地方公共団体の保健医療福祉計画の目的と種類
保健医療福祉に関する計画
市町村総合計画(基本構想)
地域医療計画
健康日本21地方計画(健康増進計画)
医療費適正化計画
特定健康診査等実施計画
老人保健福祉計画(老人保健計画・老人福祉計画)
老人福祉計画
老人保健計画
ゴールドプラン21
介護保険事業計画
エンゼルプラン・新エンゼルプラン
母子保健計画
次世代育成支援地域行動計画
少子化社会対策大綱
子ども・子育て応援プラン
ワーク・ライフ・バランス
子ども・子育てビジョン
障害者計画
地域福祉計画
市町村地域福祉計画
都道府県地域福祉支援計画

■ 保健計画の策定方法
保健計画策定プロセス
目標設定型アプローチによる保健計画
地域づくり型保健活動
プリシード・プロシードモデル (PRECEDE-PROCEED Model)
PCM手法(プロジェクト・サイクル・マネジメント)
Plan-Do-Seeサイクル
目標値の設定
保健計画策定への住民の参画

■ 計画の推進と管理・評価
保健計画推進組織
保健計画の評価

地方公共団体の保健医療福祉計画の目的と種類

● 保健医療福祉に関する計画

歴史・変遷　わが国の保健医療福祉関係の計画は、昭和60年頃までは、不健康だから健康づくりを、核家族化が進行したので高齢者を支える視点を、さらに子育て支援、障害者支援をなど、時代の課題を解決するためのサービスの確保が最優先された計画に留まっていた。昭和60年代以降、保健医療福祉の水準が確保される一方、住民ニーズも多様化し、公的サービスの見直しがなされるようになり、住民のニーズや時代のニーズを把握し優先順位をつけた計画策定が求められるようになった。

これらの流れから、住民の生活基盤となっている地域社会の変革や環境整備などヘルスプロモーションの視点に立った目標設定、計画策定を行うことが期待されるようになってきた。現在、各都道府県・市町村において地方自治法に基づく総合計画（基本構想）を柱に、各種の法制度に基づいて様々な分野の計画が策定されており、総合計画をはじめ、各計画の整合性や推進における連携が重要になっている。

おもな計画▶健康日本21地方計画、老人保健福祉計画、介護保険事業計画、母子保健計画、次世代育成支援地域行動計画、障害者計画、地域福祉計画、地域福祉活動計画などがある。

● 市町村総合計画（基本構想）

法的根拠　地方自治法（1947）第2条において、市町村は「法人」と定められ、第4項では、市町村は事務処理に当たって、議会の議決を経てその地域における総合的・計画的な行政運営を図るための基本構想を定めたうえで事業を展開することが規定されている。

計画の骨子▶市町村総合計画には、どのようなまちづくりを進めようとしているのか、重点課題は何かなどの基本構想のほか、実効性を図るための総合計画が示されており、行政の各部署は総合計画を中心に事業を展開することが期待されている。総合計画は、通常、基本構想（長期計画）—基本計画（中期計画）—実施計画（短期計画）の3層の計画で構成されている。

計画の整合性▶総合計画の分野別計画である保健医療福祉関連計画を策定する際には、総合計画と関連計画の整合性を意識して進める必要がある。

Chapter Ⅳ 保健医療福祉行政論

● 地域医療計画

1985（昭和60）年の医療法改正により、都道府県に医療計画の策定が義務づけられ、5年ごとに再検討を加えることが定められている。

ココミル 医療行政（医療法に基づく医療計画）(p.277)

● 健康日本21地方計画（健康増進計画）

歴史・変遷　2000（平成12）年に「健康日本21（21世紀における国民健康づくり運動）」が策定され、ヘルスプロモーションの理念に基づいた健康政策の重要性が示された。その総論では、健康政策が自治体の重要な行政課題として位置づけられ、地方計画を活用した健康実現が図られるために、都道府県や市町村は健康日本21地方計画を自治体の基本計画または総合計画と同等レベルに位置づけることが望ましいとしている。

地方計画の策定を促進するため、2002（平成14）年に制定された**健康増進法**（第2章第8条）では、厚生労働大臣の定める基本方針を勘案して**都道府県健康増進計画**、**市町村健康増進計画**を策定するよう努めることが規定された。健康増進計画の策定状況は、都道府県では100％、市町村では80％程度である。

なお、厚生労働省は、2012（平成24）年4月に「健康日本21（第2次）」を策定し、平成25～34年度までの国民の健康増進の推進に関する方向性を示しており、都道府県や市町村においても、第2次の地方計画の策定に向けての取組みが行われている。

計画策定・実施における留意点▶①自治体における重点政策化、②地方計画に盛り込むべき理念（住民第一主義・住民の能力向上・環境整備の重視・住民参加）、③計画策定における関係者の参画、④目的指向の計画づくり、⑤健康課題の設定、⑥地域の健康資源の開発、⑦情報の公開と共有、⑧情報提供と自己選択の支援、⑨民間の保健サービス機関の活用、などに留意することが謳われている。

ココミル 保健行政（健康日本21）(p.255)

● 医療費適正化計画

法制化の経緯　2005（平成17）年度、国民医療費は33兆円を超え、前年度比3.2％の増加を示した。過去10年間の伸び率は1～4％で、国民所得の伸び率を常に上回り、国民皆保険制度の存続も危惧される状況となった。2006（平成18）年、老人保健法の見直しが行われ、「高齢者の医

療の確保に関する法律（高齢者医療確保法）」に改称されるとともに、これまでの生活習慣病対策の評価等を踏まえて、国および都道府県に「医療費適正化計画」の策定が義務づけられた。

高齢者医療確保法第8条には「医療費適正化基本方針及び全国医療費適正化計画」が、第9条には「都道府県医療費適正化計画」が謳われており、それぞれ厚生労働大臣および各都道府県が5年を1期として「医療費適正化計画」を策定し、達成状況を評価することが規定された。

計画の概要　目標は、"医療費適正化の総合的な推進"であり、医療費の伸びが課題とならないよう、糖尿病等の患者・予備軍の減少、平均在院日数の短縮を図る等、計画的な医療費適正化対策を推進するとしている。

推進方策としては、①国の責任のもと、国および都道府県等が協力し、生活習慣病対策や長期入院の是正などを計画的に取り組む、②計画の推進においては、健康増進計画・医療計画・介護保険事業計画と整合のとれた計画を作成し、施策間の連携を図る、③計画を確実に実施するための検証を行う、等が謳われている。

●特定健康診査等実施計画

法的根拠　特定健康診査・特定保健指導を実施する保険者は、高齢者医療確保法第18条「特定健康診査等基本指針」および第19条「特定健康診査等実施計画」に基づき、2007（平成19）年度末までに計画を策定することが定められた。その背景は、従来の健康診査や保健指導の実施では、受診率の上昇や保健指導の効果測定が困難で、責任の所在も明確でないとの判断による。

実施計画に定める事項（法第19条の2）▶
①特定健康診査等の具体的な実施方法
②特定健康診査等の実施およびその成果に関する具体的な目標
③特定健康診査等の適切かつ有効な実施のために必要な事項

実施計画に具体的に記載すべき事項（基本指針第三）▶
①達成しようとする目標（特定健診・保健指導実施率の目標）
②特定健診等の対象者数（計画期間中の各年度の見込み数を推計）
③特定健康診査等の実施方法（実施場所、実施項目、次期、期間、周知方法、外部委託の有無、保健指導の対象者の抽出方法等）
④個人情報の保護（データの保管方法・保管体制等）
⑤特定健康診査等実施計画の講評・周知
⑥特定健康診査等実施計画の評価および見直し

⑦その他、特定健康診査等の円滑な実施のために必要と認める事項

達成状況の評価▶本計画では、保険者は2012(平成24)年度の目標値として、「メタボリックシンドローム該当者および予備軍の減少率」10%以上(2008年度比)、「特定健康診査実施率」65%以上(市町村国保)、「特定保健指導実施率」45%以上とすることが求められた。また医療費適正化計画では、保険者に対して、メタボリックシンドローム該当者・予備軍の減少率、特定健康診査実施率、特定保健指導実施率等の評価指標の達成状況等を評価し、2013(平成25)年度から後期高齢者支援金を最大10%加算・減算することにしている。

2012(平成24)年度には、保険者は、5年間の特定健康診査・特定保健指導の実施状況や課題について分析・評価を行い、結果を反映させた第二期計画の策定が求められている。

老人保健福祉計画(老人保健計画・老人福祉計画)

法的根拠　1990(平成2)年、老人福祉法の一部改正により、第20条の8では市町村に、第20条の9では都道府県に、それぞれ**老人福祉計画**の策定が義務づけられた。名称は「老人」から「高齢者」に置き換えているものが多い。

老人福祉計画

目　的　老人福祉計画策定の目的は、社会福祉を取り巻く環境の変化(国民の生活水準の全般的な向上、核家族化・都市化の進行に伴う家族および地域社会の扶養機能の低下、生活の質や精神的豊かさへの国民意識の志向など)に応じて、きめ細かな福祉行政を展開するために、在宅福祉サービスと施設福祉サービスを地域の実情に応じて一元的・計画的に実施する体制づくりを進めることである。

特　徴　市町村計画の特徴として、介護の措置等に関して確保すべき事業の量の目標等を定めること、老人保健計画と一体のものとして策定すること、市町村の基本構想に即して定めることが求められた。

都道府県計画では、都道府県が定める区域ごとに、老人福祉施設の整備量の目標、老人福祉施設相互間の連携の方法等を定めること、老人保健計画と一体のものとして作成することが求められた。

老人保健計画

目　的　**老人保健計画**は、1990(平成2)年に老人福祉計画と同様の目的で、都道府県および市町村に導入された。名称は「老人」から「高齢者」に

置き換えているものが多い。

なお、2008(平成20)年施行の老人保健法全面改正に伴い、策定義務がなくなったが、引き続き老人福祉計画と一体的に策定している自治体が多い。

特　徴　市町村計画では、高齢者に対する医療等以外の保健事業に関し、機能訓練および訪問指導について確保すべき事業の量の目標その他必要な事項の目標を定めるものとされた。

都道府県計画では、都道府県が定める区域ごとに、医療等以外の保健事業の供給体制の確保に関する事項を定めるものとされた。

ゴールドプラン21

2000(平成12)年には、介護保険法の施行という新たな状況を踏まえ、**ゴールドプラン21**(今後5カ年間の高齢者保健福祉施策の方向)が策定され、その基本目標に基づいて都道府県・市町村の**高齢者保健福祉計画**が策定されており、施設の整備やマンパワー確保の数値目標を設定し、評価を行いつつ事業を推進してきたが2004(平成16)年度で終了した。

ココミル　高齢者保健活動(ゴールドプラン21)(p.156)

介護保険事業計画

目　的　1997(平成9)年、介護保険事業の円滑な実施を目的として、市町村は**市町村介護保険事業計画**(介護保険法第117条)を、都道府県は**都道府県介護保険事業支援計画**(介護保険法第118条)を策定することが義務づけられた。

これらの計画は3年ごとに見直しが行われ、5年を1期とする計画であり、老人保健福祉計画、その他の要介護者等の保健・医療・福祉に関する事項を定める法律による計画との調和、整合性を図るよう規定されている。

市町村の計画 ▶ 市町村介護保険事業計画には、各年度における介護給付等対象サービスの種類と見込み量、見込み量確保の方策、事業者間の連携の確保などについて定めることが求められている。

都道府県の計画 ▶ 都道府県介護保険事業支援計画には、当該区域における各年度の介護保険施設の種類ごとの必要入所定員総数、サービス量の見込み、サービス従事者の確保と資質の向上などについて定めることが求められている。また、この計画は、都道府県老人保健福祉計画、医療計画、その他の要介護者等の保健・医療・福祉に関する事項を定める法律による計画との調和を図るものとされている。

Chapter Ⅳ 保健医療福祉行政論

● エンゼルプラン・新エンゼルプラン

エンゼルプラン▶エンゼルプランとは、文部・厚生・労働・建設4大臣(当時)合意に基づき、1994(平成6)年に策定された「今後の子育て支援のための施策の基本的方向について」の通称である。

エンゼルプランの一環として「緊急保育対策等5か年事業」が策定され、プランをより具体化するための数値目標が設定された。その後も出生率の低下は続き、1999(平成11)年、大蔵・文部・厚生・労働・建設・自治の6大臣合意による**新エンゼルプラン**に改正された。

新エンゼルプラン▶新エンゼルプランは、保育サービス、雇用、相談・支援体制、母子保健、教育、住宅などの総合的な実施計画として策定され、計画の最終年度[2004(平成16)年度]に達成すべき数値目標が定められ、各取り組みが推進された。これらのプランは、保育所の供給の増加を企図した児童福祉法改正(1997、2001、2003年)や、**次世代育成支援対策推進法**(2003年)の制定へと結びついている。

● 母子保健計画

経　緯　1994(平成6)年の母子保健法改正で、都道府県保健所と市町村が分担して提供していた健康診査等の母子保健サービスの実施主体が市町村に一元化されることになったため、1996(平成8)年5月の厚生省児童家庭局母子保健課長通知「母子保健計画の策定について」で、市町村への業務の移管、サービス提供体制の確立が円滑に進むよう母子保健計画の策定を求めた。

基本的な視点▶①安全な妊娠と出産の確保、②安心できる子育て環境、③健康的な環境の確保、④個人の健康状態に応じた施策の推進の4項目である。計画は策定5年後に見直すことになっており、2000(平成12)年11月に出された「健やか親子21」の趣旨を踏まえて見直しが行われている。

ココミル 母子保健活動(健やか親子21)(p.114)

● 次世代育成支援地域行動計画

経　緯　急速な少子化の進行、地域を取り巻く環境の変化を踏まえ、2002(平成14)年5月から少子化の流れを変える実効性のある対策の検討が始まり、同年9月厚生労働省は**少子化対策プラスワン**を発表した。これを受けて2003(平成15)年3月、少子化対策推進関係閣僚会議において**次世代育成支援に関する当面の取組指針**を決定、国・地方公共団体・企業等が一体となった取組みを推進することとした。

さらに、同年7月、2005（平成17）年度から10年間の時限立法として**次世代育成支援対策推進法**が制定され、国・地方公共団体・事業主、国民の責務が定められた。

　併せて、同年7月、**少子化対策推進基本法**が成立、少子化対策の基本理念、国・地方公共団体の責務、少子化社会対策会議の設置（内閣府）などが定められ、2004（平成16）年6月、**少子化社会対策大綱**が閣議決定された。

○ 少子化社会対策大綱

　少子化の流れを変えるために3つの視点として、①自立への希望と力、②不安と障壁の除去、③子育ての新たな支え合いと連携を、4つの重点課題として、①若者の自立とたくましい子どもの育ち、②仕事と家庭の両立支援と働きかたの見直し、③生命の大切さ、家庭の役割等についての理解、④子育ての新たな支え合いと連帯を掲げ、重点課題に取り組むための28の行動を示している。

○ 子ども・子育て応援プラン

　2004（平成16）年12月には、少子化社会対策大綱の具体的実施計画として、「少子化社会対策大綱に基づく重点施策の具体的実施計画について」（**子ども・子育て応援プラン**）が少子化社会対策会議で決定され、2009（平成21）年度までの5年間に取り組む具体的な施策内容と目標が掲げられ、2005（平成17）年度から実施された。

○ ワーク・ライフ・バランス

　2007（平成19）年2月、「『子どもと家族を応援する日本』重点戦略検討会議」が設置され、少子化の流れを変えるためには、"就労"と"結婚・出産・子育て"の二者択一構造の解決が必要であり、「働き方の改革による仕事と家庭の調和（ワーク・ライフ・バランス）の実現」と、「子育てを包括的に支援する枠組みの構築」が必要であると指摘されている。

　ココミル　産業保健活動（ワーク・ライフ・バランス）（p.241）

○ 子ども・子育てビジョン

　少子化社会対策大綱は5年後を目途に見直すことになっていたことから、「少子化社会対策基本法」に基づく「大綱」として、2010（平成22）年1月、「**子ども・子育てビジョン**」が策定された。「子ども・子育てビジョン」では、「社会全体で子育てを支える」「希望がかなえられる」という2つの基本的な考え方に基づいて主要施策が示されている。

障害者計画

法的根拠　障害者計画は、障害者基本法第7条の2、第7条の3に基づき、1993(平成5)年、都道府県および市町村に導入された。

目的　目的は、障害者自身の参加を図ること等により、長期的な計画のもとに、障害者の意見を反映した施策の推進を図ることにあり、特に、市町村に対しては、身近な自治体として、障害者対策に主体的積極的に取り組むことを期待するものである。

都道府県計画・市町村計画 ▶ 都道府県は、国が策定した障害者基本計画を基本にするとともに、各都道府県における障害者の状況などを踏まえ「都道府県障害者計画」を策定すること、市町村は、障害者基本計画、都道府県障害者計画を基本とするとともに、地方自治法第2条第4項に即し、かつ、各市町村における障害者の状況などを踏まえ「市町村障害者計画」を策定するよう努めることとしている。

地域福祉計画

法的根拠　2002(平成14)年に社会福祉事業法が社会福祉法に改正された際に新たに規定されたもので、第107条に市町村地域福祉計画、第108条に都道府県地域福祉支援計画の策定について定められた。

市町村地域福祉計画

地方自治法第2条第4項の基本構想に即し、地域福祉の推進に関する事項を総合的・計画的に推進することを目的に策定するもので、住民や社会福祉事業者、社会福祉活動を行うものの意見を反映させる措置を講ずるとともに公表することとされている。また、地域福祉計画の指針には、「高齢者、障害者、児童等に関する計画性および連携を図り、これらの計画を内包する計画として地域福祉計画を策定する」と示されている。

計画の内容は、①地域における福祉サービスの適切な利用の推進に関する事項、②地域における社会福祉事業の健全な発達に関する事項、③地域福祉に関する活動への住民の参加の促進に関する事項である。

都道府県地域福祉支援計画

都道府県が、市町村地域福祉計画の達成に資するために、各市町村を通ずる広域的な見地から、市町村の地域福祉の支援に関する事項を一体的に定める計画を策定するもので、公聴会の開催など住民等の意見を反映させる措置を講ずるとともに公表することとされている。

計画の内容は、①市町村の地域福祉の推進を支援するための基本的指針に関する事項、②地域福祉事業に従事する者の確保または資質の向上に関する事項、③福祉サービスの適切な利用の推進および、社会福祉事業の健全な発達のための基盤整備に関する事項である。

保健計画の策定方法

保健計画策定プロセス

保健医療福祉行政に関する計画（以下、保健計画）は多数存在し、それぞれ法律や国の通知などに基づいて地方公共団体（自治体）で策定されている。国の手引きに基づき策定する計画もあるが、自治体の裁量で住民との協働作業で策定することが原則である。

計画の策定過程▶一般的に、計画の策定過程は、Plan-Do-Seeのマネジメントサイクルなど所定のプロセスにより実施されるが、実際の作業の流れは次のようなプロセスで行われる。

(1) 所属組織におけるコンセンサスづくり：保健計画を行政計画として位置づけるためのコンセンサスづくりは不可欠である。保健計画策定に当たって、目的や方法を十分に検討し、計画策定の意義について関係者の共通理解を図ることが大切である。同時に、他の保健医療福祉計画との関連を明確にし、計画の統合を図ったり、それぞれの計画の守備範囲を明確にする調整が必要である。

また、関係機関・住民組織・団体などの関係者による策定委員会の組織化もこの段階において行われる。

(2) 保健計画策定に関する学習：計画策定に関わる関係者をはじめ、住民代表や行政職員などが一緒に学習会を受講するなど共通認識を図る機会とする。学習内容は、計画の策定意義、現状分析から明らかになった課題、把握が必要な情報などであり、積極的に計画策定に参画できる条件を整えることができる。

(3) 現状の課題やニーズの把握：計画策定において、現状の課題やニーズの把握は不可欠である。既存資料の分析、住民対象の実態調査などから、地域の健康課題を明確にするプロセスである。

(4) 対策や取組みの検討：明確にされた課題を解決するために対策を検討する段階である。既存の取組みを評価し、効果的・効率的な取組み、取組みの優先順位などを検討する。優先順位の検討や財政状況も考慮して、目標年度までの年次計画を策定するが、3段階くらいに分けて計画化しておく。

(5) 目標値の設定：目標年度までの目標値を設定することで実効性のある計画にすることが可能となり、計画の推進にも繋がる。

目標設定型アプローチによる保健計画

経　緯　地域保健活動の課題が、感染性疾患、脳血管疾患、公害病や薬害など、主として自然科学的方法や疫学的方法によって原因を追究し対策を立てて、実施し効果を判定してきた時期には、課題解決型の取組みが大きな役割を果たしてきた。

しかし、慢性疾患中心の時代を迎え、健康づくり、高齢者の問題、QOL、ヘルスプロモーションなどが中心課題となった最近の地域保健活動では、健康問題の要因が生活習慣や社会通念、人々の価値観・生き方などに及んできたため、住民のより健康な暮らしを理想の姿として、その実現を目指していく保健活動の展開方法が考えられるようになった。

概　念　「目標設定型アプローチ」とは、保健計画策定における課題やニーズを整理し、この課題やニーズを「目指す姿」と現状とのギャップとしてとらえ、「目指す姿」に向かって課題を抽出し解決策を考えていく考え方である。この考え方は、「目指す健康状態や住民の暮らし」と現状との隔たりが大きいほど課題が大きい、あるいはニーズが多いと判断する。

「目標設定型アプローチ」は、従来の「課題解決型アプローチ」と対比されることが多いが、両者が全く異なる考え方ではなく、「目指す姿」を誰が考えるかに違いがある。

特　徴　「目標設定型アプローチ」では、「目指す姿」を専門職だけで描くのではなく、地域住民や計画策定にかかわるスタッフ・関係者で協議しながら目標設定を行い、目標を達成するための条件や現状とのギャップについて地域の実態を調査し、課題を見出し活動計画へと導いていく。すなわち、既存の統計にとらわれず、目指す姿(目標・ゴール)に向かって新たな指標の作成が可能となる。

「課題解決型アプローチ」では、専門家が中心になって課題の抽出を行い、抽出した課題に対する解決方法の協議の段階で住民と目標の共有を図る手法であり、「目標」の議論が少ないと言われている。

代表的な手法　「目標設定型アプローチ」の代表的な手法として、「地域づくり型保健活動」「プリシード・プロシードモデル(PRECEDE-PROCEED Model)」「PCM手法」などがある。

◉ 地域づくり型保健活動

特　徴　　岩永俊博によって提唱された方法で、地域住民の暮らしに視点を置き、住民や当事者、行政担当者・専門家を含めた関係者が、到達目標（「目指す姿」）としての理想とする健康な地域について具体的に描き、それを達成するための条件を検討しながら、実現に向けて各々の役割を果たしていく展開方法である。この手法は、活動プロセスに力点を置いており、関係者間で目標の共有や活動の方向を検討するなかで参加者がエンパワメントされることや、地域の仕組み、人々の価値観などに変化が生じることを重視する方法論である。

プロセス　　「準備期」「活動方針検討期」「展開期」「評価・再検討期」の段階があり、特徴として、住民参加が活動の展開過程のなかに組み込まれていること、関係者の協議により決定していくことなど目標が具体的であることが挙げられる。

活用方法　　活用においては、各々の目標に対して、実現のための条件を具体的にするために目標関連図を作成し、「現状とのギャップ」を検討し取り組むべき課題を明確化していくため、取組みに時間を要するという難点があるが、当事者や関係者の共同作業で課題を明確化していくので、主体的な参加が期待でき、コミュニティレベルで健康の視点からのまちづくりを検討する場合（母子保健計画、次世代育成支援に関する行動計画、障害者プランなど）に有効だとされている。

◉ プリシード・プロシードモデル（PRECEDE-PROCEED Model）

1991年、Green, L.W. らによって提唱されたモデルで、日本名「MIDORIモデル」と命名され、ヘルスプロモーション実践の枠組みとして活用されている。保健計画策定においては、「健康日本21」に代表されるような生活習慣病対策に適しているといわれている。

ココミル 健康教育（プリシード・プロシードモデル）（p.78）

◉ PCM手法（プロジェクト・サイクル・マネジメント）

特　徴　　PCMとは、事業の計画・実施・評価という一連のサイクルを「プロジェクト・デザイン・マトリクス（PDM）」と呼ばれる事業の概要表に基づいて運営管理する手法であり、事業の段階に対応して「参加型計画立案手法」「モニタリング・評価手法」からなる。

経　緯　　PDMは、1960年代に米国国際開発庁が、目的に沿った効果的な事業評価を行うために開発した論理的枠組みに端を発しており、その後国際機関において活用されるようになり、1980年代にドイツ技

術協力公社が計画段階に「参加型」の概念を入れ発展させた。日本では、この手法をもとに、1990年代前半に国際開発高等教育機構によってPCM手法が開発され、おもに開発援助の分野で活用されつつある。保健計画策定においては、母子保健計画や障害者プランの策定に用いられている。

プロセス

「参加型計画立案手法」は、分析段階（参加者分析→問題分析→目的分析→事業の選択）と立案段階（PDM作成→活動計画表作成）から構成されている。「モニタリング・評価手法」は、PDMならびに活動計画表に基づいて実施される事業の実施段階において、実施者が「投入」「活動」「成果」「外部条件」をモニタリングし、必要に応じて改善策をとるとともに、事業の実施中、終了時、事後には評価を行う。評価の基本は、PDMに基づいた「実施効率性」「目標達成度」「事業の効果」「計画の妥当性」「自立発展性」の5項目である。

Plan-Do-Seeサイクル

保健活動を実施するうえでは、政策・施策レベルにおいても、各種の事業を実施するうえでも、Plan-Do-Seeのマネジメントサイクル（PDSサイクル）をもとに実施されるのが基本である（図7）。

PDSサイクルは、Plan（計画の策定）→ Do（計画の実施）→ See（計画の評価）→ Plan（計画の策定）…のサイクルを繰り返す循環的なプロセスであり、そのプロセスを通して目標への到達や内容の改善・充実を目指すものである。PDSサイクルの各段階で実施する概要は表3の通りである。

図7　Plan-Do-Seeサイクル

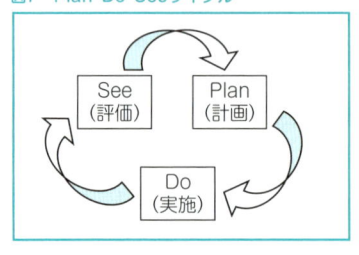

```
    See  →  Plan
   (評価)   (計画)
      ↖   ↙
        Do
       (実施)
```

計画の過程は、PDSサイクルのほか、**PDCAサイクル**（Plan（計画の策定）→ Do（計画の実施）→ Check（計画の検証・評価）→ Action（計画の改善）→ Plan（計画の策定））なども用いられている。

表3 Plan-Do-Seeサイクルとその概要

	概　要
Plan（計画）	・情報収集（保健統計の分析、住民や関係者へのインタビュー、保健師の活動記録など） ・上記の情報を分析し健康課題を抽出 ・事業計画策定（目的・目標の設定、実施のための計画策定）
Do（実施）	・事業計画に基づいて実施 （家庭訪問、健康相談、健康教育、自主グループの育成、ネットワークづくりなどの保健事業を実施）
See（評価）	・評価（事業企画、実施状況、効果などについて検討） ・評価に基づき事業の改善策を検討

● 目標値の設定

　　保健計画の策定において、目標年度までの目標値を設定することは、より実効性のある計画にするうえで重要である。「いつまでにどこまで到達することを目指すか」を目標値として明記することは、計画推進に関わる行政職員、関係者、住民の推進力ともなる。

目標値の指標 ▶ 目標値として示す指標（目標がどれくらい達成されたかを評価するものさし）は、3つに分類される。

① ノルマとして達成すべき目標（保健事業の質と量の指標、基盤整備の指標）
② その結果もたらされる効果をモニターするための指標（生活習慣や保健行動の指標、学習の指標、組織・資源・学習の指標）
③ 最終的に達成すべきアウトカム指標（QOLの指標、健康の指標）

目標値の設定 ▶ 関係者が納得のいく考え方や方法で設定される必要がある。基本的な考え方に次のようなものがあるが、それぞれメリット・デメリットがあり、活用時に留意する必要がある。

① 科学的根拠（エビデンス）に基づく目標値の設定
② 実態調査結果などに基づく目標値の設定
③ 理想値を用いた目標値の設定（喫煙・飲酒率0％など）
④ 外挿法による目標値の設定（過去の数値から将来を予測）
⑤ 全国の平均値やトップクラスを目指す目標値の設定
⑥ 達成可能な目標値の設定

● 保健計画策定への住民の参画

　　保健計画の策定プロセスには、様々な形で住民が参画しており、その意義や成果が認められている。
　　代表的な参画の形態の特徴は、次のとおりである。

(1) 計画策定委員会への参加 ▶ 住民組織や各種団体の代表が策定委員

として計画策定に関わる。事務局案にわずかな修正を加えて承認する形式の場合は、住民の声が十分に反映されにくい。活動方針などに対して意見を出してもらうことが大切である。

(2)公聴会や座談会への参加 ▶計画に盛り込むべき内容について意見を述べるという形での参加である。自由に発言できるが、意見が計画内容にどのように反映されたか確認できにくい。

(3)実態調査の対象者としての参加 ▶無作為抽出、悉皆(しっかい)の調査対象者として参加するものである。数量的に処理されることが多く、少数意見が反映されないという限界がある。

(4)実態調査の項目を決める段階での参画 ▶現状での困りごとや、将来のまちづくりを描きながら調査項目を決める段階から参画する形である。参加人数は限られるが、住民の声をもとに調査が組まれ、地域のニーズが把握されるので、住民の意見が計画内容に反映されやすい。

(5)作業部会などでの素案づくりへの参画 ▶調査結果などから、課題解決のための取組みを検討する段階での参加である。行政と住民との対話により素案が作成されることで、双方の役割が確認でき、協働で推進できる計画策定が可能となる。

計画の推進と管理・評価

保健計画推進組織

保健計画を効果的に推進するためには、住民・関係者・行政が目標とする方向を明確にしながら、互いに役割を認識し、連携・協働していくことが重要である。このため、計画策定に参加した個人や団体、関係者などを構成員とする推進組織(推進協議会)を設置し、共同での取組みを推進したり、活動の見直しを行うなどの体制を整えることは有効である。

自治体内の体制　自治体(保健所・市町村など)においては、保健計画を推進するうえで他の行政部局との協働は不可欠であり、「推進会議」などを組織し、参画してもらうことが大切である。庁内の連携では、保健担当課の手伝いという意識にならないよう、主旨の説明と相互の役割認識、協働事業の工夫などが重要となる。

関係機関等との連携体制　関係機関・組織・団体における取組みを推進するためには、推進協議会などでの協議をもとに、それぞれの組織や団体で活動の推進ができるよう、連携システムを整えていく必要がある。

地域における保健計画の具体的な推進においては、住民組織との

連携や活用も重要である。保健委員や母子保健推進員などの組織を有する地域では、計画内容の周知や地区での取組みの優先順位の検討などに参画してもらうなど体制づくりを行っていく。

受け皿となる組織のないところでは、小学校区規模の「健康づくり組織」の構築を検討する、あるいは、同一校区の地域福祉活動と連動して活動するなどの工夫も可能である。

また、地域には様々な市民団体やボランティアグループが自主的に健康づくり運動や福祉活動に取り組んでおり、これらの団体との連携・協働も、計画を住民主体の活動として展開していくために重要である。

保健計画の評価

保健計画の評価は、①経過（プロセス）評価、②影響評価、③成果（結果）評価の3段階で評価する。評価の時期や方法、評価に必要な情報などについての評価計画は、計画段階で明確にしておくことが重要である。

各評価段階で収集する情報としては次のようなものが挙げられる。

(1) 経過（プロセス）評価 ▶ 事業の実施経過についての情報をもとに評価する。事業の進行状況、事業やサービスの利用状況（参加者数など）、利用者の反応（満足度など）、スタッフや関係者の反応、関係機関や住民組織・団体における取組み、関係機関との連携状況の変化など。

(2) 影響評価 ▶ 保健計画に基づく事業の実施が課題解決の要因にどのような影響を及ぼしたかにより評価する。

住民の知識・態度・価値観の変化、保健行動を実践するための知識・技術の習得状況、周囲の人々の支援状況の変化、社会資源の効果的な利用、健康的な生活や保健行動に影響する環境要因の改善状況、住民の生活習慣や保健行動の改善など。

(3) 成果（結果）評価 ▶ 保健計画策定時に設定した健康指標やQOLの改善状況を評価する。当該疾患の罹患率・有病率・死亡率の改善状況、主観的な健康度の改善状況、QOLを評価するための指標の改善状況など。

Chapter V
疫 学

Chapter V 疫学

1. 疫学の概念

Check Words!!

■■ 疫学とは
集積性
疫学調査での診断の妥当性

■■ 疫学要因
三大要因説(3元論モデル)
二大要因説(2元論モデル)
多要因原因説(多要因モデル)
宿主要因(個体要因)
環境要因
病因
危険因子(リスクファクター)
疫学的因果推論
必要条件と十分条件
関連性

■■ 因果関係
コッホの3原則
因果関係判定の基準

■■ スクリーニング
スクリーニング
スクリーニング検査の判定
スクリーニング検査の信頼性と妥当性
カットオフ・ポイント
ROC曲線
スクリーニング実施の要件

疫学とは

定義　疫学(epidemiology)は、集団に起きる健康事象を対象とする学問である。ある集団で何らかの健康事象が発生したとき、その分布や頻度を調べ、それらに影響を与えた要因を解明し、対策を立てるために用いられる。

柳川は、「明確に規定された人間集団の中で出現する健康関連のいろいろな事象の頻度と分布およびそれらに影響を与える要因を明らかにして、健康関連の諸問題に対する有効な対策樹立に役立てるための科学」と定義した(1996)。

国際疫学学会(International Epidemiological Association)は、「特定の集団における健康に関連する状況あるいは事象の、分布あるいは規定因子に関する研究、さらには、そのような状況に影響を及ぼす規定因子の研究も含む。また、健康問題を制御するために疫学を応用すること」と定義している(A Dictionary of Epidemiology, 5 th Ed.)。

文部科学省・厚生労働省「疫学研究に関する倫理指針」では、疫学研究を「明確に特定された人間集団の中で出現する健康に関する様々な事象の頻度及び分布並びにそれらに影響を与える要因を明らかにする科学研究」と定義している。

健康関連の事象には、疾病発生、死亡のみではなく、生存、健康なども含まれる。問題にしている健康事象の発生以前に要因が存在する状態を曝露といい、健康事象の頻度と分布に影響を与える曝露を危険因子(リスクファクター)という。生活習慣病などでは、危険因子は、通常複数あると考えられている。

目的　疫学の目的は、人々の健康問題を事実に基づいて記述し、問題の危険因子を明らかにし、それを制御することにより疾病発生を減少させるための対策を立て、実施することにより問題解決を目指すことである。

対象　疫学は、人間集団の健康事象を対象とする。医学が個人を対象にして身体内部に原因を求めていくのに対し、疫学では集団として観察し共通の要因を探ることで危険因子を明らかにし、対策に繋げる。

疫学の対象は、以前は感染症が中心であったが、現在では、生活習慣病や環境汚染などあらゆる保健医療分野に応用されており、時代によっても変化している。

危険因子には個人属性といわれるような制御が困難なものも存在

Chapter V 疫　学

するが、すべて疫学の対象である。

分類　疫学的研究方法の分類は統一されていないが、大別すると観察研究と介入研究があり、観察研究には、記述疫学研究と分析疫学研究がある。

ココミル🅒🅒 疫学調査法（疫学研究の方法）(p.357)

●集積性

概念　疾病の発生がランダムではなく、ある特徴をもった集団に発生頻度が高い場合、疾病発生に集積性があるという。

家族集積性、地域集積性、時間集積性などがある。

疾病発生の集積性があるということは、その集団に危険因子も集積している可能性が高いため、集積性のある集団の特徴を絞り込んでいくことで、危険因子の仮説を立てる。疫学で集団における健康事象の頻度と分布をみる際に、「人」「場所」「時間」の観点から記述し、集積性の有無をみる。

人の集積性▶性、年齢、人種など個人の属性で人為的に変えることのできない条件による集積性を調べる。家族集積性もこの一種。

場所の集積性▶場所（地域）の集積性を知るために、地域別の疾病発生頻度を分析する。地図上に発生場所をプロットしたり、地域別の頻度を地図に塗り分けたりすることもある。

地域の規模は、国、都道府県、市町村、地区など様々である。

時間の集積性▶時間集積性がある場合、「流行がある」という。時間集積性を知るために横軸に時間、縦軸に発生件数をとった**流行曲線**を描く。流行病の代表例は感染症であるが、ヒ素中毒や生活習慣病などの非感染性疾患にも流行やトレンド（増加傾向、減少傾向）がみられる。

時間の規模には、時間、日、週、年などがある。中毒では時間単位の短期間で一峰性となり、急性感染症では日単位となり二次感染があると二峰性になるなど、流行のしかたで曲線が異なる。季節変動の有無や、年次推移から、危険因子が絞り込めることもある。

●疫学調査での診断の妥当性

診断基準▶疫学調査で特定の集団においての疾病頻度を観察する場合、対象となる人すべてを同じ条件下において公平にデータを採取して相互に比較する必要がある。そのため、疾病の定義を明確にし、疾病の有無を判定し、分類するために診断または検査の方法を決定

し、統一する必要がある。

どの方法を採用するかによって、診断の正確さ（確からしさ）が異なるため、必ず方法を統一する。さらに、その疾病であると判断した根拠を診断基準とし、必ず同じ基準を用いて診断する。

現在、最も正確な診断結果を導くとみなされている基準をゴールドスタンダードと呼び、妥当性が高い方法として知られている。例として内臓脂肪量の測定における腹部臍高横断面のＣＴ画像などがある。

ゴールドスタンダードが採用できない場合も多いことから、診断の妥当性を明らかにするためにも、採用した方法を常に示す必要がある。

疫学要因

概念

疾病発生に関与する要因を検討しようとするとき、疾病の特徴などによって、要因の相互関係の検討のしかたが異なる。

代表的なものに、二大要因説、三大要因説、多要因原因説などがある。

○三大要因説（3元論モデル）

疾病発生に関与する要因を、主体―病因―環境の3要因に求める考え方で、疫学の三角形、生態学的モデルともいう。主体は人間のことで、宿主という。

近代疫学の成立以後用いられてきたモデルであり、一病因一疾病という考え（特定病因説）に基づいているため、感染症についてはよく説明できる。

疾病罹患の成立には、病因、環境要因、宿主要因が相互に関わりあうことが必要である。

病因は必ず必要であるが、それだけでは罹患しない。

○二大要因説（2元論モデル）

内因である主体と、外因である環境の2要因により検討する。

生活習慣病のような慢性非感染性の疾患を考えるとき、感染症における病原体のように特定病因を挙げることは難しい。また、三大要因説でいう病因と環境要因を明確には分けられない。そこで、病因を環境に含めて考えようとしたものである。

車輪モデル（図1）はこの考えと多要因原因説を組み合わせたモデル。

Chapter V 疫 学

図1 車輪モデル

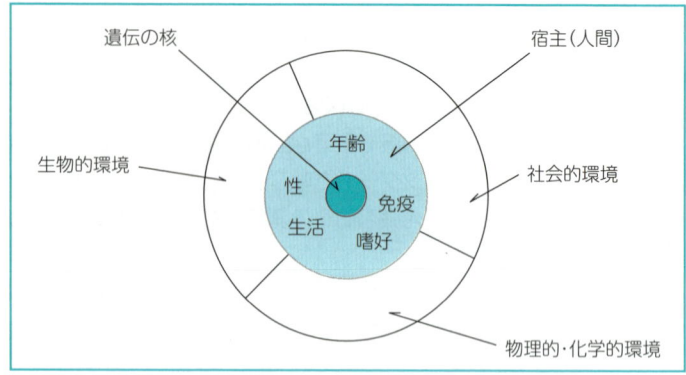

田中平三「疫学入門演習―原理と方法―」第3版, 南山堂. 1998. p.5 を一部改変

● 多要因原因説（多要因モデル）

疾病の原因は一つではなく、複数（多く）あるという考え方。複数の宿主要因と複数の環境要因の相互作用で疾病罹患が成立する。

特に病原体の存在しない非感染症の場合は、多様な要因の絡み合いのなかで疾病が発生する。一つひとつの要因は影響度が比較的小さいが、複合することにより相加的・相乗的に作用するものや拮抗的に作用するものがある。

● 宿主要因（個体要因）

病因に対する反応に影響を与える宿主（人間）に内在する要因で、内因ともいう。

先天的特性としてはその人の遺伝特性や性差が、後天的（獲得）特性としては年齢、栄養状態、性格・行動型、既往等が挙げられる。

● 環境要因

病因や曝露機会に影響を与える要因で、外因ともいう。

二大要因説では環境要因の中に病因が含まれ、三大要因説では環境要因から病因は分離される。

生物的環境要因としては病原微生物、感染源動物、媒介動物など、化学的環境要因としては有毒物質、発がん物質など、物理的環境要因としては騒音、温度・湿度、放射線など、社会的環境要因としては気候、風土、人口構造、住環境、衛生状況、生活習慣、家族、職業、保健医療福祉環境、経済などの因子がある。

● 病因

二大要因説では環境要因の中に含まれ、三大要因説では環境要因から分離される。病因とは、疾病を引き起こしうるリスクであり、疾病発生の必要条件である。

生物的病因としては病原微生物、化学的病因としては有毒物質、物理的病因としては温度、騒音、電離放射線などが挙げられる。

● 危険因子（リスクファクター）

ある疾病に罹患する確率を高める要因のこと。たとえば、塩分の過剰摂取は高血圧のリスクを高めることや、糖尿病が動脈硬化のリスクを高めることが知られているが、前者はそれぞれ後者の疾患の危険因子という。

狭義では、コホート研究において、ある要因の曝露群での疾病罹患率が非曝露群での罹患率より統計学的に有意に高い場合、その要因を危険因子という。

相対危険が 1.5～2 以上の場合を指すことが多い。

ココミル 疫学の指標（相対危険）(p.352)

● 疫学的因果推論

概　念　ある要因に曝露することが原因で、ある健康事象が発生するという因果関係がわかれば、方策を考えることができる。疫学調査では関連を表す指標を通じて因果関係を推論する。

統計学的に関連性がある場合、選択バイアスや測定バイアスがなく、交絡変数が調整されていることを確認したうえで再度統計学的関連性があれば、因果関係の判断基準に照らして因果関係ありとの結論を得る。

判断基準　因果関係の判断基準には、「ヒル（Hill, A.B.）の基準（1965年）」がある。この基準はすべての項目を満足しないと因果関係が成立しないというわけではなく、推論の目安である。

これらの判断基準の基礎となったのは、感染症の病原体の判断基準として有名なコッホの3原則である。

因果関係の推論では、その調査の疫学サイクル上の位置や、因果関係を証明する能力の強さを意識する必要がある。決定するには介入研究が必要である。

ココミル 疫学調査法（バイアス）(p.364)

Chapter V 疫 学

● 必要条件と十分条件

必要条件▶ ある要因AがあるときBという結果を生じる場合、AをBの必要条件という。たとえば、メタボリックシンドロームの要因として、内臓脂肪の蓄積があることは必要条件である。また、脂質代謝の異常もメタボリックシンドロームの必要条件である。このように、疾病発生にはいくつかの必要条件がある。

十分条件▶ ある要因CがあるとかならずDという結果を生じる場合、CをDの十分条件という。

Dが疾病の場合は通常、Cは一つに限定することはできず、メタボリックシンドロームのように、内臓脂肪の蓄積に加え、空腹時血糖の高値、高血圧などのいくつかの条件を満たした結果、メタボリックシンドロームと診断される。

感染症の病原体も発病の十分条件ではない。

疾病の発生要因▶ 疾病発生に影響する必要条件として存在する複数の要因のうち、一つを取り除くだけでも予防効果があると考えられている。

疾病を発生させる要因には、理論上、①必要かつ十分な条件、②必要ではあるが十分ではない条件、③必要ではないが十分な条件、④必要でも十分でもない条件の4通りがあるが、現実には、生活習慣病などのように多要因から多疾病が引き起こされており、要因と結果の関係は一対一の対応とはならない。

● 関連性

ある事象と別な事象との間の関連を、統計学的に明らかにできる。

要因Aと疾病Bの間に統計学的関連があった場合に考えられるのは、①AがBの原因である、②BがAの原因である、③AとBの間に見かけ上の関連がある、の3通りである。

見かけ上の関連は、系統的に生じる選択バイアスや測定バイアスという偏りのほか、単なる偶然の影響があるか、その他の混乱の要因となる交絡因子が存在する場合にみられる。

因果関係

概念　原因によって結果が生じる関係を因果関係という。

因果関係の前提には統計学的関連があるが、統計学的に有意な関連がない場合も因果関係を完全に否定するものではない。見かけ上関連が否定される場合や、サンプル数が不十分な場合がある。

因果関係には、原因と結果の関係が直接的な近位因果関係と、間接的な遠位因果関係がある。

● コッホの3原則

感染症の因果関係の判断基準で、ある病原微生物を病因として特定する際の指針として、ドイツの細菌学者ロベルト・コッホがまとめた。

①その病原体が当該の感染症患者から分離検出される、②その病原体が他の感染症患者からは検出されない、③患者から分離培養された病原体が実験動物に同一の疾患を発生させる、の3条件を「コッホ Koch の3原則」またはその恩師の名をとって、**ヘンレ(Henle) の3原則**という。

さらに④その罹患動物から再度同一の病原体が分離検出される、を加えたものを**ヘンレ‐コッホ(Henle-Koch)の4原則**という。

● 因果関係判定の基準

因果関係の判断基準には、ヒル(Hill)の基準(1965)がある。

もともとは9項目であったが、今日では6項目に整理されており、現在用いられている項目は、①量‐反応関係、②関連の一致性、③関連の強度、④正しい時間連続性、⑤生物学的整合性、⑥実験的な証拠の6項目である。

量‐反応関係▶要因Aが増加すると疾病Bの罹患率が上がる関係を量‐反応関係という。

量‐反応関係が認められなくても因果関係を完全に否定するものではない。閾値が存在すると、それより低いレベルの曝露では影響が出てこない。

要因と疾病の間に統計学的に有意な関連性がない場合も、一貫した量‐反応関係があれば、因果関係を示唆している。

関連の一貫性▶同じ関連性が、対象者、場所、時、方法が異なる別の集団でも見られること。再現性があること。

関連の強固性▶要因Aの曝露群における疾病Bの罹患率が、非曝露群の罹患率に比べて高いほど関連が強く、因果関係がある可能性は高くなる。

コホート研究におけるリスク比や症例対照研究におけるオッズ比が2以上である必要がある。

関連が弱くても因果関係がないというわけではない。

関連の時間性▶疾病B（結果）に先んじて要因A（原因）が存在する時間的順序性があることは、因果関係があると判断するには必要不可欠である。

横断研究の場合など実際に証明することは難しい場合も多いが、その場合も時間的順序の可能性は最低限必要である。

関連の整合性▶観察された結果から得られた関連が病理、細胞、分子レベルの生物学的な既存知識と一致し矛盾がないこと。しかし、既存の知識では説明できなくても将来生物学的研究が進んだ結果整合性が出てくることもあるので、因果関係を完全に否定するものではない。

ある集団で疾病Bの頻度の分布が要因Aの分布と矛盾がない場合、整合性があるといえる。

関連の特異性▶疾病Bがあれば要因Aが存在し、要因Aがあれば、一定の率で疾病Bの罹患があるという一対一の特異的な関係があること。

必要かつ十分な条件となり、厳密には実例はない。

実験的証拠▶動物実験による再現。ただし、種差もあり結果をそのまま人間に当てはめてよいとも限らない。

人間を対象とする介入研究（特に無作為割付試験）の結果も同様に実験的証拠とみなされる。

スクリーニング

スクリーニング

定義　見かけ上健康な人の集団を対象として、その中から特定の疾病に罹患している可能性の高い人を「陽性」、その逆を「陰性」としてふるいわけること、あるいはその検査。スクリーニング検査ともよばれる。スクリーン screen は「ふるい」または「ふるい分ける」を表す英語で、迅速に実施可能な検査または手技が用いられる。

スクリーニング検査は疾病の二次予防の方法で、発病前の無自覚時

に疾病を発見し、早期治療でよりよい予後を導くことを目的とする。

スクリーニング検査の結果が「陽性」の場合は疾病をもつ可能性が高いことを意味するが、必ずしも疾病であることを意味してはいない。スクリーニングに引き続いて診断を確定する精密検査を受けることが必要である。

○ スクリーニング検査の判定

スクリーニング検査の判定には、偽陽性、偽陰性、真陰性、真陽性の4通りがある。

判定は、スクリーニング検査結果である「陽性」「陰性」の2種に、現段階で最高の精密検査である至適基準（ゴールドスタンダード）でわかった「疾病あり」「疾病なし」の2種を組み合わせた4通りとなる（表1）。

表1 スクリーニングの指標

		疾病あり	疾病なし	合計
検査	陽性	a	b	a＋b
	陰性	c	d	c＋d
合計		a＋c	b＋d	a＋b＋c＋d

		疾病あり	疾病なし
検査	陽性	真陽性	偽陽性
	陰性	偽陰性	真陰性

それぞれの合計に占める割合を計算すると、敏感度や特異度が得られる。
敏感度は、疾病ありに占める真陽性の割合。

	意味	式
敏感度	疾病あり・陽性	a／(a＋c)×100(％)
偽陰性率	疾病あり・陰性＝1－敏感度	c／(a＋c)×100(％)
特異度	疾病なし・陰性	d／(b＋d)×100(％)
偽陽性率	疾病なし・陽性＝1－特異度	b／(b＋d)×100(％)
陽性反応的中度	陽性・疾病あり	a／(a＋b)×100(％)
陰性反応的中度	陰性・疾病なし	d／(c＋d)×100(％)

＊偽陽性率と特異度は疾病なしの人にのみ注目し、偽陰性率と敏感度は疾病ありの人にのみ注目してその数を100％として割合を算出する。
＊陽性反応的中度は検査陽性の人にのみ注目し、陰性反応的中度は検査陰性の人にのみ注目してその数を100％として割合を算出する。

陽性合計：a＋b　　疾病あり：a＋c　　全検査数：a＋b＋c＋d
陰性合計：c＋d　　疾病なし：b＋d

偽陽性（false positive：FP）▶スクリーニング検査で誤って陽性とされたが、疾病がないこと。読みすぎ。疑陽性（ツベルクリン反応で以前用いられた判定）とは意味が異なる。疾病ありで、検査でも陽性であったものは真陽性（true positive：TP）という。

疾病なしにもかかわらず検査が陽性に出てしまった者を偽陽性者という。偽陽性率は、偽陽性者数を疾病なしの数で除して求められる。

偽陰性(false negative：FN) ▶スクリーニング検査で誤って陰性とされたが、実際は疾病があること。見逃し。疾病なしで検査でも陰性であったものは真陰性(true negative：TN)という。

疾病ありにもかかわらず検査が陰性に出てしまった者を偽陰性者という。偽陰性率は、偽陰性者数を疾病ありの数で除して求められる。

● スクリーニング検査の信頼性と妥当性

検査を繰り返して、判定に再現性がある場合、検査に一貫性と安定性があるとしてスクリーニング検査に信頼性があるという。

調べようとしている疾病の有無を的確に判定する場合、スクリーニング検査に妥当性があるという。

スクリーニング検査の妥当性を示す指標には、敏感度、特異度、陽性反応的中度、陰性反応的中度の4通りがある。

敏感度(sensitivity) ▶検診などで調べる疾病がある者が検査で陽性を示す割合で、感度、鋭敏度とも呼ばれる。「疾病あり」を検査でどれだけ拾い上げられるかを表し、高いほど疾病の見逃しが少ない。

「疾病あり」のうちの陽性の人数の割合で、表1の式で算出する。

「疾病あり」に占める真陽性の割合と同じで、疾病「あり」にもかかわらず「なし」と判定された偽陰性率を1(100%)から引いても算出できる。

敏感度は、検査自体の識別能力を示し、その疾病の有病率に左右されない。

特異度(specificity) ▶目指す疾病がない者が検査で陰性を示す割合で、疾病なしの人を検査でどれだけふるい落とせるかを表す。特異度が低いと偽陽性が増えるため、確定のため要精密検査者が増加する。「疾病なし」のうちの陰性の人数の割合で、表1の式で算出する。

「疾病なし」に占める真陰性の割合と同じで、疾病「なし」にもかかわらず「あり」と判定された偽陽性率を1(100%)から引いても算出できる。特異度は、検査自体の識別能力を示し、その疾病の有病率に左右されない。

陽性反応的中度 ▶検査陽性の人のうち、実際に疾病がある割合で、その検査を特定の集団に実施する際の指標となる。陽性反応適中度ともいう。表1の式で算出される。

同じ敏感度と特異度であっても、その疾病の有病率が高いほど、

陽性反応的中度は高くなる。つまり、「陽性」の判定が実際の「疾病あり」に結びつくだけの高い陽性反応的中度を得るためには、検査に高い判定能力があることに加え、年代・条件などで対象集団を絞り込むことが有効である。肺がんの喀痰検査などがこの例である。逆に、同一集団では有病率が同じなので、偽陽性率が高いと陽性反応的中度は低くなる。

通常は陰性者が引き続き精密検査を受けることはないので陰性者の疾病の有無はわからないが、その場合も陽性者にのみ注目して算出できるため、サーベイランスやがん検診の評価などに使われる。

陰性反応的中度▶検査陰性の人のうち、実際に疾病なしの割合で、その検査を特定の集団に実施する際の指標となる。陰性反応適中度ともいう。表1の式で算出される。

陽性反応的中度とは逆に、敏感度と特異度が一定の同じ検査を適用した場合に対象集団を絞り込んで有病率が高くなると、陰性反応的中度は低くなる。また、同一集団の場合は有病率が一定であるため、検査の偽陰性率が高いほど陰性反応的中度は低くなる。

カットオフ・ポイント

定　義　スクリーニング検査結果が陽性か陰性かを分ける点をカットオフ・ポイントという。

グラフで検査値を横軸にとり、度数(人数)を縦軸にとって、疾病あり・疾病なしに分けて分布を描くと、通常、2つの分布の一部が重複する(図2)。

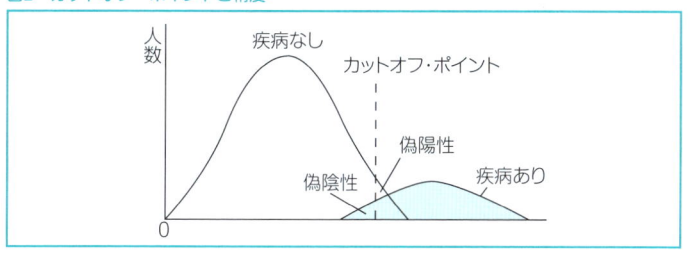

カットオフ・ポイントの設定▶カットオフ・ポイントは、ROC曲線を用いて決定し、通常は敏感度、特異度が最大限になるように決める。カットオフ・ポイントの設定には、疾病の重症度、治療法の有効性、確定検査の危険性、偽陽性者の精神的・経済負担なども考慮しなければならない。がんなど、疾病によって見逃しを防ぐ必要があるときは、偽陰性が出ない値をカットオフ・ポイントとすることが望ましい。

図2　カットオフ・ポイントと精度

ROC曲線

もともとはレーダーを受信するオペレーターが、ノイズからシグナルを区別する能力を測定するための受信者動作特性曲線（receiver operating characteristic curve）であった。

ROC曲線は、スクリーニング検査のカットオフ・ポイントを変化させたときに敏感度と特異度がどう変化するかを表した曲線で、横軸に偽陽性率（1－特異度）、縦軸に敏感度をとる。カットオフ・ポイントを適切に設定するために用いる（図3）。

敏感度と特異度は、一方が高くなると他方は低くなるトレードオフの関係がある。最大限の敏感度と特異度が得られる場合、スクリーニング検査の妥当性は高くなるため、曲線上で最も左上方に位置する点をカットオフ・ポイントとする（図3ではA点）。

また、ある疾病を選別するためにいくつかのスクリーニング検査の妥当性を比較するためにもROC曲線を用い、ROC曲線が左上方に位置するほど識別能力の高い検査である。

図3　ROC曲線

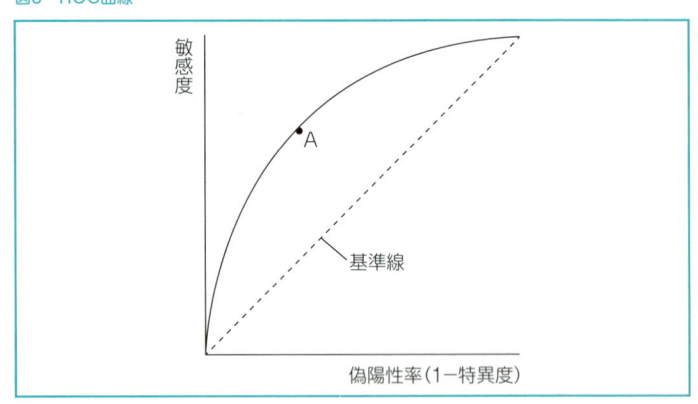

スクリーニング実施の要件

スクリーニングは早期発見・早期治療を目的とする二次予防手段であるため、実施の前提として次のような要件がある。

①対象とする疾患が社会的に重要な問題であること、②検出可能な無症状の期間が存在すること、③適切な治療法があること、④適切なスクリーニング方法が確立されていること、⑤検査法が集団に実施可能であること、⑥経済的に合理的であること。

Chapter V 疫学

2. 疫学の指標

Check Words!!

疫学で用いる指標
指標とは

疾病頻度の指標
割合、比、率
罹患率
累積罹患率
死亡率
累積死亡率
致命率
有病率

曝露効果の指標
リスク(危険もしくは危険度、危険率)
ハザード(危険有害性、危害)
ハザード比
相対危険(相対危険度)
率の比
オッズ比
寄与危険(寄与危険度)
寄与危険割合(寄与危険度割合)
人口寄与危険(集団寄与危険度)
人口寄与危険度割合

Chapter V 疫　学

疫学で用いる指標

指標とは

　疫学では集団間で指標の比較を行い、因果関係を推測する。基本的な指標に、①健康事象の問題の大きさを客観的に測る指標（疾病頻度など）、②曝露により生じた集団間の差を比較する指標（曝露効果など）がある。
　指標とは、程度や水準を測る「ものさし」である。集団間で比較が容易なように、統計値を加工したり、組み合わせたりする。たとえば、得られた統計値から人口規模の影響を排除するためにいったん人口で除して千を乗じ、人口千人当たり（千対）の値にして比較できるよう調整することはよく行われる。
　保健指標は保健分野の指標であり、健康指標は健康の程度（健康水準）を表す指標である。

疾病頻度の指標

割合、比、率

　特定の疾病などの出現頻度を表す指標であり、比較を可能にするために、**割合**、**比**、または**率**で表す。
　喫煙率や妊産婦死亡率などのように、用語と疫学上の意味が一致しないことがあるので、注意が必要である。
比▶ 2つの異なる特徴をもつ人の数を割り算で比較したもの。
　A/B という形で記すが、A と B は包含関係にはない（分子が分母に含まれない）。
　例として性比（男の数 / 女の数）があり、出生時の性比やある疾病の性比などがある。
　場合によっては分母分子の両者に含まれるものが一部にいてもよい。たとえば乳児死亡率は、観察期間中の乳児死亡発生数を分子とし、観察期間中の出生数を分母としていて、統計学的には「比」であるが、中には出生した年に乳児として亡くなる児もいる。
　人口当たり病床数のように、分子と分母が異質なものもある。
割合▶ 全体の中で、ある特徴をもつ人の占める部分の大きさを表す。比率、相対頻度ともいう。
　A/(A＋B) の関係になっており、分子が分母に含まれる。
　例として、喫煙者の割合などがある。分母には非喫煙者が含まれる。

健康指標では、**PMI**（50歳以上の死亡割合）、**PMR**（死因別死亡割合）など。

％で表すことも多く、喫煙（者）率のように「率」という表現がよく使われるが、厳密には疫学・統計学でいう「率」ではない。

率▶ 不特定の期間を**観察期間**と設定し、分母に人と時間を掛け合わせた数値をとる。分母は観察時間の合計であると同時に、期間内の延べ人数でもある。

分子は分母で設定した観察期間に発生した健康事象の数を用いる。分母が観察時間の合計になっているため、事象が生じる速さがわかる。

単位は「人・年」「人・月」などの時間。罹患率、死亡率など。

● 罹患率

定　義　　観察集団における、単位人口当たり単位時間当たり（一年千対など）の疾病発生数。その疾病に新規にかかった率。

算　出　　算出には人年法が用いられる。大規模な集団では、観察期間中（1年間）の人口変動が無視できると仮定して、1年間の罹患数を年央人口で除す。

　　算式：一定の観察期間内に新規に発症した患者数 / 一人ひとりの観察時間の総和（人・年）。

　　罹患率算出の際の分母（人年）は疾病が起こる可能性のある危険曝露人口のみを対象とする。たとえば子宮がんの罹患率は、子宮を有する人が対象となるため男性を排除し、厳密には子宮全摘出術を受けた人なども排除する。

　　分母に時間をとることから、ある疾病に罹患した速度を表す。

　　罹患率は疾病と要因の因果関係を探る指標として有用であるとともに、一次予防（病気にならない）対策の効果の指標としても用いられる。

● 累積罹患率

定　義　　観察期間全体の疾病の発生割合。その疾病に罹患する可能性を示しているため、リスクともいう。観察を同時に開始し同時に終了する閉じたコホートでのみ算出できる。

　　観察開始時の危険曝露人口に対する観察期間中の罹患者の割合。単位はなく、観察期間を明らかにする。

算　出　　**算式**：一定の観察期間内に新発生した患者数 / 危険曝露人口の観察開始時点での人数。

　　これに対し罹患率は、分母に年当たりなど時間が入るので、人年

法を用いることで、観察開始や終了が必ずしも同時ではない開いた**コホート**でも算出できる。

●死亡率

定　義　ある集団での単位人口当たり単位時間当たりの死亡発生数。

算　出　算出には人年法が用いられる。大規模な集団では、観察期間中（1年間）の人口の変動が無視できると仮定して、1年間の死亡数を年央人口で除す。

年齢調整死亡率▶年齢調整死亡率は、年齢構成を標準化した指標。

●累積死亡率

定　義　観察期間全体の死亡の発生割合。閉じたコホートでのみ算出できる。観察開始時の危険曝露人口に対する観察期間中の死亡者の割合。

算　出　**算式**：一定の観察期間内の死亡数 / 危険曝露人口の観察開始時点での人数。

生存率▶1（100％）から累積死亡率を差し引いたものが生存率である。

●致命率

定　義　ある疾病の罹患者がその疾病で死亡する割合。致死率ともいう。

急性疾患を対象に、その疾患の重症度を示す指標として使用されることが多い。急性疾患で、罹患者のうち一定期間における死亡者の割合。感染症のアウトブレイクの場合の致命率や、急性心筋梗塞の1週間以内の致命率など。

急性疾患に限らず、集団における死亡率と罹患率の比を致命率とすることもある。

算　出　**算式**：ある疾病による死亡数 / ある疾病の罹患数。

●有病率

定　義　観察集団におけるある疾病の有病者の割合をある一時点または断面で見た指標。時点有病率ともいう。

患者調査で把握される受療状況や国民生活基礎調査で把握される有訴者率、通院者率などは有病率の一種。

一時点の患者数を数えることができない場合は、一定期間の有病者数を観察期間の平均人口で除した割合を用いる。これを期間有病率という。

有病率は慢性疾患の量を表すのに適しており、施策の優先順位や

算出　　　**算式**：ある集団のある時点における有病者数 / 集団の全調査対象数。

曝露効果の指標

曝露要因▶特定の物質への接触や特定の状況に置かれる「曝露」が疾病以前に存在し、それが疾病の原因であると仮定された場合を**曝露要因**という。

評価指標▶曝露要因の影響を評価する指標として、**相対危険、寄与危険**などがある。

危険因子（リスクファクター）▶疾病罹患に影響する曝露要因を総称して危険因子（リスクファクター）という。

低める要因を**予防因子**または**防御因子**として、疾病頻度を高める要因のみを危険因子と区別する場合もある。

ココミル 疫学の概念（危険因子）（p.339）、疫学の指標（相対危険）（p.352）

○リスク（危険もしくは危険度、危険率）

概　念　リスクは、単なる「危険」ではなく、ある事象または行為によって引き起こされる望ましくない出来事の起こる確率である。さらにその結果や被害の重大性をあわせて考える。将来のことを予測するため不確実性があり、多くの場合その事象や行為は便益もあわせもつため、利用しないという選択をすることは困難で、リスクを全くなくしてしまうことも困難である。たとえば、薬、予防接種、手術、X線検査などの医療行為は、副作用のリスクを伴う。

疫学では、疾病へのなりやすさ、すなわち疾病に罹患する可能性として使用され、累積罹患率と同義となる。ときには、罹患に代えて死亡や再発を扱う場合もある。

○ハザード（危険有害性、危害）

概　念　害を与える可能性のある行為あるいは事象のことで、リスクの原因である。一般用語ではリスクと区別せずに使われることも多いが、疫学ではリスクファクターと同様の概念を表す。

リスクを考える際は、ハザードの存在に加えて、ハザードへの関わり方すなわち管理が問題になる。たとえば化学物質にはそれぞれ固有の有害性があるが、閾値を越える曝露（生体内への取込み）があってはじめて人の健康に対するリスクが発生するため管理が重要になる。

統計用語では危険性の程度すなわち影響の強さを表す指標の一つで、罹患力(発生力)もしくは瞬時罹患率(瞬時発生率)と同義である。ハザード比を参照。

ハザード比

定　義　コホート研究で事象の発生までの期間を扱う場合、罹患、死亡、再発などの発生速度を比較するために使用する。ここでのハザードは瞬間の発生率すなわち瞬時発生率や瞬時罹患率と同義で、ハザード比(hazard ratio：HR)は、曝露群のハザードの非曝露群のハザードに対する比である。

算　出　ハザード比＝曝露群のハザード／非曝露群のハザード

ハザード比は相対的な発生確率となる。発生速度が一定(直線的)であれば、相対リスクとハザード比は概ね一致する。

比例ハザードモデル(多変量解析を参照)では、事象(疾病)の発生に関連する要因の影響をハザード比で表す。環境リスクの分野でリスク評価に使用するハザード比 Hazard Quotient（HQ)は意味合いが異なる。

相対危険（相対危険度）

定　義　相対危険(相対危険度)(relative risk：RR)でいう危険(リスク)は、通常用いられる「危険」とは意味合いを異にし、疾病発生等に影響を及ぼし確率を高めるものを指す。

要因に曝露することにより、曝露がない場合に比較してリスクすなわち疾病の確率が何倍になるかという影響度を表す。

リスク比、累積罹患率比ともいう。

算　出　曝露群の疾病発生割合(＝累積罹患率)を非曝露群の疾病発生割合(＝累積罹患率)で除したもの。リスクが等しい場合には、1となる。

率の比

率の比(rate ratio)とは、ある集団と他の集団との2群間で率を比較するため比で示したもので、レイト比とも呼ぶ。

罹患率や死亡率を比較する際に用いられる罹患率比や死亡率比は、レイト比である。2つの群の罹患率に差がなければ、罹患率比は1となる。

コホート研究では、測定結果(アウトカム)をリスク(累積罹患率)に代えて罹患率や死亡率とすることがあるが、その際は相対危険に代えて罹患率比や死亡率比を指標として用いる。

観察期間が短い場合や累積罹患率が大きくない場合は、罹患率比は相対危険の近似値となる。

○オッズ比

定　義　　オッズとは、ある事象が起こる確率と起きない確率の比であり、見込みである。

四分割表（表2）を使って要因の有無と疾病発生の有無のオッズを求めると、要因ありの場合の疾病発生のオッズはa／b、要因なしの場合の疾病発生のオッズはc／dとなる。

表2　要因の有無と疾病の有無の四分割表

		疾病 あり	疾病 なし	計
要因	あり	a人	b人	a＋b
要因	なし	c人	d人	c＋d

算　出　　要因ありの疾病オッズを要因なしの疾病オッズで除して求められる。

オッズ比は、(a／b)÷(c／d)＝a／b×d／c＝(a×d)／(b×c)となる。

一定の条件が揃えば、患者対照研究においてオッズ比を相対危険（リスク比）の近似値として使用できる。

○寄与危険（寄与危険度）

定　義　　集団全体で曝露によってどれだけ疾病発生頻度が増加したかのリスクを表す。曝露がなければ罹患しなかった、つまり曝露を避けることで予防できたリスク。

リスクの定義上、本来は曝露群の疾病発生割合と非曝露群の疾病発生割合の差で求める累積罹患率の差であるが、これはほとんど使用されず、通常は疾病発生頻度として罹患率を使用した罹患率の差を用いる。

図4のa−bで表される部分。リスク差ともいう。

図4　寄与危険度（a−b）

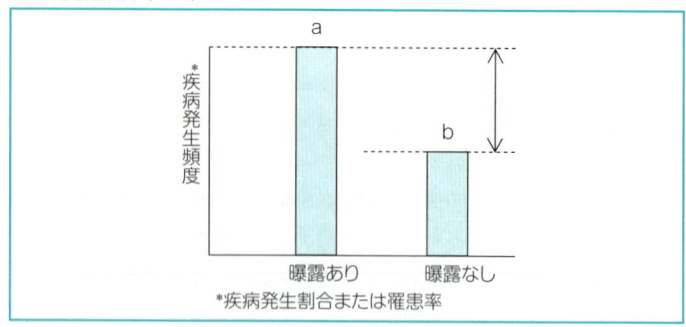

●寄与危険割合（寄与危険度割合）

定　義　曝露群の疾病発生のうち、曝露によって発生している割合。寄与危険（リスク差）を曝露群の疾病発生頻度で除したもの。

算　出　図4の(a−b)/aで求められる。
曝露群のうち、曝露を取り除けばどの程度疾病を減らせるかを表す。
罹患リスクが不明な場合でも相対危険度からも算出することができる。算式は、(相対危険度−1)／相対危険度。

●人口寄与危険（集団寄与危険度）

定　義　要因曝露が増加させる実際の疾病発生の人口を表す。

算　出　曝露群と非曝露群に分けない全体（一般集団）の疾病発生頻度と非曝露群の疾病発生頻度との差。
すでに算出された寄与危険（通常は罹患率差）に曝露群の割合を乗じたものでも算出できる。
一般集団は、曝露群と非曝露群が混在しており、その要因に曝露している割合が高いと影響が大きくなり、集団全体での予防効果も大となる。対策の優先順位の参考になる。

●人口寄与危険度割合

定　義　一般集団（曝露群と非曝露群に分けない全体）での要因曝露が増加させる罹患の割合。人口集団の疾病発生のうち、曝露を取り除くことで減じることのできる割合を表す。

算　出　人口寄与危険を一般集団の疾病発生頻度（通常は罹患率）で除す。
その要因に曝露している割合が高いと影響が大となる。

Chapter V 疫学

3. 疫学調査法

Check Words!!

■ **疫学調査における倫理**
疫学研究に関する倫理指針
インフォームド・コンセント
倫理審査委員会

■ **疫学研究の方法（研究デザイン）**
観察研究
介入研究
無作為化比較試験
思いこみバイアス
プラセボ効果
ホーソン効果
盲検化
二重盲検法（ダブルブラインド）
生態学的研究
地域相関研究
横断的研究（断面調査）
縦断的研究（縦断調査）
コホート研究
コホート
前向きコホート調査
後ろ向きコホート調査

症例対照研究（患者対照研究）
コホート内症例対照調査
コントロール群（対照群）
2×2分割表（四分表）

■ **妥当性と精度/偏り（バイアス）**
信頼性（精度）
妥当性
誤差
バイアス（偏り）
情報バイアス
選択バイアス

■ **交絡の制御方法**
交絡
マッチング
無作為化（無作為割付）
層化（層別解析）
多変量解析（数学的モデリング）
標準化
標準化死亡比（SMR）
標準化罹患比（SIR）

Chapter V 疫　学

疫学調査における倫理

意　義　人を対象とした研究では、対象者の安全確保とともにその尊厳と人権を守るための倫理的配慮が求められており、ヘルシンキ宣言が基本になっている。

ヘルシンキ宣言▶ 1964年に世界医師会が対象者の尊厳と権利の保護に努めることを謳った宣言であり、生物医学研究に携わる医師に勧告した。

● 疫学研究に関する倫理指針

文部科学省と厚生労働省が「疫学研究に関する倫理指針」を通知した[2002(平成14)年]。この指針は、研究者個人の責務、研究者の所属機関の長の責務、倫理審査委員会、インフォームド・コンセント、個人情報の保護が明記されている。

2004(平成16)年と2007(平成19)年に全部改正、2005(平成17)年と2008(平成20)年に一部改正された。

保健行政の業務として行う調査等は本指針の適用外とされている。

● インフォームド・コンセント

「説明と同意」と訳され、説明を受けたうえでの同意を意味する。疫学の倫理指針にも明確な規定がある。研究に参加するに当たって、参加者が研究の目的、方法、予想される利益と不利益などについて十分に説明を受け、理解したうえで自由意志により同意することを保障する。

指針では検体採取の有無や侵襲性、介入研究か観察研究かなどでインフォームド・コンセントの手続きなどについて要求される程度を分けている。

● 倫理審査委員会

疫学研究を実施するに当たり、研究計画が倫理指針に適合しているかの審査を受ける必要がある。

研究者の所属機関の長は審査のため倫理審査委員会を設置する。または学会などが設置する倫理審査委員会に依頼することもできる。

倫理審査委員会の公正性と中立性を確保するため、構成についても定められている。

疫学研究の方法（研究デザイン）

疫学的研究方法の分類は統一されていないが、大別すると**観察研究**と**介入研究**があり、観察研究には、記述疫学研究と分析疫学研究がある。

健康事象の発生頻度と分布ならびに要因との関連を明らかにする疫学研究では、記述疫学研究、分析疫学研究、介入研究の3つのデザインを段階的に実施し、仮説設定とその検証をサイクルのように進めていく。

研究デザインによって、因果関係を証明する力に強弱がある。比較対照群があり、時間的順序が明確な介入研究（とりわけ無作為化比較試験）が最も証明力が強く、エビデンスの質が高いとみなされている。

○ 観察研究

概念　観察研究は、人為的な介入を行わずに、集団の疾病発生や要因の曝露状況の自然な姿を観察することにより、曝露要因と疾病との関連を明らかにする研究方法である。「記述疫学研究」と「分析疫学研究」がある。

記述疫学研究 ▶ 疾病の頻度と分布を、人、場所、時間の面から正確に記述して、集積性の有無を明らかにする。現状把握のためには記述疫学が必須であり、記述疫学によって立てた仮説の検証に分析疫学が用いられる。

分析疫学研究 ▶ 疾病と危険因子との因果関係を探索する研究で、様々な統計学的手法を用いて行う。横断的研究、生態学的研究、症例対照研究、コホート研究がある。

○ 介入研究

概念　分析疫学によって疾病との因果関係の推理がなされた要因（危険因子・予防因子）について、介入といって危険因子の曝露状況を意図的に変化または固定させるなどののち、疾病発生の状況の変化を実験的に確かめる方法。「個人割付介入研究」や「集団割付介入研究」がある。

方法　割付といって参加者を2群に分け、要因の適用または除去を行う「介入群」と、行わない「対照群」をつくる。その後一定期間追跡し、両群で疾患の発生状況（罹患率、死亡率）を比較する。

Chapter V 疫　学

　　介入研究は、人体に対する実験であるから、十分に質が保証され、結果が医学の進歩に貢献し、人類の福利に貢献する研究でなければ行うべきではない。
　　研究参加者に対しては、十分なインフォームド・コンセントを得る必要がある。

● 無作為化比較試験

定　義
　　無作為化比較試験（randomized controlled trial：RCT）とは、介入の割付を、特定の意図を排して無作為（ランダム）に行った臨床試験である。介入研究のデザインの一つで、エビデンスの質のレベルが最も高いとされる。

特　徴
　　介入研究は、追跡調査を行う点は前向きコホート研究と同じであるが、介入群（曝露群）と非介入群（非曝露群）を参加者の意思ではなく研究者が割り付ける点が異なる。
　　倫理上の観点から、研究参加者に有益であると考えられる介入に限り、予防または治療プログラムとする。患者に対し実施される新薬など新治療法の評価は、**臨床試験**と呼ばれる。
　　介入の割付を無作為に行うことで、介入した要因以外の特徴は群間で均一になり、統計的な精度を狂わせる交絡因子を制御できると期待される。
　　臨床試験では、非介入群への倫理的配慮から、非介入群には従来の治療法を実施するのが一般的である。

● 思いこみバイアス

　　先入観によって情報にバイアスがかかることをいい、プラセボ効果、ホーソン効果が有名である。
　　思いこみバイアスを取り除く方法として、盲検化が有効である。

● プラセボ効果

　　たとえ有効成分なしの偽薬（プラセボ）を与えられても、一定程度の割合で治療効果のある人が出ることがあり、この効果をプラセボ効果という。「薬を飲んだ」ということからくる治療への期待によるバイアスと考えられている。
　　疾患・症状の種類によってプラセボ効果の程度に差があることも知られている。

ホーソン効果

介入のない対照群でも、研究に参加し監視されていると意識するだけで行動が変化することがあり、この効果をいう。

イリノイ州ホーソンにあった電器工場で生産性向上のための実験で環境や条件を変えて作業効率を測定したところ、上司の注目や周囲の関心によって行動が変化したことからこの名がついている。

盲検化

研究参加者に自分が介入群と非介入群のどちらに割り付けられたのかを知らせず、わからないように外観では試験薬と区別のつかないプラセボを投与する。新薬Aと従来品Bとの比較では、どちらの群も外観上はAとBである2種を投与し、一方を薬品に他方をプラセボにして実施する。

ブラインド化、**マスキング**ともいう。

プラセボ効果や先入観の影響を排除するために実施する。

二重盲検法（ダブルブラインド）

研究参加者のみならず、観察者である医療スタッフにも割付の状況を知らせない方法である。

臨床試験の場合、有効性の評価そのものに先入観によるバイアスが入らないよう、臨床試験では二重盲検法で実施する。

生態学的研究

個人単位ではなく、国・県・市町村などの地域または集団を単位とした分析対象において、各集団の要因曝露の程度（代表値）と健康事象の量の相関関係を調べ、危険因子の仮説を得る調査。

既存の統計資料や疫学研究結果を用いることが多いので資料収集がしやすく、まれな疾患やまれな要因についても調査が可能である。

例として、各県の脳血管疾患死亡率と1日の平均仕事時間から、日本における両者の関連を調べるなど。

地域相関研究

生態学的研究のうち、ある時点での異なる地域集団の状況を調査し分析するものが地域相関研究である。たとえば、世界各国の人口一人当たりの喫煙量と肺がん死亡率の関係など。

行政資料を活用して手軽に研究できる反面、得られた結果から仮説因子と疾病を結びつけて普遍化できるかどうかにおいて、やや根

拠が弱い面がある。

これに対し、同一地域で異なる時点の状況を分析するのが**時系列傾向研究**である。日本人の栄養摂取量の変化と脂質異常症（高脂血症）発症率の関係など。地域相関研究同様、因果関係の普遍化が十分でない。

横断的研究（断面調査）

ある一時点を断面として疾患と危険因子との関係を調べる方法で、指標として有病率が用いられるため、「有病率研究」ともいう。

地域住民や特定の集団における疾患の有病率と、その疾患の危険因子の分布を調査するため、有病率の低い疾患は研究しにくい。

データの収集は前向きであるが、有病率の調査はある一時点に限って行う。

横断的研究では疾病が発生した結果、曝露要因が変化することも多く、原因と結果が混在交錯する場合があるため、因果関係の推定は難しい（例：喫煙のために肺がんが起きるが、肺がんになったので禁煙する人もいる）。

縦断的研究（縦断調査）

同一集団（対象者）を追跡して調査する。

健康事象の量の指標として罹患率や死亡率を用いる。縦断的調査の代表例に「コホート研究」がある。

コホート研究

危険因子に対する曝露の有無を調査開始時のベースラインでチェックし、その後、曝露群と非曝露群における疾病発生の状況を一定期間継続して観察し、仮説要因と疾病発生との関連を明らかにする。

曝露と健康事象発生の時間の関連性が明白で、**思い出しバイアス**が生じないため、因果関係の判定に有利である。罹患率が計算でき、相対危険度や寄与危険度などの直接的なリスクも推定できる。反面時間と人手が多く必要である。追跡不能例が生じ、**選択バイアス**に注意が必要である。

多くは未来に向けた追跡調査である前向き研究として行われるため、単にコホート研究というと前向きコホート調査を指す。特殊な例として既往コホート調査、コホート内症例対照調査がある。

多人数の集団に長期にわたる追跡調査を行うため、手間と費用を要するが、信頼度は高い。

● コホート

古代ローマの軍隊の一箇師団に由来し、共通する特徴で定義できる集団をいう。コホート研究において、一定の期間観察のために追跡される集団である。

出生コホート（生まれ年が同じ）、地域コホート（住んでいる地域が同じ）、職業コホート（職業が同じ）、患者コホート（疾患が同じ）など。

構成員によって観察開始と終了の時点が異なるものを**開いたコホート**、同じものを**閉じたコホート**という。開いたコホートでは構成員の観察期間が異なるため、事象の発生頻度の算出には人年法を用いる。

● 前向きコホート調査

研究に参加するコホート構成員全員に対して観察開始時点におけるベースライン調査を実施し、想定されている危険因子への曝露状況を把握する。この時点で、追跡予定の研究対象の健康事象が未発生であることをスクリーニング検査などで確認し、すでに発生しているものは対象から除外する。研究開始後に発生する健康事象を未来に向けて前向きに追跡して把握する。

観察研究の中では、最も因果関係を証明する力が強い方法である。

● 後ろ向きコホート調査

コホートの過去の記録に基づき、データ上で曝露時点から発生時点へ向けて追跡調査を行う方法である。調査実施時点ですでに起こっている健康事象の発生について調査する。

個人による思い出しではなく以前の記録をもとに、遠い過去の曝露状況を把握して近い過去における健康事象の発生を追跡調査する。「既往コホート調査」ともいう。

長い追跡期間を待たずに済むという利点があるが、過去の曝露状況の記録が残っている場合に限られる。

記録から要因曝露群と非曝露群を同一コホート内に設定できる場合や、化学物質や放射線等への過去の曝露状態がある地域や職場で問題になると、そのコホートを曝露群として扱い、標準値としての全国の発生率と比較する場合がある。

Chapter V 疫　学

● 症例対照研究（患者対照研究）

すでに発症し目的の健康事象を有している「症例（ケース）」群と、その時点で目的の健康事象を有していない「対照（コントロール）」群とで、過去における要因曝露を後ろ向きに比較し、因果関係を明らかにする方法である。ケース・コントロール研究ともいう。

原因と結果の「時間の関連性」に配慮し、過去の曝露を調査する点が横断研究と異なる。

コホート研究に比して、労力や費用が少ない反面、対照を選ぶ際に選択バイアスが生じるため、必ずしも信頼度が高いとはいえない。

まれにしか起きない事象の研究や緊急に因果関係の推論が求められる場合に有用である。

オッズ比が計算され、相対危険度の代用として利用される。

種々のバイアスの入り込む余地が多く、研究計画に注意が必要である。また、罹患率の計算はできないため直接的なリスクの推定はできない。

● コホート内症例対照調査

コホート構成員の中で症例対照研究を行う方法で、ベースライン調査での曝露状況を利用する。コホート研究と症例対照研究の両者の長所を活かした研究となる。

ネステッド・ケース・コントロール研究、**トロホック研究**ともいう。ベースライン調査で凍結保存してあった血液試料を、新たに開発した測定方法や項目について検査し曝露状況を評価するような場合に試料や予算の有効利用として有用である。

閉じたコホートでは、コホート内症例対照調査の時点までに発生した者を症例とし、コホート内から対照を選定する。

開いたコホートの場合には、対照を人単位ではなく、人時間単位で抽出する。

● コントロール群（対照群）

症例対照研究では、対照群の選び方が重要である。対照群を症例群の見つかった医療機関を他疾患で受診した人から選ぶ病院対照（病院ベース対照研究）や、その地区の一般住民から選ぶ住民対照（住民ベース対照研究）がある。無作為抽出や、いくつかの属性をマッチングさせた対照選定、複数の対照群を設置する方法などもある。

まず症例群の収集法を定め、その症例群のもとの集団を想定し、

その中から対照群が選定できるように設定する。対照群を症例1名に対し1名選出する(1:1)場合と、数名選出する(1:m)場合がある。

● 2×2分割表（四分表）

　　症例対照研究では、要因曝露の有無と結果事象（症例群か対照群かと疾病の有無）でクロス表を作成し、オッズ比を算出する。症例群の人数、対照群の人数は研究計画で設定されており、調査の結果判明する要因曝露の有無で振り分けられる。

　　コホート研究でも同様のクロス表が作成される。ベースライン調査時点で明らかにされた曝露群と非曝露群の人数を、追跡調査の結果判明する健康事象（疾病）発生の有無で振り分ける。

■ 妥当性と精度／偏り（バイアス）

● 信頼性（精度）

　　信頼性とは、同じものを測定した場合に同じ結果が出ることを意味しており、研究結果の**再現性**の高さを示し、**精度**ともいう。**偶然誤差**が少ない場合、精度が高いという。

　　信頼性には、測定用具の信頼性（機能の安定性・一貫性・依拠可能性）と測定者の信頼性（測定者内信頼性・測定者間信頼性）がある。

　　測定者内信頼性：同一測定者が同じ対象を測定し、同一の結果が出せるという尺度。脈拍測定、病理学所見、エックス線写真の判定など。

　　測定者間信頼性：測定者によって測定結果にバラツキがない状態を信頼性が高いという。

● 妥当性

　　狙いとしているものを適切に指し示して真の値に近い場合、妥当性があるという。**系統誤差**が少ないと妥当性が高いという。

　　測定用具や測定者、標本抽出に関しても、妥当性を高めるよう努める。

内的妥当性 ▶ 調査研究結果が、**標的**とした集団（**母集団**）の真の状態を適切に指し示していること。内的妥当性を低下させるものに、対象選定時の選択バイアスや情報バイアス、交絡がある。

外的妥当性 ▶ 他の状況や集団にも当てはめる**普遍化**ができるかをいう。選択バイアスがあるなどして普遍化しようとする集団と標的集団との特徴や状況が異なると、外的妥当性が低くなる。

Chapter V 疫　学

● 誤　差

　　誤差は、真の値と観察によって得られた値との差である。
　　誤差には偶然起こり一定の方向性がない**偶然誤差**と、系統的に起こり一定の方向性が生じる**系統誤差**がある。正確性が高いとは、あらゆる誤差の少ないことをいう。
　　偶然誤差は標本抽出の際の変動であり、**標本誤差**ともいう。偶然誤差はデータから推定することができる。偶然誤差を小さくするにはデータ数を増やすとよい。
　　系統誤差を広義のバイアスといい、**非標本誤差**ともいう。

● バイアス（偏り）

　　広義のバイアスは系統的に起こる**系統誤差**である。バイアスがあると内的妥当性は低くなる。
　　バイアスはデータ解析の際には排除できないため、研究計画やデータ収集の際に十分吟味が必要である。
　　バイアスには**交絡**と狭義のバイアスがあり、狭義のバイアスでは**情報バイアス**と**選択バイアス**が重要である。

● 情報バイアス

　　情報収集（測定）の際に起こる偏りで、比較する群間で情報の質が不均一となる。「観察バイアス」ともいう。
　　例として、**思い出しバイアス（想起バイアス、リコールバイアス）** がある。たとえば症例対照研究で過去の曝露を本人や家族の記憶から調査する場合、症例群の方が一生懸命思い出すことで過大評価に陥るようなバイアスをいう。
　　思いこみが情報バイアスとなって表れるものとして、**プラセボ効果**や**ホーソン効果**がある。

● 選択バイアス

　　研究対象を選択する際に生じる偏りで、調査対象集団と対象にならなかった集団との間で異なる特徴がある場合に生じる。また非回答、追跡脱落など調査集団（実際の参加者）と不参加だった人々との間で異なる特徴がある場合にも起きる。
　　疾病になり亡くなったり脱落したりした人は調査対象にはなりえず、生き残った人のみが調査対象になるという生き残りバイアスがその例で、職場などでの調査では注意が必要である。
　　対象選択時のバイアスは、無作為抽出によってある程度排除でき

る。また、調査データの回収率が低いと選択バイアスが入る可能性が高くなる。関心の有無、熱心さなどで回答率が異なる可能性があるからである。

交絡の制御方法

◯ 交　絡

定　義　そのときに注目している単一の要因(**仮説因子**)と結果(**疾病頻度**)の関連が、その両者と深い関連をもつ別の要因が混在することによって見かけ上歪められ、過大評価されたり、過小評価されたりすることがある。そのような混乱を**交絡**と呼び、それを引き起こすものを**交絡因子**という。

交絡因子▶性や年齢は交絡因子となることが多い。たとえば、血圧という健康指標に影響を与えるリスク要因として食塩摂取量が考えられ、両者の関連を明らかにしたいとき、調査対象の年齢が高いほど食塩摂取量が多いというデータがある一方、年齢が進むと血圧上昇の傾向があり、危険因子であることも知られている。この場合年齢は、仮説因子に関連をもち、疾病の危険因子であるので**交絡因子**となる。

交絡の制御▶交絡を制御・調整するための方法として、**無作為化**、**層(別)化**、**標準化**、**マッチング**、**制限**、**多変量解析**などがある。

研究計画段階に実施するのはマッチング、無作為化、制限であり、解析段階では層(別)化、標準化、多変量解析が行われる。

マッチングや多変量解析では同時に多数の要因を制御できる。

制限▶調査対象者を交絡因子のある限られた特性をもつ者に限定することで、仮説因子と交絡因子との関連を断つこと。

例として、交絡因子が性の場合に女性のみを調査対象者とすること。

短所は、限定された対象者集団から得られた結果が普遍化しにくいことである。

◯ マッチング

概　念　比較する両群で年齢や性別などの交絡因子のレベルを同じにしようという手法。症例群と対照群(症例対照研究)あるいは曝露群と非曝露群(コホート研究)において実施し、対応のあるマッチング(個体ごとにペアをつくる方法)と非対応のマッチング(交絡因子の分布が同様となる2群にする)がある。対応のあるマッチングの統計学的解析は対応のある手法で実施する。

特　徴　多くの交絡因子を制御できることと、統計学的に比較の効率がよくなるという長所があるが、想定外の交絡因子は制御できない。

症例対照研究では、マッチングに使用した要因の影響を評価することはできない。症例群と対照群でその要因についての分布が同様となるためである。また、評価しようとしている要因と密接に関わる要因を交絡因子として制御した場合は過小評価になり、因果関係を見逃す場合がある。マッチングしすぎ(**オーバーマッチング**)の一例である。

1人の症例に対しマッチングした1人の対照を選ぶ1：1のマッチングの他、仮説検証の検出力の上昇を狙って対照を複数選ぶ1：2または1：3のマッチングを行う事がある。

コホート研究のマッチングは、交絡制御のよい方法であるが、追跡中の脱落が多く費用がかかるためほとんど行われない。

● 無作為化(無作為割付)

概　念　研究対象を特定の要因(仮説因子)に曝露する群と曝露しない群とに無作為に割り付ける(割り当てる)方法。

特　徴　治療などの介入結果を明らかにする目的で、調査開始以後の未来へ向かった追跡(前向き)調査によって、各群の発生頻度を比較する際に利用される。標本数が十分大きければ、曝露要因以外は両群で同じリスクとなり、想定外の交絡も防ぐことができる。

被験者にも実験者にも曝露群かどうかを知らせない二重盲検法は無作為割付介入研究の際の情報バイアスを防ぐために有効。

無作為化の問題点は、倫理上の問題点が生じる場合がある、コストが高くなるなど。

● 層化(層別解析)

概　念　データ解析段階で年齢や性別などの交絡因子の影響を調整する手法の一つ。

特　徴　調査した集団が、実は異なる特性をもつ複数のサブグループからできていて、その特性が交絡因子になっているような場合に有効である。交絡因子が性別であれば男性と女性、年齢のような連続変数の場合は10歳刻みの年代または青年期、壮年期、高年期などのカテゴリーに分割し、分割された各群を層と呼ぶ。

算出と評価 ▶ 健康事象への曝露要因の影響を各層ごとおよび全体で分析し、オッズ比などの指標をそれぞれ算出する。指標の推定値が

すべての層において同じであるときに、全体の指標の推定値と一致する場合は交絡が起こっていないが、全体の指標の推定値と一致しない場合は交絡が起こっている。

層によって推定値が異なるときは、健康事象への曝露要因の影響の度合いも層によって異なる。男性にとっては、曝露の影響が危険因子となっているが女性では危険因子とはいえない、というような場合である。層ごとに得られた指標の推定値を統合して評価する統計学的手法にマンテル・ヘンツェル法がある。層別解析においては、その層に含まれる対象者の数が小さくなると解析ができないため、各層に十分な対象者数が必要であるとともに、層の数が少ないと交絡の除去が不十分となる。

● 多変量解析（数学的モデリング）

概　念　　多変量解析とは、複数の因子が結果に対してどのように影響を及ぼしているかを知る分析手法である。

方　法　　多変量解析では、因果関係予測の精度を高めるために、いくつもの変数（測定項目）を用いて分析を行い、結果となる事柄（目的変数）が、原因となる事柄（説明変数）によってどれくらい説明できるかといった相互の関係を明らかにする。身長・体重・摂取カロリーなどを説明変数として、目的変数である血清コレステロール値を説明するのは、多変量解析の重回帰分析の一例である。

特　徴　　交絡因子の調整に利用すると、データ解析段階で複数の交絡因子を一度に調整できる。この調整は、数学的処理をほどこすため数学的モデリングともいう。説明変数に曝露要因だけでなく交絡因子を同時に加えることで因子間の影響を除去し、交絡因子の影響を調整した結果が得られる。

多変量解析による交絡因子の調整には、症例対照研究では「多重ロジスティック分析（**ロジスティックモデル**）」が、コホート研究では「比例ハザード分析（**比例ハザードモデル**）」がよく使用される。

● 標準化

概　念　　複数の集団における事象の発生頻度や分布を比較する際に、データ解析段階で、ある基準集団を定めて、年齢などの交絡因子の影響を調整する手法の一つ。

調整しようとする交絡因子の構成を、比較する観察集団同士で等しくするために、基準集団と同様の条件に当てはめ、差異を調整し

たうえで各集団を代表する指標(標準化率)を求める方法。「標準化死亡比(SMR)」など。

　年齢構成の影響を補正することはよく行われ、「年齢調整」ともいう。地域比較や年次推移の比較によく用いられる。

　死亡率や罹患率、発生率などの指標にも利用される。

方法　標準化の方法には交絡因子を基準集団の構成に当てはめる**直接法**と、交絡因子の構成は各観察集団のままで基準集団の交絡因子のカテゴリー別事象(たとえば年齢階級別死亡率)を当てはめて調整する**間接法**がある。

　標準化された指標の数値は相対的なもので、同じ基準集団を用いて同じ条件で算出した場合のみ比較可能である。用いる基準集団が異なれば異なる値となり、結果の記載の際は基準集団を明示する。

基準集団(基準人口)▶標準化の際に基準とする集団。年次推移か地域比較か、直接法か間接法か、集団の比較のしかたによって選択する。

　日本における全体の年次推移比較や都道府県別年齢調整死亡率では、昭和60年モデル人口が利用される。国際比較では、世界人口(WHO)が利用される。いずれも直接法を用いる。

　市町村の**SMR**(間接法)は、通常、対象年の全国または当該都道府県集団を用いて間接法で算出する。

直接法▶調整しようとする交絡因子の基準集団におけるカテゴリー別人口を使用して、観察集団の交絡因子の構成の違いを調整する方法。観察集団のカテゴリーごとの事象発生の指標を基準集団に当てはめて標準化指標を算出する。

　年齢調整死亡率の場合を例にとると、観察集団の各年齢階級別死亡率を、基準集団の当該年齢階級別人口に当てはめた死亡率を算出する。すなわち、基準集団の人たちが観察集団と同様に死亡した場合の死亡率、または観察集団が基準集団と同様の年齢構成と仮定した場合の死亡率となる。

　比較的小集団の検討には、直接法は用いることができない。カテゴリー別の事象発生数(年齢調整死亡率の例では、各年齢階級別の死亡数)が少ない場合、偶然に左右されやすくなり、全体の標準化率が大きく変動するためである。

　算出には観察集団の交絡因子のカテゴリー別の事象発生率が必要。たとえば死亡率について年齢を調整するのであれば、年齢階級別の死亡率である。

　単に年齢調整といえば直接法を指す。

間接法▶観察集団のカテゴリー別人口をそのまま使用し、基準集団の交絡因子のカテゴリー別の事象発生率を当てはめて交絡因子の構成の違いを調整する方法。基準集団のカテゴリーごとの事象発生の指標を観察集団に当てはめて標準化指標を算出する。

間接法ではまず観察集団に当てはめたときの全体の事象発生の合計（期待度数）を出し、実際の観察度数との比をもとに標準化指標を算出する。年齢調整死亡率の場合を例にとると、基準集団の各年齢階級別死亡率を、観察集団の当該年齢階級別人口に掛け合わせたものの合計（期待死亡数）を算出する。すなわち、観察集団の人たちが基準集団と同様に死亡した場合の死亡数となる。年齢調整死亡率は、観察集団の死亡実数を期待死亡数で除し、それに基準集団の死亡率を乗じたものであるが、間接法の指標としては、ここで基準集団の死亡率を掛けずに比のまま表した「標準化死亡比」がよく使用される。

比較的小集団の検討には、間接法が適している。カテゴリー別の事象数（年齢調整死亡率の例では、各年齢階級別の死亡数）を、規模の大きい基準集団で求めるため偶然に左右されにくくなるため。算出には観察集団のカテゴリー別の事象数（率）は不要で、基準集団のものが必要。すなわち観察集団の詳細なデータが揃わなくても算出できる。

● 標準化死亡比（SMR）

標準化死亡比（standardized mortality ratio：SMR）は年齢調整死亡の指標で、間接法で算出する。観察集団の死亡実数を期待死亡数で除し、比で表したもの。100を乗じる（掛け算）場合もある。

観察集団のSMRが1（100乗じた場合は100）より大きければ、その集団の死亡率は基準集団より高いということである。1（または100）前後であれば、基準集団とほぼ同等であり、1（または100）より小さければ、その集団の死亡率は基準集団より低いということである。

● 標準化罹患比（SIR）

標準化罹患比（standardized incidence ratio：SIR）は罹患が事象発生であるときの年齢調整の指標で、間接法で算出する。死亡の代わりに罹患を用い、SMRと同様に算出する。

基準集団の罹患（率）が把握されている疾患でのみ算出できる。

Chapter V 疫学

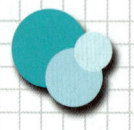

4. 感染症の疫学

Check Words!!

■■■ **感染の基礎概念**
- 感染
- 顕性感染と不顕性感染
- 感染症
- 日和見感染(日和見感染症)
- 院内感染
- ヒトからヒトへの感染
- 潜伏期
- 流行(エピデミック)

■■■ **三大要因と予防対策**
- 感染症の三大要因
- 病原体
- 病原体対策
- 感染症発生動向調査

- 感染経路
- 空気感染
- 飛沫感染
- 産道感染
- 接触感染
- 水系感染
- 感染経路対策
- 感受性(感受性宿主)
- 感受性(者)対策
- 予防接種

■■■ **感染症・食中毒発生時の疫学調査**
- マスターテーブル
- 感染症サーベイランス

感染の基礎概念

○ 感 染

定 義　**病原微生物**（**病原体**）が体内に侵入し、定着し、増殖した状態をいう。

感染の機序▶生体には異物としての微生物を排除しようとする防御機構が備わっており、侵入、定着、増殖に至るそれぞれの段階で働いているが、最終的に防御しきれず増殖に至ったときに感染が成立する。

単なる付着は「汚染」といい、区別される。

一度感染すると、**抗原**である**病原体**に対して**抗体**を産生する**免疫**が獲得される。

感染の成立▶感染が成立するには、病原体、**感染経路**、感受性のある**宿主**の3要因が必要であり、感染症成立の三大要因といわれる。

○ 顕性感染と不顕性感染

顕性感染▶感染が成立し、症状として表に顕れている状態で、**症候性感染**ともいう。感染者に占める顕性感染の割合は**感染発症指数**といい、病原体の毒力の指標である。

不顕性感染▶感染が成立しているにもかかわらずその程度が比較的軽く、症状が表に顕れていない状態で、**無症候性感染**ともいう。多くは無自覚であるが、軽い全身倦怠感など特有でない症状が感じられることもある。

顕性感染になるか不顕性感染になるかは、病原体の病原性（発症指数で表される毒力）と宿主の抵抗力によって決まる（宿主-病原体関係）。

○ 感染症

定 義　病原微生物（病原体）が宿主に感染して起こる病気である。それぞれの感染症に特有の症状と経過がある。

病原微生物▶病原微生物には、**細菌**、**ウイルス**、**真菌**などがある。ヒトからヒトへ感染していくものを特に**伝染病**と呼ぶ場合もある。

混合感染▶1人の宿主が2種以上の異なる病原体にほぼ同時に感染することをいう。

重感染▶1人の宿主がある病原体に感染していながら、続いて同じ病原体に感染することをいう。臨床的細菌学的には同じ感染症（病原体）に分類されるが、抗体レベルでは違うタイプとして区別される感

染症の場合に起こる。

再感染▶同じ感染症（病原体）に、一度治癒した後に、再び感染することをいう。獲得した免疫の持続期間が短い場合や、病原体の抗原性が変化する性質をもつ場合、認識ならびに阻止ができず再感染が起こる。

二次感染▶感染者（**初発患者**）から他者への感染。流行の際、別の集団、対象者への波及や第2段（第2波）以降の流行を指す。

●日和見感染（日和見感染症）

定 義　加齢や疾患により抵抗力（免疫能）の低下した宿主が、通常は問題にならない微生物に感染することをいい、多くは症状が出る。

免疫能の低下▶近年、高齢者の増加など免疫能の低下した者が増加しているため、日和見感染も増加している。

免疫能が低下する疾患としては、糖尿病、悪性新生物、AIDSなどがあり、治療としての抗がん剤や移植後の免疫抑制剤投与の影響で、常在菌や弱毒菌が原因となって真菌症（カンジダ属、アスペルギルス属など）、レジオネラ感染症、薬剤耐性菌（MRSAなど）による感染症が生じている。

●院内感染

定 義　医療機関内で感染または発症した感染症をいう。患者は、入院患者、外来患者、医療従事者である。

感染の要因▶医療機関には感染症の患者（感染源となりうる）や抵抗力の低下した者（感受性宿主）が限られた空間の中で多く存在しているため、感染症が起こりやすい。また、薬剤耐性菌も存在しやすいので問題が起こりやすい。

●ヒトからヒトへの感染

無症状病原体保有者▶病原体に感染しているが、症状が自覚されていない状態が長く続いているものをいう。キャリア（健康キャリア）、保菌者（健康保菌者）などともいう。

病原体は細菌に限らないため保菌者といういい方はされなくなってきた。また、厳密には組織変化などが進行していて健康とはいい切れない場合もあり、無症候性キャリアなどともいう。

宿主-病原体関係の中で、何らかの理由で病原体を排除または封じ込めることができず病原体の増殖が持続し共存している状況である。長い潜伏期間と考えられる場合（B型・C型肝炎、AIDS、梅毒など）

と、回復後（腸チフス）の場合がある。

長い潜伏期間と考えられる場合は、この時期に治療を開始することで、発病阻止ならびに合併症の早期発見を目指すことができる。

排出病原体量は患者ほど多くはないが、無症状病原体保有者は感染源となる。本人も周囲も無症状病原体保有者であると気づかないことが多く問題となる。

接触者▶患者・感染者と関わりがあり感染を受けたかもしれない人。家族、同僚・同級生、医療従事者など。

潜伏期

感染が成立し、症状が出るまでの期間をいう。感染症（病原体）によってほぼ決まっており、短いもので数日、長いものは数十年にも及ぶ。潜伏期間内でも感染力をもつ（感染源となりうる）場合があり、「潜伏期保菌者」ともいう。

流行（エピデミック）

定　義　ある集団で特定の疾病の発生が通常の発生率よりも多いことで、集団発生、**アウトブレイク**と同義である。地域ならびに時間の集積性があり、予想を上回る状態。感染症のことが多いが、感染症とは限らない。

常在性で風土病的な地域蔓延（**エンデミック**）とは区別される。

散発性流行▶患者の数は多くないが、継続的に発生している場合、散発発生または散発性流行という。

汎流行（パンデミック）▶流行が地域を越えて拡大し、国際的になったものを汎流行（**パンデミック**）という。

三大要因と予防対策

感染症の三大要因

病原体、感染経路、感受性のある宿主を、感染症成立の三大要因という。疫学要因の三大要因説の病因、環境、宿主に相当する。

3要因がそろってはじめて感染症が成立するため、感染症の予防もしくは流行制御の対策は、この三大要因を中心に立てられている。

病原体

定　義　感染症の原因となる病原微生物であり、細菌、ウイルス、真菌などがある。感染源ともいう。

病原体の性質 ▶ 病原体の性質として、発病量（一定量が必要）、毒力（致命率、感染発症指数などで表される病原性）、抵抗性（乾燥熱環境や薬物に対する力）などがあり、それぞれの病原体で異なる。

病原巣 ▶ 自然界で病原体が生存し増殖をしている場所を指し、感染源は実際の感染の際の由来を表す。病原体の存在だけでは感染に至らないこともあって、三大要因として病原巣または感染源の語が使用される場合もある。直接感染（**ヒト-ヒト感染**）の場合は、病原巣と感染源が同一となる。媒介物や媒介動物がある場合はそれが感染源であり、病原巣と感染源が異なる。病原巣には、ヒト（患者、不顕性感染者、無症候性キャリアなど）、動物、土壌、植物などがある。

病原体対策

病原体対策としては、感染症の流行把握と感染源の発見、患者に対する早期治療、媒介物の消毒・滅菌、媒介動物駆除などがあり、感染症法では類型に応じた対処が定められている。

伝播阻止のために感染しているヒトや動物を感染させる能力のある期間引き離す隔離は、人権への配慮から**入院勧告**と**就業制限**となった。また国内に常在しない感染症に対して検疫が行われ、必要に応じて**停留**（接触者または接触動物を潜伏期の間行動の制限をすること）が行われる。

感染症発生動向調査

感染症の流行を防止するための適切な対策を講じるために、感染症の発生状況が把握され、分析ならびに提供・公開がされている。

この事業は、1981（昭和56）年に**感染症サーベイランス事業**として小児の急性感染症をおもな対象に、全国約3,000カ所の定点医療機関を設定して開始された。1987（昭和62）年にはウイルス性肝炎や性感染症（STD）など、対象を成人の感染症にも広げた。

1999（平成11）年以降は感染症法により実施され、呼称も「発生動向調査」となった。

対象疾患は、1類（全数把握：7疾患）、2類（全数把握：5疾患）、3類（全数把握：5疾患）、4類（全数把握：43疾患）、5類感染症（全数把握18疾患と定点把握疾患26疾患）、新型インフルエンザ等感染症（全数把握：2疾患）、省令で定める疑似症（定点把握：2症状）の計108疾患が対象である（2013（平成25）年3月現在）。

感染経路

定義　病原体が感受性のある宿主に伝播される経路である。病原巣から排泄経路を経て次の宿主の侵入門戸へとつなぐものである。

分類　媒介物の有無により直接感染と間接感染に分ける分類、侵入門戸により分ける分類、世代による分類などがある。

直接感染と間接感染▶媒介物がなくヒト-ヒト感染をする直接感染には、直接接触、飛沫感染、空気感染(飛沫核感染)などがある。

媒介物のある間接感染は、媒介動物感染と、水系感染、食物感染、間接接触感染などに分けられる。輸血や血液製剤など医療行為による医原性感染も間接感染である。

侵入門戸による分類▶経口感染、経皮感染、経気道感染、経胎盤感染などがある。

世代による分類▶同世代間の水平感染と親子間の垂直感染がある。垂直感染はおもに母子感染で経胎盤感染、産道感染、母乳感染がある。

空気感染

病原体を含んだエアロゾールが長期間空中に漂い、それを吸い込んだ宿主が感染する(経気道感染)。空気感染をする病原体は乾燥などに対する抵抗力が強く空中で長く生存するため、時間差があっても空間(空気)を共有することで感染が成立し、離れていても空調のダクトを通じて感染することもある。また、通常のマスクでは目が粗すぎて感染を防止できない。飛沫の水滴が蒸発して飛沫核となったもの(例:**結核菌、麻疹ウイルス、水痘・帯状疱疹ウイルス**など)が問題となることが多い(飛沫核感染)が、ほかに塵埃に微生物が付着したもの(例:**真菌**の芽細胞)もある。

飛沫感染

くしゃみ、咳、痰、会話などにより病原体を多量に含んだ唾液や鼻汁など鼻・口腔内分泌物が噴霧されて、飛沫として次の感受性宿主の粘膜(眼・口・鼻)に到達し感染が成立する(おもに経気道感染)。飛沫は水分が多く重いため到達範囲は数メートル以内であり、サージカルマスクで感染が防止できる。

インフルエンザ、風疹、流行性耳下腺炎、百日咳などがある。

産道感染

母子感染(垂直感染)の一つで、分娩時に産道を通る際に、産道の分泌物や血液を介して感染する。**HIV 感染、B 型肝炎、単純ヘルペス、**

淋病などがある。

　感染防止策として、HIV感染では帝王切開が選択されることがある。B型肝炎のキャリア化防止には出産直後からグロブリンとワクチンが投与される。

　病原体が胎盤を通過して起こる妊娠中の子宮内での感染（**経胎盤感染：風疹、水痘、サイトメガロウイルス感染、HIV感染**など）とは区別される。

● 接触感染

　接触感染には直接接触感染と媒介物のある間接接触感染がある。直接接触感染は文字通り感染源の宿主などが感受性宿主の侵入門戸へ接触して感染することで、性行為による**性感染症**も含む。

　間接接触感染は、医療者・介護者の手指や、食器、洗面具、取っ手、机、寝具などに排泄された病原体が付着しそこから接触によって感染する。経口感染、経皮感染のものが多い。

● 水系感染

　媒介物による感染の一つで飲料水が病原体に汚染され、経口感染で起こる消化器系感染症（例：**赤痢、クリプトスポリジウム症**）である。

　特徴として、患者の発生が一定地域（飲料水使用区域に一致）で、季節性がなく初発から数日で爆発的に多数発生し、潜伏期間が長く軽症例が多く、患者の年齢・性別に偏りはないことが挙げられる。

● 感染経路対策

　感染経路対策としては、感染経路の除去または汚染の防止による感染経路の遮断が行われる。

　直接感染では、感染者との直接接触や接近を避けるとともに、手洗い、マスク・手袋の着用、換気などを行う。そのための衛生教育も重要である。

　間接感染では、媒介物の消毒や媒介動物の駆除を実施する。ビル管理、飲料水、食品、医療などについて行政施策として衛生基準が定められている。

● 感受性（感受性宿主）

定義　感受性とは疾病への罹りやすさであり、感受性があるということは抵抗力がないということである。宿主の感受性に差があるため、同じように病原体が宿主の体内に侵入しても感染を起こす場合と起こさない場合がある。

抵抗力 ▶ 宿主の抵抗力は感染の成立に至る病原体の侵入、増殖、毒素による障害を阻止する身体機能全般をいい、体力にも通ずる。

先天性の抵抗力（多くは病原体をはじめとする異物全般に対する非特異的抵抗力）と、後天性の抵抗力（多くは特定の病原体に対する特異的抵抗力）がある。

非特異的抵抗力とは機械的防御による侵入・定着阻止、食細胞による防御、殺菌物質による防御を指す。

特異的抵抗力とは免疫を指し、自然免疫と人工免疫、受動免疫と能動免疫がある。人工能動免疫は予防接種により獲得され、人工受動免疫は抗血清療法として免疫血清・ガンマグロブリンが投与される。

集団の感染や流行を考える際には、個々人の感受性とともに集団としての感受性（集団免疫：感受性者の割合）を考える必要がある。

○ 感受性（者）対策

非特異的抵抗力は体力に通ずるため、休養、栄養、運動、生活環境整備といった平常時の健康の保持増進が重要である。特異的抵抗力の対策としては、病原体（疾病）に合わせて予防接種、免疫血清・ガンマグロブリン投与、化学予防（予防内服）が行われる。

○ 予防接種

予防接種（ワクチン投与）による人工能動免疫の獲得は、個人だけでなく、集団も防衛する。

ワクチン ▶ ワクチンには病原体を生きたまま弱毒化した**生ワクチン**と、病原体の加熱滅菌や抗原精製、無毒化などによる**不活化ワクチン**がある。

予防接種には、**予防接種法**により市町村長の責任で実施される**定期接種（一類、二類）**ならびに **臨時接種**と、自由診療の医療行為である**任意接種**がある。

■ 感染症・食中毒発生時の疫学調査

○ マスターテーブル

定 義	食中毒発生の際などアウトブレイク時に、流行原因の検討のために作られる点呼表（表3）。
使用目的	症例（患者）対照研究の手法、コホート研究の手法どちらでも作成できるが、まずは症例（患者）対照研究の手法で作られることが多く、患者群と対照群の仮説要因（食中毒であれば食品の喫食）への曝露状

況を比較する。

食中毒の場合の対照群は疑われる食事に同席して発症していない人々を全数調査して用いることが多い。オッズ比が1を超えて統計学的に有意な場合、原因として疑われる。

コホート研究の手法を用いる際は曝露の有無別に発生率を比較する。

表3　食中毒における原因食品推定法の例（マスターテーブル）

食品名	患者群 食べた a	患者群 食べない b	対照群 食べた c	対照群 食べない d	オッズ比 (95%信頼区間)
煮物A	13	12	10	16	1.7 (0.5-5.3)
煮物B	14	11	13	13	1.3 (0.4-3.8)
麺類	11	14	9	17	1.5 (0.5-4.6)
かずのこ	13	12	11	15	1.5 (0.5-4.5)
刺身	13	12	9	17	2.0 (0.6-6.3)
焼き魚	18	7	7	19	7.0 (2.0-23.9)
吸い物	13	12	12	14	0.8 (0.2-2.5)
酒	8	17	11	15	1.0 (0.4-3.0)

感染症サーベイランス

定　義　　集団において疾病の発生パターンを監視することをサーベイランスという。サーベイランスとは「見張ること」であり、医学的サーベイランスは感染症の伝播を監視することから始まった。

もともとは検疫で接触者の感染や発病を速やかに発見し感染源対策を実施するための対人監視であったが、現在は疾病発生を監視する疾病監視のことをサーベイランスという。

サーベイランス活動▶標準化された方法でのデータの継続的な収集と評価および公開が必要である。日本で実施されているサーベイランスには、**感染症発生動向調査事業**と**感染症流行予測事業**がある。

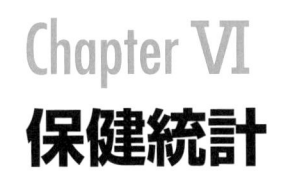

Chapter VI
保健統計

Chapter VI 保健統計

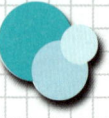

1. 統計学

Check Words!!

- **統計学とは**
  - 統計学
  - 記述統計学

- **対象集団の選定**
  - 全数調査(悉皆調査)
  - 標本調査
  - 標本抽出(サンプリング)
  - 単純無作為抽出法
  - 多段抽出法
  - 層化無作為抽出法
  - 測定項目とデータ
  - 質的データ(カテゴリーデータ)
  - 量的データ

- **データの分析と表示方法**
  - データの分析
  - クロス集計
  - 度数分布表
  - ヒストグラム
  - 箱ヒゲ図
  - 帯グラフ
  - 線グラフ
  - 棒グラフ

- **代表値と散布度**
  - パーセンタイル
  - 四分位数
  - 代表値
  - 平均値(ミーン)
  - 中央値(メジアン)
  - 最頻値(モード)
  - 散布度
  - 分散
  - 標準偏差
  - 不偏分散
  - 変動係数
  - 正規分布
  - t 分布
  - F 分布
  - カイ2乗分布(χ^2分布)
  - 2項分布

- **関連の指標**
  - 関連の指標
  - 相関(相関関係)
  - 相関係数(ピアソンの積率相関係数)
  - 順位相関(スピアマンの順位相関係数)
  - 回帰直線

- **推論と検定**
  - 統計的推論
  - 推定
  - 区間推定
  - 検定(統計学的検定)
  - 帰無仮説
  - 対立仮説
  - 検定統計量
  - 確率
  - 有意水準
  - 両側検定
  - 統計学的有意性
  - 第一種の過誤
  - 第二種の過誤
  - 検出力
  - パラメトリック検定
  - ノンパラメトリック検定
  - 割合の検定
  - カイ2乗検定(独立性の検定)
  - 期待値
  - イエーツの補正(連続性の修正)
  - フィッシャーの直接確率法
  - t 検定(対応のない t 検定)
  - Studentの t 検定
  - F 検定
  - 対応のある t 検定
  - 一元配置分散分析
  - 相関係数の検定

- **統計学と情報処理**
  - 統計学と情報処理
  - コンピュータ(パソコン)
  - ソフトウェア
  - ネットワーク
  - インターネット
  - 情報セキュリティ
  - データ
  - ファイル
  - データベース
  - レコードリンケージ
  - 文献検索

統計学とは

◉ 統計学

定　義　統計学とは、目的に応じて定められた特定の集団や事象について情報を得るためにデータを集め、それを整理・分析して調査対象の特徴を知るための学問である。

データの収集・分析▶データ収集にあたっては、調査の客観性と正確さをできる限り高めるために、調査の目的と対象、規模、方法を明確にすることが大切である。

データは表やグラフの形で集計・分析される。データの代表的傾向を把握できる**代表値**や散らばり具合を把握できる散布度などにより整理・記述され、比較したり関係を調べたりする。前者を**記述統計**、後者を**推定統計**という。

統計的手法は、医学、薬学、自然科学、社会科学、経済学など広い分野での研究で用いられている。

◉ 記述統計学

定　義　集めたデータの特徴を要約記述するもの。データの平均や分散などを計算して分布を明らかにする。その集団の性質や傾向、または法則性を把握する。**一次集計**ともいう。

度数分布表▶記述統計学では、度数分布表を作成し、分布の特徴を表す代表値や、データのばらつき具合である散布度を算出して、分布を把握する。

推計統計学▶これに対し、推計統計学は、得られたデータを用いて母集団の特徴を確率論的に推測することをいう。**推定**と**検定**があり、**二次集計**ともいう。理論的な確率分布が用いられる。

対象集団の選定

◉ 全数調査（悉皆調査）

母集団▶ある集団について調査を行うとき、対象とする知りたい集団を**母集団**と呼ぶ。

定　義　全数調査とは、母集団のすべての対象に行う調査。集団に関するデータが直接的に把握できる、推定や検定は不要である。国勢調査はこれに当たる。調査のみならず結果の集計にも費用、人員、期間などがかかる。**標本調査**と対語。

標本調査

定義　標本調査とは、母集団に関するデータが直接的には入手できないとき、その一部を標本として取り出し、得られたデータから類推するもので、**全数調査**の対語。抽出された対象の集まりを**標本**（**サンプル**）と呼び、これを研究対象とする。標本調査では、費用、人員、期間などを少なくできる一方、**標本抽出**によって生じる**偶然誤差**と偏りを、どう少なくして母集団の統計量を推測するかが課題となる。誤差を見積もるために**推定**や**検定**が必要となる。

標本抽出（サンプリング）

標本を母集団から取り出す操作。抽出方法は、大きく**無作為抽出**と**有意抽出**に分かれる。

無作為抽出▶乱数を利用するなどして、確率論的に作為と偏りを除き、母集団から標本をランダムに取り出すこと。これによって、標本がどれだけ母集団の特徴を正確に表す縮図となっているかという標本の代表性が保たれる。**有意抽出**と対語。無作為抽出には、単純無作為抽出法、**多段抽出法**、**層化抽出法**などがある。

有意抽出▶作為的な形で母集団から標本を取り出すこと。調査者が知識や経験に基づき母集団を代表すると判断して選択する。インターネット調査のように応募に応じた人を選択したり、縁故を頼って頼む事もある。偏りが生じるため、標本の代表性が保たれない。無作為抽出と対語。

単純無作為抽出法

母集団の全対象から一度の手順で無作為に標本を抽出すること。抽出の前にデータをよく混ぜて均質化することが求められる。

得られた標本は偶然誤差のための偏りが生じる。たとえば男女比が1：1の母集団から100人の標本を抽出しても、男女比がちょうど1：1になるとは限らず、確率は低いが90人が男性ということも十分ありうる。一般的には予め全員に番号を割り振っておき、乱数を利用して番号を選んで対象者とするが、この際母集団の全対象のリストが必要となる。

多段抽出法

母集団の全対象から一度の手順で標本を抽出せず、段階的に行う方法。対象が属する集団を段階的に抽出して絞っていく。個々の対象に関するリストは最終段階になって初めて必要となる。

たとえば、母集団を全国の事業所に勤める人と想定する場合、第一段階で市町村をいくつか無作為抽出し、第二段階でその中の事業所をそれぞれいくつか選び、選ばれた事業所に勤める人から対象者を抽出する。この場合、3段抽出となる。この例では、第一段階では全国の市町村名のリストを、第二段階では選ばれた市町村にある事業所名のリストを入手し、対象である勤務者の名簿は第二段階で選ばれた事業所についてのみ入手すればよい。

全国調査など、母集団（目的集団）が大規模な場合に用いられる。

●層化無作為抽出法

性別、年代、施設規模、地域など、調査結果に大きく影響を与えると予想される要因ごとにあらかじめ対象を分ける「層化」を行い、各層ごとに無作為抽出をする。単純無作為抽出では避けられない偶然誤差から生じる偏りを、あらかじめ排除できる。

母集団の各層の構成割合に合わせて抽出数を決めるため、母集団における各層の構成割合を把握しておく必要があり、層化が可能な情報を含んだ母集団の全対象の名簿が必要となる。

●測定項目とデータ

一次資料と二次資料▶収集された種々のデータは、身長、体重などの**測定項目**（**変数**ともいう）ごとに集められる。これらの生のデータを**一次資料**と呼び、分類・集計などの加工をほどこされた**二次資料**と区別する。データは、それぞれの性質によって分類され、解析される。その分類の基準となるものを尺度水準と呼ぶ。**尺度水準**によって、統計に用いる手法が異なる。

質的データと量的データ▶データは、**質的データ**と**量的データ**という2つのタイプに分かれる。

質的データの尺度水準には、性別や電話番号、背番号などといった**名義尺度**と、階級、階層など順序や番号が意味を持つ**順序尺度**がある。量的データの尺度水準には、温度やテストの点のように、データ同士が等間隔に刻まれる**間隔尺度**と、身長や体重のようにゼロを基点とした**比尺度**がある。

Chapter VI 保健統計

● 質的データ（カテゴリーデータ）

定数的変数・計数データともいい、性別、年代、職業など個々の属性を表す変数で、男性・女性、20歳代・30歳代・40歳代・50歳代・60歳以上、会社員・自営業・無職・その他などの分類（**カテゴリー**）で表現される。データは、分類ごとに数を数えて集計される。仮に、「兄弟なし→1」「弟あり→2」「姉あり→3」のように、便宜上分類に数値を割り当てていても、その数値は区別のためのものであり、計算することに意味はない。

名義尺度のデータには、性別や質問の回答など、区別するためのものであり、カテゴリーに大小や優劣はない。これに対して**順序尺度**のデータは、成績や、好き嫌いの程度など、大小・優劣などの順序がある。また、順位を変数として扱う場合も順序尺度である。たとえばマラソンの着順は、1位と2位が数秒差であろうが20分差であろうが質的データの順序尺度となる。量的データも、あるところで区切って群分けするカテゴリー化によって、順序尺度となる。例として、BMI判定（18.5未満をやせ、18.5以上25.0未満を普通、25.0以上を肥満）や年齢階級（20歳未満、20歳代、30歳代、40歳代、50歳代、60歳以上）などがある。二者択一のデータは、たとえ選択肢が「大」と「小」のように大小・優劣などの順序があっても、順序尺度ではなく名義尺度として扱う。

● 量的データ

定量的変数・計量データともいい、通常の数字として扱えるものを指す。

間隔尺度のデータは、長さや重さのように、等間隔の目盛りのあるもので測ることができ、順序性がある。引き算と足し算ができ、平均値も算出可能であるが、データの掛け算と割り算はできない。

比尺度のデータは、身長、体重、血圧などのように、原点である0に絶対的な意味があるものに限られる。「何倍」という概念があり、掛け算や割り算ができる。

統計の手法で何が使えるかは、間隔尺度と比尺度にちがいはなく、統計手法を選択する際には、間隔尺度と比尺度の区別は特に必要ない。

データの分析と表示方法

〇 データの分析

母集団から抽出された標本群のデータを統計的手法を用いて解析する際、統計量の算出や統計グラフの作成によって、計量化または視覚化して分析する。標本群の数は、1つとは限らず、2群以上を比較する場合もある。

分析の最初の手順は**一次集計**で、データの全体的な傾向やグループごとの傾向のちがいを知り、カテゴリー間の関係、時間による変化などを調べ、データの背後にある構造を推測する。質的データの一次集計では、カテゴリーごとの数を集計する。調査項目である質的変数が2つ以上ある場合、**クロス集計**などを用いる。

基本的な統計量は**基礎統計量**といい、データの分布の形や位置や広がり(ばらつき)を代表するような数値(平均値など)であり、量的データの際に算出される。量的データの分布の形を表す図表として、**度数分布表**や**ヒストグラム**などがある。

調査の発端となった疑問や一次集計で出された結果を仮説とし、その仮説の正しさを知るために、複数の標本群を比較するなどして二次集計を行う。二次集計は、**検定**とも呼ばれる。

〇 クロス集計

2つの質的データの関係性を見る際にまず行う集計方法。2つの変数の**カテゴリー**ごとにセルに分割した**クロス表**を用いて行う。

変数ごとにカテゴリー分類し、各群の度数を数える。2つの変数のカテゴリーの数を掛け合わせた数の群ができる。たとえば性別と眼鏡等の着用という質的データのうち、性別のカテゴリーは「男性」と「女性」の2種があり、それぞれ眼鏡等の着用についてのカテゴリーを「おもに眼鏡」、「おもにコンタクトレンズ」、「着用なし」の3種に分けると、組合せの群(セル数)は2×3＝6となる。

クロス表は2つの変数のカテゴリー数を使ってR×Cのクロス表と呼ぶ(R×Cの代わりにn×mやk×lやr×sと表記したテキストもある)。上の例は2×3のクロス表である。クロス表の一番シンプルな形が、4つのセルからなる**2×2のクロス表**(**四分表**)でよく用いられ、利用できる統計学的検定法も多くなる(**イエーツの補正**、**フィッシャーの直接確率法**)。2つの変数に因果関係が想定される場合は、縦側(表頭、行)に原因と考えられる変数、横側(表側、列)に

結果と考えられる変数を配置することが多い。疫学では要因曝露の有無を縦にとり、健康事象発生の有無を横にとる。

ココミル 疫学の指標（オッズ比）(p.353)

● 度数分布表

データの分布を把握するため、度数（頻度）を調べて表にする。質的データの場合は各カテゴリーごとに調べた度数を単純集計する。量的データの場合は、等間隔の区切りごとの度数を数える。度数分布表作成のため、量的データを等間隔で区切った区間を**階級**といい、通常、階級の数が 10 前後になるように階級の幅を決める。保健分野では 5 や 10 などの区切りのよい数値で階級幅を決めることが多い（表 1）。階級は「60〜70」のように表す。保健分野では「以上」と「未満」の組合せ（60 以上と 70 未満）が一般的だが、数学（統計）分野では「60 を超えて」と「70 以下」の場合もあるのでその階級内に区切の数値が含まれるのかどうかわかるように明記したほうがよい。

度数の合計に対する特定のカテゴリーの構成比率を**相対度数**という。50 人のクラスで試験の点数が 60 点以上 70 点未満の階級に 20 人いた場合、相対度数は、20/50 で 40％となる。階級順に度数を積算した数を**累積度数**という。先の例で、50 点未満はおらず、50 点以上 60 点未満に 5 人、70 点以上 80 点未満に 5 人いた場合、80 点未満までの累積度数は 30 で、累積相対度数は 30/50 で 60％となる。

● ヒストグラム

度数分布表をグラフで視覚的に表現するために、通常、横軸にデータの値を、縦軸に度数をとって描く図を、**度数分布図**という。ヒストグラムは度数分布図の一つで、柱状グラフともいう。量的データの分布の様子を表すために、階級ごとの度数を縦軸にとる（図 1）。棒グラフと異なり、柱は間隔をおかず連続して描かれ、階級幅は等間隔にとる。柱の面積が度数を表す。

● 箱ヒゲ図

ヒストグラムと同じく、データのばらつきをみるための図で、5 つの**要約統計量**を用いて細長い四角と両側から出るヒゲのような線を描く（図 2）。複数の集団や、複数の変数の間で分布の比較を行うのに適している。

箱の大きさは、中央値と四分位数（25 パーセンタイル、75 パーセンタイル）を用いて決定され、通常、ヒゲの先端は最小値と最大値となる。

表1　度数分布表

収縮期血圧	度数
90以上　～100未満	75
100　　～110	230
110　　～120	370
120　　～130	475
130　　～140	375
140　　～150	300
150　　～160	175
160　　～170	100
170　　～180	80
180　　～190	20
190　　～200	5

図1　ヒストグラム

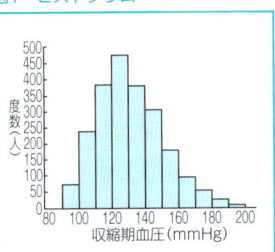

図2　箱ヒゲ図（HDLコレステロール）

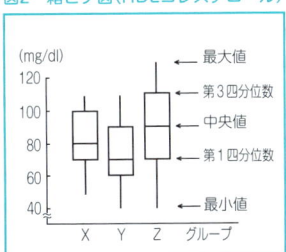

> **Motto!** 箱とヒゲがアンバランスな場合、分布に歪みがあることがわかる。

●帯グラフ

　質的データの分布の内訳を割合として表す。2つ以上の帯を並べて比較や推移を表すことも多い。

> **Motto!** 円グラフやドーナツグラフも同じ目的に利用できるが、細かな差がわかりづらく比較に向かないことから、報告書や学術文献では**帯グラフ**が使用される。

●線グラフ

　時間の推移を横軸に、量的データを縦軸にとって、時間の推移とともに量的データの変化を見る。一つのグラフにおいて、本来ならヒストグラムや棒グラフを使う複数のデータ群を一度に比較する際に、見やすさを考えて、代わりに線グラフを用いることもある。横軸に質的データをとる場合は、順序のある質的データ（順序尺度）に限られる。

●棒グラフ

　統計値の大きさや差を比較するために利用される。質的データのカテゴリーごとの度数やカテゴリーごとの平均値などを縦軸にとり、棒の長さで表す。統計値の大きさや差を比較するために利用される。通常、横軸に連続しない数値をとる**離散型分布**であるため、棒と棒を離して描く。

代表値と散布度

● パーセンタイル

データを大きさの順に並べて 100 分の 1（1%）ずつに区切った値。小さい方から 1 パーセンタイル、2 パーセンタイルと呼ぶ。

集団の中のどの位置にあるかを示している。分布の形に限定されず利用できる。

Motto! 身長や体重の発育曲線の作成基準図には、3 パーセンタイルと 97 パーセンタイルが描かれており、この範囲内にあれば概ね発育は心配ないとされている。ただし、この範囲外であっても異常とは限らない。

● 四分位数（しぶんいすう）

データを大きさの順に並べて 4 分の 1（25%）ずつに区切った値。小さい方から第 1 四分位数、第 2 四分位数、第 3 四分位数と呼ぶ。第 2 四分位数は**中央値**であり、50 パーセンタイルでもある。同様に第 1 四分位数が 25 パーセンタイル、第 3 四分位数は 75 パーセンタイルである。

第 3 四分位数と第 1 四分位数の差を**四分位偏差**といい、**散布度**の一つである。データを示す際は中央値に第 1 四分位数と第 3 四分位数を添え、「中央値（第 1 四分位数, 第 3 四分位数）」のように表記する。四分位数は分布の形に限定されず利用でき、また比較的**はずれ値**の影響を受けにくい。

Motto! **箱ヒゲ図**で箱を描く際に、四分位数を用いる。

● 代表値

標本の分布の特徴を代表的に要約して表すような統計学上の値で、**要約統計量**ともいう。代表値は、一つの値でデータ全体の傾向を表すことを期待されている統計量。代表値には、**平均値**、**中央値**、**最頻値**などがある。データが**正規分布**をとる場合、平均値と中央値と最頻値は一致し、正規分布でない場合は一致しないなどの性質を理解して用いる必要がある。

● 平均値（ミーン）

一般に平均値というと、データの総和を**標本数**（n）で除した算術平均（相加平均）を指す。平均値は計算にすべての値を利用してい

るという点で代表性があるが、極端に離れた**はずれ値**がある場合その影響を受けやすいという欠点がある。

幾何平均▶データの総積を標本数の逆数($1/n$)乗した(n乗根を求めた)もので、相乗平均ともいう。データがすべて正の値の場合に算出できる。比率の平均を求めたい場合に使われる。各データの対数の算術平均を指数で戻す方法でも算出でき、対数変換で正規分布に当てはめるようなデータでも利用する。

○ 中央値（メジアン）

データを大きさの順に並べてちょうど真ん中の値。データ数(n)が偶数の場合は真ん中の2つの平均値をとる。分布の形に限定されないノンパラメトリックな手法でも利用でき、比較的**はずれ値**の影響を受けにくい。

○ 最頻値（モード）

データの中で最も多く観察される値。分布のピーク（頂点）である。

標本数が多く分布が山一つの一峰性であれば良い代表値となるが、二峰性であったり標本数が少なかったりする場合、代表性が高いとはいえない。度数分布表で最も度数の多い階級値を指すこともある。

○ 散布度

データのばらつき具合を示す統計量で、**範囲**、**分散**、**標準偏差**、**四分位偏差**などがある。平均値などの代表値が同一でも、ばらつき具合の異なるデータは同一集団とは見なさない。

範囲（range）とは、データの中で最も大きい最大値と最も小さい最小値の差で、分布の形に限定されず利用できるが、**はずれ値**の影響を受ける。

○ 分　散

個々のデータのばらつき具合は、平均値からの距離で示され、これを**偏差**（deviation）という。データが平均値より小さい場合、偏差は負の値となるため、偏差の合計は常にゼロとなる。

分散（variation）は、偏差の平均をとるために偏差をいったん2乗して正の値にしてから、その合計を標本数(n)で除したもの。通常、s^2で表す。計算により、cmやkgなどの単位も2乗になるので、これを解消するために**標準偏差**を求める。

Chapter VI 保健統計

> **Motto!** 正規分布では、平均値と分散が決まれば分布曲線が描けるため、正規分布を仮定できるデータでは、散布度として分散あるいは標準偏差が重要であり、検定の際にもかかわってくる。

● 標準偏差

標準偏差(standard deviation：SD)とは散布度の一つで、分散の平方根を求めて算出され、通常 s で表す。正規分布では、平均と標準偏差が決まると分布を描くことができる。データを提示するときは、平均値(mean)± SD として示す。

標準誤差(standard error：**SE**)は標本統計量の標準偏差である。母集団からの標本抽出を繰り返した際の精度を示す。統計量の中でも平均値の標準誤差を指すことが多い。

● 不偏分散

標本データをもとに計算される統計量は、標本集団のものであり、平均値は厳密には**標本平均**、標準偏差は**標本標準偏差**という。これに対し、標本を採取した母集団の分布の状態を要約する統計量は、**母数**(パラメーター)と呼ばれ、母平均や母標準偏差などである。

母数はそれぞれの母集団に固有の値があるが、一般的には計算できず未知であり、標本のデータから推定される。真の値と一致すると期待される、偏りをもたない推定値を**不偏推定量**と呼ぶ。母平均の不偏推定量は標本平均である。

標本の分散と標準偏差はそのまま不偏推定量とはならない。母分散の不偏推定量は偏差の 2 乗の合計を除す際、標本数である n に代わって分母を$(n-1)$として計算され、不偏分散(unbiased variance)と呼ばれる。この $n-1$ は、平均値を除き自由にばらついているデータの数を示し、**自由度**と呼ばれる。

母標準偏差の不偏推定量は、不偏分散の平方根をとったもので、**不偏標準偏差**と呼ばれる。

● 変動係数

変動係数(coefficient of variation：CV)とは、平均値に対する**標準偏差の割合を示す数値**で、標準偏差を平均値で除した百分率で表される。単位や測定値の大きさが異なる複数の変数や、測定値の大きさが異なる複数群のデータの**散布度**を比較するのに有用である。前者の例は新生児の身長のばらつき具合と体重のばらつ

正規分布

連続型の確率分布で、平均値を中央とした左右対称で釣鐘型の基本的な分布(図3)。自然界の量的データの多くが、この分布に従っている。

平均と分散が決まれば分布曲線の形が決まり、データの起きる頻度(確率)を求めることができる。平均±1SDの範囲内に68.3%、平均±2SDの範囲内に95.4%が分布する。95%が分布する範囲は平均±1.96SD、99%が分布する範囲は平均±2.58SDである。

正規分布では、**平均値**と**中央値**と**最頻値**が一致するため、平均値がよい代表値となる。平均が0で分散が1(標準偏差も1となる)の正規分布を標準正規分布といい、変換によって標準正規分布に当てはめることを標準化(z変換)という。理論上、正規分布であると仮定して行う検定を**パラメトリック検定**という。正規分布を仮定できない検定を**ノンパラメトリック検定**という。

正規分布を基本とした分布に、カイ2乗分布、t 分布、F 分布などがあり、それぞれの特徴を生かした検定に利用される。

き具合を比較する場合であり、後者の例は新生児の身長のばらつき具合と10歳児の身長のばらつき具合を比較する場合である。

💡 Motto! 精度管理に用いるときは、同一になるべき検体を何回も測定して5%未満に収まるとよい。

t 分布

t 検定で利用される連続型分布。標本数が少ないときに**母平均**の推定を行う場合で、**母分散**がわからない際に、不偏分散など不偏推定量を使用することで推定誤差をなくすための工夫がされている(図4)。

正規分布を仮定できるデータに利用できる。

💡 Motto! 分布は自由度によって規定される。自由度が大きくなると分布の形が正規分布に近づく。

F 分布

等分散性の検定や分散分析で利用される連続型分布。2群のデータの変動の比をとると、この分布をとることが多い。

もとのデータに正規分布を仮定できる場合に利用できる。

分布は、分子と分母それぞれの自由度によって規定される。

カイ2乗分布（χ^2分布）

カイ2乗検定で利用される連続型分布。二乗和が従う分布（図5）。分布は自由度によって規定される。

図3　正規分布

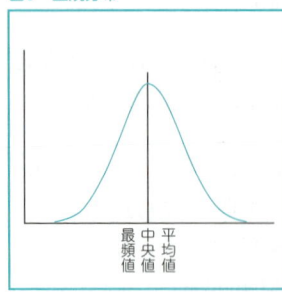

図4　t分布

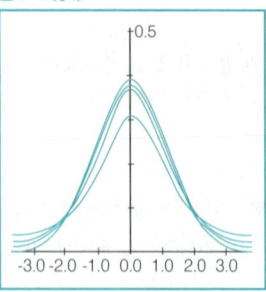

図5　カイ2乗（χ^2）分布

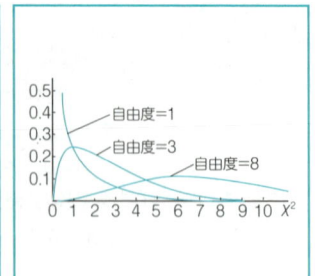

2項分布

コインの裏と表、試験の合格と不合格などのように、二者択一または二律背反の事象の一方が何回起こるかのみに注目した確率分布。事象の起こる理論確率pと試行回数nで決まる。

分布を図示する場合、横軸には起こる回数をとり、最小はゼロ、最大は試行回数となる。事象の起こる理論確率pは、コインの場合は、表が出る確率は1/2、よって$p = 0.5$であり、サイコロの1の目が出る確率は1/6、よって$p = 0.1667$である。横軸は回数であることから整数となり、本来は離散分布である。試行回数nが十分大きいとき、分布の形が正規分布に近づく。

注目事象（選択肢）が3つ以上の場合は多項分布という（サイコロの目は6項）。2項分布のうちめったに起こらない（起こる確率が低い）事象の際には、ポアソン分布という。

関連の指標

関連の指標

2つの変数が独立でない関係にある場合、**関連**（**連関**ともいう）があるという。とくに、関連のある2つの変数が量的データもしくは順序尺度のデータであり、直線的な関係がある場合を相関があるという。関連の強さを表す指標として、相関の場合は**相関係数**もしくは**順位相関係数**があるが、2変数が名義尺度の場合は、クラメールの連関係数やファイ係数が利用できる。

ある量的データと別の量的データの関連を明らかにする方法として、相関分析と回帰分析があり、それぞれ相関係数と**回帰直線**が用いられる。**クラメールの連関係数**(クラメールのV)は、R×Cのクロス表の際に用いられ、ファイ係数(四分点相関係数または点相関係数)は2×2のクロス表で用いられる。**ファイ係数**は相関係数と同様に－1.00から1.00の間の値をとり、数値の見方も相関係数に準ずる。クラメールの連関係数には負の値はなく、0から1.00の間の値をとり、1に近いほど関連が強い。

相関（相関関係）

身長と体重など、2つの量的データの変数をとった場合において、一方が増えると他方も増加または減少する関係性を表す。多くの場合、その関係は直線で表される線形相関である。一方が増えると他方も増える相関関係を**正の相関**、他方は減る相関関係を**負の相関**という。

2種の量的データの関係をグラフ化したものを、**相関図**または**散布図**という。2種のデータに**因果関係**が想定される場合は、横軸(x軸)に原因と考えられる変数、縦軸(y軸)に結果と考えられる変数をとってプロットする(図6〜8)。

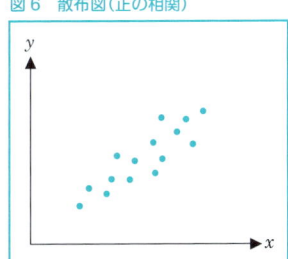

図6　散布図(正の相関)

図7　散布図(負の相関)

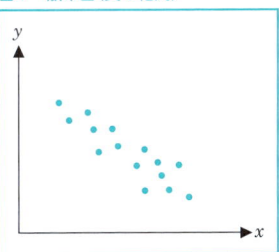

図8　散布図(無相関)

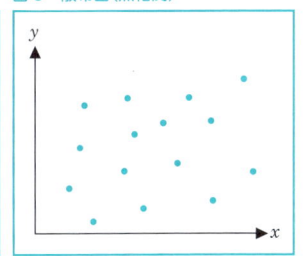

相関係数（ピアソンの積率相関係数）

2つの量的データの相関関係の強さを表す係数。rで表し、－1.00から1.00の間の値をとる。rが正の場合に正の相関、負の場合に負の相関となる。小数点以下2桁以上で表すことが多い。

$r = 1.00$ または $r = -1.00$ のとき、相関図のすべての点が一直線上に乗り、全く相関関係がないときは、$r = 0$ となる。

rの絶対値($|r|$)は相関関係の程度を表し、大きいほど強く、小さいほど弱い。概ね $r < 0.20$ では相関がなく、$|r| \geq 0.80$ なら

強い相関があり、0.40 ≦ | r | ≦ 0.60 では中等度の相関があるなどとされている。2つの尺度データがいずれも、比尺度または間隔尺度のデータであり、正規分布を前提としている。

順位相関（スピアマンの順位相関係数）

順序尺度のデータや、正規分布を仮定できないような量的データなど、2つのデータの関係を見る際に用いる、順位に着目した相関関係。たとえば10歳ごとに区切った年代と「自分は健康だと思うか」の設問に「健康・どちらかといえば健康・どちらかといえば不健康・不健康」の4段階の順序尺度で答えた結果に、若い方が健康と答える人が多く年配になると不健康と答える人が多いといった相関関係があるかを調べる。

順位相関係数は、順位相関の関係の強さを示し、r で表す。ピアソンの積率相関係数と同様 − 1.00 から 1.00 の間の値をとり、数値の見方もピアソンの積率相関係数に準ずる。

順位相関係数には他にケンドールの順位相関係数などがある。

回帰直線

相関関係がある2つの変数で、一方から一方を予測するために描く直線で、これを用いた分析を**回帰分析**または**線回帰分析**という。

$y = ax+b$ という一次式で表される直線で示され、この式を**回帰式**、直線を**回帰直線**という（図9）。a は直線の傾きを表す**回帰係数**、b は定数で y 軸との交点の y の数値（y 切片）である。通常、原因となる変数 x を**説明変数**、結果として予測される変数 y を**目的変数**と呼ぶ。

図9　回帰直線

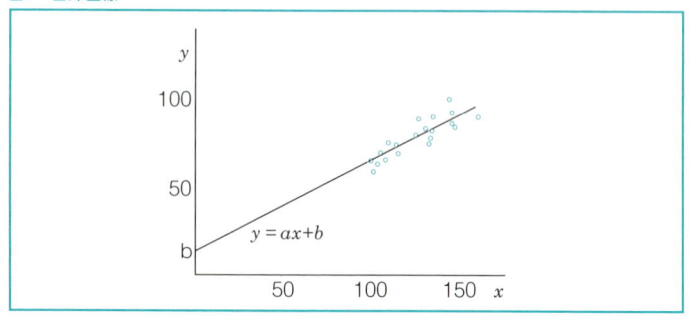

直線が相関図のすべての点のちょうど真ん中を貫くように a と b を求める。その場合プロットした各点と直線の距離は予測の誤差となり、誤差の合計が最小になるように、**最小2乗法**で求められる。最小2乗法は、回帰直線と各点との距離（差）を最も小さくするため、差のプラスが差のマイナスと相殺されるよう差分を2乗し、その総和を最小化する方法である。

たとえば、一般に身長の高い人は低い人より体重が重い。この場合、身長が体重に影響を及ぼしているため、体重の変動が身長に回帰するという。身長は説明変数、体重は目的変数である。

説明変数が1つの場合を**単回帰**、2つ以上の場合を**重回帰**（多重回帰）という。

💡**Motto!** 身長を変数として親子間の相関関係を集団で見たとき、平均より大きい親の子供が親の数値より少し小さくなる傾向があり、平均より小さい親の子供は親の数値より少し大きくなる傾向があり、いずれも平均値に近づくことから「回帰」の名がついた。

推論と検定

○統計的推論

標本データから対象集団である母集団の特性を推論することで、標本から対象集団全体を考える作業。この前提には、無作為標本抽出によって標本データが得られていることが必要である。

統計学的に推論する方法には、母集団の統計量を推計する**推定**（estimation）と、研究の発端である疑問に答えを出すために仮説の検証をする**検定**（test）がある。

○推　定

無作為抽出した標本から母集団の統計量を確率的に推測する方法で、**点推定**と**区間推定**がある。

点推定は、標本から得られた統計量の一つの値（1点）をそのまま推定値とする方法。たとえば母平均の推定値として標本から算出された標本平均値をあてはめる。点推定は、無作為標本抽出を行っていても生じる偶然誤差に影響されることが欠点である。

母分散の点推定値は**不偏分散**、母標準偏差の点推定値は**不偏標準偏差**を用いる。

● 区間推定

点推定のように、1つの値を推定値とせず、推定値に幅(区間)をもたせる方法。統計学的な信頼性(確からしさ)をもたせているという意味で**信頼区間**という。

信頼区間には、95%信頼区間や99%信頼区間などがある。95%信頼区間は、100回中95回は正しいという確からしさ(信頼性)をもった幅で、母平均値の推定では、母平均値がその範囲の中に100回中95回入る。

95%信頼区間は、点推定値 ± 1.96×標準誤差で求められる。

信頼区間の幅は、標本の大きさ(標本数)やデータのばらつき具合に影響され、幅が狭いほど推論の精度がよい。

オッズ比や相対リスクは、点推定値に信頼区間の上限と下限を添えて示されることが多いが、1.0であれば無関係であることから、信頼区間が1.0をまたいでいれば帰無仮説が否定できず、統計学的に有意ではない。下限が1.0を超えていれば有意にリスクが高く、上限が1.0未満であれば有意にリスクが低いといえる。

● 検定(統計学的検定)

標本データから、母集団に関する**帰無仮説**が棄却できるかどうかを検討することで、**仮説検定**ともいう。

調査研究の発端となった疑問や集計の過程で出てきた疑問を解決する目的で立てられた**研究仮説(作業仮説)**を検証する過程として検定を行う。

得られた標本データで観測される「差」や「関係」が、抽出の際の偶然によるものか母集団にも存在する真の「差」や「関係」なのかを検証し、偶然でないと判断されると統計学的に有意であるという。検定には比較対象が必要で、群間の比較または理論値との比較が行われる。

検定の一般的手順としては、証明の容易さの都合上、「差がない」などとし検定で棄却されることを前提に立てる**帰無仮説**を否定すること、すなわちデータから矛盾を導くというアプローチをとる。帰無仮説をもとに標本の観測データのような事柄が起こる**検定統計量**を計算し、検定統計量のその値が得られる**確率**すなわち「帰無仮説が正しい確率」を求める。その確率があまりに低い場合、帰無仮説に矛盾があるとして帰無仮説を否定する。帰無仮説が否定された(棄却され

た）場合、**対立仮説**を採択する。また、「確率があまりに低い」と判断する基準（一定の値）を**有意水準**という。

どの検定法を使用するかは、ちがいや効果をみるために差を分析する、あるいはそれが要因かどうかを見るために関係を分析するといった目的や、測定したデータの種類および比較群の数と対応の有無によって選択できる。

2変数間の関係の分析では、**質的データ**同士ではクロス表を作成して**カイ2乗検定**が行われ、**量的データ**同士では**散布図**を作成して**相関係数**を算出して検定する。

差の分析では、対応のあるものとないものを区別して処理する必要がある。対応のない別々の群の比較では、2群間で**量的データ**を比較する場合は**対応のない t 検定**を、3群以上の群で量的データを比較する場合は**一元配置分散分析**を行う。一方同じ対象に投薬の前後などで2回同じ測定を実施したような対応がある2群間の比較の場合は**対応のある t 検定**を行う。

●帰無仮説

検定のための仮説で、「差がない」「等しい」と設定する。もともと棄てられることが予想（期待）されている。実験や研究の進行過程で立てる**作業仮説**（研究仮説）とは別であり、多くの場合反対の表現になる。

たとえばある疾病の危険因子が疑われる要因の「曝露あり群」と「曝露なし群」を比較する場合、作業仮説は「曝露あり群と曝露なし群に当該疾病頻度に差がある（曝露群が高い）」であるが、これに対し帰無仮説は「曝露あり群と曝露なし群で、その疾病頻度に差がない（等しい）」となる。

●対立仮説

検定のための仮説で、**帰無仮説の反対の仮説**である。帰無仮説が「A群B群の2群間の差がない」であるとき、対立仮説は「2群間に差がある」となる。

作業仮説が一般的に「差がある」にとどまらず、たとえば「A群が大きい」であるのに対し、対立仮説は一般的な両側検定では「差がある」にとどまる。

帰無仮説を棄却し、データから矛盾を導くのが統計学的検定の手順であり、「ない」という否定をさらに否定することで肯定する。帰無仮説が否定すなわち棄却された場合、対立仮説を採択する。

● 検定統計量

仮説検定の際に帰無仮説を否定できるかどうか判断するために計算する量。

検定の方法を選ぶと、検定統計量とその求め方が決まり、理論分布の形も決まる。理論分布曲線から、有意確率が計算でき、帰無仮説を棄却するかどうかの判断の基になる。

有意確率は、帰無仮説の正しい確率で、p 値ともいう。計算された検定統計量の外側の確率である。

たとえば、性別と喫煙の有無のように、それぞれ名義尺度で測られた2変数から作られたクロス表の検定では、カイ2乗検定を行い、検定統計量は χ_0^2 値で、χ^2 分布を用いることで有意確率が求められる。

● 確　率

ある事象が起こるか起こらないかを考える際の、「起こりやすさ」である。

必ず起こる確率は1もしくは100％で、絶対起こらない事の確率は0もしくは0％である。多くの場合、確率は0から1の間を取り、0に近い（確率が低い）と起こりにくく、1に近い（確率が高い）ほど起こりやすい。

実際は、「起こる」「起こらない」の2通りしかないが、確率が低くても0でなければ起こることもあり、あくまで多くのデータの集積から起こる確率を表している。たとえば「降水確率10％」は、「10回に1回は降る」という確率を表し、90％でも10回に1回は降らないこともある。また、2日続けて10％であっても、2日とも降ることも十分ありうる。10％だから傘を持たずに外出するという判断をしたときに雨に降られる（判断を間違う）ことも起こる。

● 有意水準

検定の際、帰無仮説を前提に計算された帰無仮説の正しい確率（有意確率：p 値）があまりに低い場合、帰無仮説に矛盾があるとしてこれを否定（棄却）する。確率が「あまりに低い」と判断する基準を有意水準といい、α で表す。

判断を間違って正しい帰無仮説を棄てる第一種の過誤の確率でもあるため、有意水準のことを**危険率**ともいう。

慣習的に、有意水準は5％（$\alpha = 0.05$）が最大値で、「統計学的に有

意でない」と表現すると、事象が起きる確率が5%以上あるの意となる。20回に1回という確率は「稀」であり、「あまりに低い」(有意でない)と判断される。言い換えれば20回に1回は判断を間違うかもしれないということになる。

コンピュータが発達する前は確率の直接計算は困難であったため、比較的計算しやすい検定統計量を計算し、節目の確率と一致する統計量と比較して確率を類推していた。節目の値としては5%、1%、0.1%、0.01%($a = 0.05、0.01、0.001、0.0001$)が用いられ、対応する統計量の値の表が作成されている。

有意水準に一致する検定統計量の値を基準値、基準値から外側の領域を、棄却される領域という意味で棄却域という。

両側検定

検定は通常、両側検定で行う。例えば帰無仮説が「A群B群の2群間の差がない(等しい)」である場合、対立仮説は「2群間に差がある」となり、「A群の方が大きい」または「A群の方が小さい」の両方を考えることを両側検定という。

標本集団では「A群の方が大きい」という結果が出ても、母集団の真の値は、上記の両方が考えられるので、通常は両側検定を行う。

両側検定では、有意水準を半分にして分布の上方と下方両方に振り分けて棄却域を考える。

例外的に、たとえば新薬Aと従来薬Bの効果の比較で「A群の方が大きい」だけを考えればよい(B群が大きいことはありえない)特殊な場合は、片側検定を行い、対立仮説は「A群が大きい」となる。

統計学的有意性

単なる偶然ではなく、統計学的に見て意味のあることを「統計学的有意性がある」「有意である」という。

たとえば、A群B群2群の年齢の平均値に**統計学的検定**を実施したうえで差があると判断したときに、「統計学的に有意な差がある」「有意差がある」という。

統計学的検定で、帰無仮説を棄却できたときに、「有意である」といい、棄却できないときに、「統計学的有意性がない」「有意でない」という。この帰無仮説を「棄却できる」もしくは「棄却できない」という統計学的判断は、一定の確率で実は間違っており、過誤という。過誤には2種類ある。帰無仮説の正しい確率(probability)は、有意確率として、p値で表される。

● 第一種の過誤

「帰無仮説が正しいにもかかわらず、帰無仮説を棄却する」という誤りで、その出現確率は有意水準 α と等しくなるため α で表す。

仮説検定では、定めた有意水準から導かれる棄却域によって帰無仮説を棄却するかどうかが決まるため、第一種の過誤の出現をゼロにすることはできないが、多くの場合、有意水準を十分小さく定めることで出現確率を減らす。

● 第二種の過誤

「帰無仮説が誤っているにもかかわらず、帰無仮説を棄却しない」という誤りで、その出現確率は β で表す。第一種の過誤の確率 α が決まると、理論上 β が決まり、一方が小さくなると他方は大きくなる関係にある。

多くの場合は α の方を優先して十分小さくするが、薬品の開発などで副作用が問題になるような場合など、β を小さくするような処理が必要な場合もある。一例として標本数 n が増えると同じ α でも β が小さくなる。

● 検出力

帰無仮説が誤っている場合に、正しく帰無仮説を棄却する確率。第二種の過誤に背反するため、$(1-\beta)$ で表される。

第二種の過誤 β を小さくすると検出力は大きくなる。通常、β は α の4倍程度に設定する。有意水準 α を 0.05 とした場合、β は 0.2、検出力 $(1-\beta)$ は 0.8 になるよう設定する。

標本数が少ないと検出力は低くなり、(本当は差があっても) 差があるとはいえなくなる。

● パラメトリック検定

パラメトリックとは分布に従うという意味。大前提として変数は量的データである。検定方法はまずパラメトリック検定から発展してきた。

データが正規分布をしていることを前提にしている検定。t 検定、分散分析など。

● ノンパラメトリック検定

データが正規分布をしていることを前提としていない検定。分布によらない検定ともいう。**カイ2乗検定**、**マンホイットニーの U 検**

定などがある。

量的データでも、正規分布が仮定できないような歪んだ分布をしているデータや、質的データの場合に利用できる検定法。

量的データで正規分布が仮定できない場合は、データの値そのものより順位に注目し、順序尺度と共通の検定法で検定する。

割合の検定

質的データの一つのカテゴリーの割合を 2 群間で比較する検定。たとえば、「割合」である喫煙者率や有病率を A 市と B 市で比較して差があるかを見るような場合に使用し、母比率の差の検定ともいう。

一つのカテゴリー、たとえば「病気がある」に注目して割合(すなわち有病率)を出すということは、二者択一の事象の確率を出すことになり、2 項分布となるが、標本数が十分大きいとき(50 または 30 または 100 以上、かついずれのカテゴリーも事象発生もしくは未発生数が 5 以上の場合)には正規分布への近似が利用できる。

帰無仮説は「2 群の母比率は等しい」であり、2 つの標本集団が同じ母集団から来ていると考えて、検定統計量 z 値(z_0)を計算する。z 値の基準値および有意確率は標準正規分布を利用して算出できる。この場合、離散変数である 2 項分布を連続量の正規分布で近似しているため、z 値が大きめに計算されることから、イエーツの補正を行う。

z_0 は、2×2 のクロス表での χ^2 値と一致するので、2×2 のカイ 2 乗検定を実施しても同じ結論を得る。統計ソフトにはカイ 2 乗検定のみ用意されていることが多い。

検定の結果、帰無仮説が棄却されたら($p < 0.05$)、「2 群の母比率は等しい」は成立せず、比率に差があり、2 つの標本集団が同じ母集団由来ではないということになる。この時点で、2 群のうち、どちらが大きいといえるかを、標本割合で判断する。

帰無仮説が棄却されなかったら($p \geq 0.05$)、「2 群の母比率は等しい」、つまり同じ母集団に由来することが否定できず、差があるとはいえない。

カイ 2 乗検定(独立性の検定)

名義尺度や順序尺度など、2 種の質的データの間に関係があるかどうかを検定する方法。

クロス表で集計されたデータを検定するのはカイ 2 乗検定である。

たとえば、性別（男／女）という名義尺度の変数と、現在の喫煙状況（喫煙者／非喫煙者）という名義尺度の変数の間に関係があるかどうかを調べるときに、この検定法を用いる。

2つの変数が互いに「独立である」というのは、「全く無関係である」という意味で、例に挙げた性別と喫煙状況の2つのデータが独立であれば、男女とも喫煙者の割合は同じになると期待される。しかし、2つの変数が独立でない、すなわち関係がある場合は、性別による偏りが生じると考えられる。

カイ2乗検定で行うことは、帰無仮説で「2つの変数は独立」すなわち無関係を想定しているため、期待値と実測値との差が誤差範囲なのか、または帰無仮説に無理があると判断し棄てられるほど十分大きいズレなのかを検証することであり、独立性の検定ともいう。

ズレを表す検定統計量はカイ2乗値（χ_0^2）であり、各セルの実測値と期待値との差を2乗したものの合計である。カイ2乗値の基準値および出現確率はχ^2分布を利用して算出できる。χ^2分布は、自由度ごとに曲線が異なるため自由度の算出が必要で、k×l表の場合(k−1)×(l−1)で算出される。たとえば2×2表の場合は自由度が1、3×3表の場合は自由度が4である。

検定の結果、帰無仮説が棄却されたら（$p < 0.05$）、「2変数は独立である」（＝無関係）とはいえないため、「関係がある」すなわち「偏りがある」となり、2×2表では、いずれかが多いまたは少ないという判断が可能となる。たとえば、性別と喫煙状況の例では性別と喫煙状況に関係があるというのが結論であるが、そこから発展させて男女差があるといえ、男性の喫煙率が高い場合は、男性に喫煙者が多いということができる。

帰無仮説が棄却されなかったら（$p \geq 0.05$）、「2変数は独立である」（＝無関係）は否定できないため、偏りもしくは差があるとはいえない。

期待値

クロス表において、2種の変数が独立であると仮定した場合、それぞれの単純集計の結果から予測できる値を、カイ2乗検定の期待値という。期待値は各セルにそれぞれ算出できる。

性別と喫煙状況のクロス表においては、男性かつ喫煙者のセルの期待値は男性の人数と喫煙者の人数を乗じそれを全体数（男性と女性の合計または喫煙者と非喫煙者の合計）で除した数値となる。仮に120人の調査で、男性が60人、喫煙者が50人であれば、男性かつ

喫煙者のセルの期待値は(60×50)/120 = 25(人)となる。これに対して調査の集計結果の値を実測値という。

● イエーツの補正（連続性の修正）

カイ2乗検定でχ^2分布をそのまま利用できる前提は、標本数(n)が十分大きいことであり、特に各セルの期待値が5以上である必要がある。標本数(n)が少ない(25または50または100以下)ときは、2×2表の場合はイエーツの補正を用いる。

イエーツの補正は、カイ2乗値(χ_0^2)の算出式で分子から$n/2$を引いて行う。これにより、離散量であるカイ2乗値(χ_0^2)をもともと連続量の分布であるχ^2分布にスムーズにあてはめる。

● フィッシャーの直接確率法

期待値が5未満であるセルがあり、3以上のカテゴリーの変数がある場合、可能なら似通ったカテゴリーを一緒にして合併し、すべてのセルの期待値が5以上となるように再集計する。たとえば喫煙者、禁煙者(過去喫煙者)、非喫煙者の3カテゴリーのうち、禁煙者が少なく期待値が5未満であれば、禁煙者を喫煙者もしくは非喫煙者に合併して表を作成する。

2×2表の場合は、それ以上カテゴリーの合併が不可能であるが、フィッシャーの直接確率法が使用できる。

フィッシャーの直接確率は、2×2表で各セルの期待値が5未満の場合、つまりカイ2乗検定でχ^2分布をそのまま利用できない場合に用いられる。当該のクロス表よりもっと偏った表が作成される確率(有意確率に相当する)を直接算出する方法。コンピュータの発達により、比較的簡単に算出できるようになった。

● t検定（対応のないt検定）

間隔尺度または比尺度で取られた量的データである変数について、独立した2群で平均値の大小を比較し、差があるかどうかを検定する方法。パラメトリックな方法であり、母集団のデータが正規分布していることを前提としている。

2群間の量的データを処理するにあたって、データ相互の対応の有無に注意する必要がある。「対応のあるデータ」とは、同じ対象について、ある薬を投与する前と後における血糖値の変化など、差や変化率で比較可能なデータを指す。これに対し、独立した2群のデータは「対応のないデータ」であり、新薬投与群と従来薬投与群のよう

に別の条件を与えた異なる群の比較は、対応のない t 検定の対象となる。

　t 検定は、代表値として平均値を比較することから、**平均値の検定**、**平均の差の検定**ともいう。たとえば、A 中学の 1 年生女子のヘモグロビン値と B 中学の 1 年生女子のヘモグロビン値に差があるかを検討する場合、使用できる。

　2 群であっても同じ対象者の前後の比較などは**対応のある t 検定**を用い、対応がなくても 3 群以上の比較は**分散分析**（一元配置分散分析）を用いる。

　帰無仮説は「2 群の母平均は等しい」であり、2 つの標本集団が同じ母集団から来ていると考えて、検定統計量 t 値（t_0）を計算する。t 値の基準値および有意確率は **t 分布**を利用して算出できる。

● Student の t 検定

　2 つの標本群の母集団の分散（**母分散**）が等しい**等分散**を仮定できる場合は、**Student の t 検定**を使用する。

　2 群の母分散は入手できないことがほとんどであり、**等分散性の検定（F 検定）**により標本から類推して Student の t 検定が使用できるかどうかを判断する。等分散性が仮定できない場合にはウェルチの方法が利用できる。

　t 分布は、自由度ごとに曲線が異なるため自由度が必要で、Student の t 検定の場合は 2 つの群の標本数の合計から 2 を減じて、n_1+n_2-2 で算出できる。

　検定の結果、帰無仮説が棄却されたら（$p < 0.05$）、「2 群の母平均は等しい」は成立せず、平均に統計学的有意差があることになり、2 つの標本集団が同じ母集団由来ではないということになる。この時点で、2 群のうち、どちらが大きいといえるかを、標本平均で判断する。

　帰無仮説が棄却されなかったら（$p \geq 0.05$）、「2 群の母平均は等しい」すなわち「同じ母集団由来」は否定できないため、統計学的有意差があるとはいえない。

　🔍**Motto!**　この検定は、t 検定を考え出した統計学者のウィリアム・ゴセットが、「Student」というペンネームで論文を書いたことから、その名がついた。

● F 検定

独立した2群の平均値の検定を行うにあたり、Studentの t 検定が使用できるかどうかを判断するために、2つの標本群の母分散の**等分散性**を検定する方法。F **分布**という語は、本来は F **分布**を利用して検定統計量の基準値および有意確率が算出できる検定を総称しており、広義には分散に関する検定である**一元配置分散分析**、**二元配置分散分析**なども指す。

帰無仮説は「等分散である」つまり「2群の母分散に差がない」で、検定統計量 F 値(F_0)を計算する。F 値の基準値および有意確率は F 分布を利用して算出できる。

F 値は2群の**標本分散**の比であるが、これが1以上になるようにすなわち2群のうち分散の大きい方を分子にして小さい方で除すことが慣例となっている。

F 分布は、自由度ごとに曲線が異なるため自由度の算出が必要である。第1、第2の2つの自由度があり、F 値で分子側に来た群の標本数から1を減じたものが第1自由度、分母側に来た群の標本数から1を減じたものが第2自由度となる。

帰無仮説が棄却されたら($p < 0.05$)、「等分散である」つまり「2群の母分散に差がない」といえないため、等分散でない場合に使用できるウェルチの方法を使用する。

帰無仮説が棄却されなかったら($p \geq 0.05$)、「等分散である」つまり「2群の母分散に差がない」が否定されず、つまり、母分散が等しいと仮定して、Studentの t 検定を使用する。

● 対応のある t 検定

平均値を比較する2つの標本群が独立ではなく、同じ対象に2回同じ測定を繰り返したようなデータに対応がある場合は、対応のある t 検定を行う。対応のあるデータでは変化に着目しており、何かの介入の前後で比較をし、効果の有無を見るような場合がこれにあたる。ペアド t テスト(paired-t test)、対応のある平均値の差の検定ともいう。

変化を見るために同一対象の前後の「差」をひとつのデータとして扱い、差の平均値がゼロであるといえるかどうかを検定する。帰無仮説は「差はない」であり、「差」のデータの母平均値が0であると考えて、検定統計量 t 値(t_0)を計算する。t 値の基準値および有意確率は

t分布を利用して算出できる。t分布は、自由度ごとに曲線が異なるため、自由度の算出が必要で、対応のあるt検定の場合は標本数から1を減じて、$n-1$で算出できる。

　検定の結果、帰無仮説が棄却されたら（$p < 0.05$）、「差はない」は成立せず、平均に統計学的有意差（変化）があることになり、「差」のデータの母平均値が0ではないということになる。この時点で、「差」がプラスかマイナスかすなわち2群のうちどちらが大きいといえるかを標本平均で判断する。

　帰無仮説が棄却されなかったら（$p \geqq 0.05$）、「差はない」つまり「差」のデータの母平均値が0ではないということが否定できず、統計学的に有意な変化があるとはいえない。

　対応があるデータを対応させないで独立した群として検定すると、差が出にくくなり、本来ある差を見逃すことになる。対応のある検定は、同一対象同士を対応させて変化として差をとることにより、個体差を相殺できるからである。

● 一元配置分散分析

　平均値を比較する標本群が2群ではなく、3群以上の場合は、**一元配置分散分析**を行う。2群ずつ取り出してt検定を繰り返すことは、結果的に危険率が甘くなるため、望ましくない。たとえばＡ群・Ｂ群・Ｃ群という3群の場合、Ａ群とＢ群、Ｂ群とＣ群、Ａ群とＣ群の3回に分けてt検定を行うようなことはせず、一元配置分散分析で一度に検定する。

　帰無仮説は「各標本群の母平均は等しい」であり、すべての標本集団が同じ母集団から来ていると想定し、検定統計量F値（F_0）を計算する。F値の基準値および有意確率はF分布を利用して算出できる。F分布は、自由度ごとに曲線が異なるため自由度が必要であるが、第1、第2の2つの自由度があり、水準（群）数から1を減じたものが第1自由度、総標本数から第1自由度を減じたものが第2自由度となる。

　検定の結果、帰無仮説が棄却されたら（$p < 0.05$）、「各群の母平均値は等しい」は成立せず、平均に統計学的有意差があることになり、同じ母集団由来ではない標本集団が存在するということになる。どの群間に差があるかは多重比較といわれる方法でさらに検定し、またどちらが大きいといえるかは標本平均値で判断する。

　帰無仮説が棄却されなかったら（$p \geqq 0.05$）、「各群の母平均値は等

しい」すなわち「同じ母集団由来」は否定できないため、統計学的有意差があるとはいえない。

多重比較にはいくつかの方法がある。新薬 A 投与群と新薬 B 投与群と従来薬 C 投与群の比較をする場合のように、比較の基準となる群（対照群：この例の場合は従来薬 C 投与群）がある場合はダネットの検定などを、対照群がない場合は、等分散が成り立つかどうか n 数が揃っているかどうかでボンフェローニの検定、テューキーの HSD 検定などを選択して利用する。

同じ対象者で「対応（繰り返し）のある」場合、たとえば服薬の直前・直後・1 時間後などのように時間経過の 3 時点以上を群として捉えている場合などは、反復測定である方法を使う。群分けが 2 変数（因子）の場合、たとえば性別と年代別を一度に分析する場合などは二元配置分散分析を行う。

相関係数の検定

2 つの量的データの間に、一方が増加すると他方も増加するあるいは他方が減少するという直線的な**相関関係**があるかどうかを検定する方法。**相関関係の有意性の検定**、**無相関の検定**ともいう。相関の有無や強さは**相関係数**で表せるが、標本のデータから母集団の相関係数が 0 でないといえるかどうかを検定する。パラメトリックな手法である。

帰無仮説は「母相関係数は 0」すなわち「相関関係はない」と考えて、検定統計量 t 値（t_0）を計算する。t 値は相関係数 r と標本数 n の関数である。t 値の基準値および有意確率は t 分布を利用して算出できる。t 分布は、自由度ごとに曲線が異なるため自由度が必要であるが、この場合は変数が 2 つあるので標本数から 2 を減じたものが自由度となる。

検定の結果、帰無仮説が棄却されたら（$p < 0.05$）、「母相関係数は 0」つまり無相関、無関係といえないため、2 変数間に統計学的に有意な相関関係があるということになる。標本数が大きくなると棄却されやすいことと、「0 でない」ことしか検定していないため、相関関係の評価は相関係数の絶対値（大きさ）も併せて判断する。

帰無仮説が棄却されなかったら（$p \geq 0.05$）、「母相関係数は 0」（無相関、無関係）であることは否定できないため 2 変数間に統計学的に有意な相関関係があるとはいえない。

Chapter VI 保健統計

統計学と情報処理

● 統計学と情報処理

　　統計的処理の多くは数学的操作を必要とするため、パソコンにより専用の解析ソフトや作図ソフトを活用した情報の処理が行われている。保健情報・医療情報の分野でも、情報処理の電子化はめざましい。

　　一般的に用いられるファイルやデータなどの言葉も、情報処理を前提とする場合、限定的な意味で使われる。

● コンピュータ（パソコン）

　　1960年代の大型で高価なコンピュータに代わって、1970年代後半に米国のアラン・ケイが開発した小型で安価な8ビットの機種が登場した。当初マイクロコンピュータと呼ばれたが、個人用途を強調してパーソナル・コンピュータ（personal computer）と呼ばれるようになった。日本では、パソコンと略して用いられる。

　　コンピュータは、入力、記憶、演算、制御、出力を行う装置をもっており、互いに関連しながら処理を行う一つの情報処理システムである。文字や画像を扱うほか、論理判断も行う。

　　本体は、MPUまたはCPUと呼ばれる中央処理装置に、データを記録するハードディスク、記憶装置であるメモリなどから成り、CDやDVDなどの媒体を用いてデータを読み書きするためのドライブが内蔵または外付けされる。

　　本体のほか、入力機器としてキーボードや画面操作用のマウス、表示装置のディスプレイ、音声出力のスピーカーを備え、プリンター、スキャナなどと接続して入出力を行うほか、通信機器であるモデムやルーターを介してインターネットに接続され、用いられる。

● ソフトウェア

　　機器などの物質的なものを意味するハードウェアに対して用いられる言葉で、一般に、コンピュータを動かす命令を特殊な言語を用いて組んだプログラムを指す。知識やアイデアを意味する場合もある。

　　プログラムを生産するツールなどもソフトウェアに含まれ、知的生産物として音楽や映像などと同様に著作権で保護される。日本では、略してソフトともいう。

ネットワーク

データなどを伝送する通信網。接続されたシステム全体を表すコンピュータ・ネットワークの略。

ネットワークを介してつながっているコンピュータ間では、データの共有や通信が可能となる。また、ハイパーリンクという手法を使ってデータ相互がネットワークによって連結できる。

インターネット

「間」や「相互」を意味する inter に、「ネットワーク」を表す net が組み合わさってできた語。複数のコンピュータ・ネットワークを相互に連結するネットワークで、「ネットワークのネットワーク」とも呼ばれる。また、世界規模のコンピュータ・ネットワーク全体もインターネットと呼ばれる。

1960年代後半、米国において軍事目的で開発された ARPANET から始まったインターネットは、80年代、通信上の取決めである TCP/IP というプロトコルの開発によって、機種を問わず各地の研究所や大学のコンピュータ、あるいは独立したネットワークが次々に接続できるようになった。1990年代に入ってからは、研究機関のみにとどまらず、一般向けにもインターネット接続サービスを行う商用のプロバイダが登場して以来、個人レベルのユーザー層が世界中に拡大している。

インターネットの発展により、電子メール(e-mail)やホームページの開設だけでなく、ネットワークを介した仮想のコミュニティが生まれるなど、学問やビジネス等あらゆる分野で活用されている。

情報セキュリティ

ファイルやデータベースなど、保有している情報全般について、機密性(認可されたものだけがアクセスできる)、完全性(データおよび情報システムが正確で完全である)、可用性(必要なときにアクセス可能で、利用可能である)を維持すること目標としている。

不正な侵入や、情報の盗難、漏えい、改ざん等が起こらないように、情報セキュリティ対策として以下のようなことを実施する。アクセス制限をかけ、パスワードなどでユーザー認証をする。ウイルス対策や情報の暗号化、バックアップ、廃棄の際の消去等について組織的取組みと教育を行う。

Chapter VI 保健統計

● データ

データとは、数値、文字、記号、画像、音楽、音声など、コンピュータ・システムで処理可能な情報すべてを指す。

統計的処理は、通常、コンピュータの利用を前提としているため、データは常に電子的に作成・保存することが望ましい。**データの電子化**にあたっては、セキュリティ対策を講じ、プライバシー保護に十分配慮する必要がある。

● ファイル

書類などを綴じ込むもの、保存袋を意味し、コンピュータでは、一つの文書のように、名前がつけられたひとかたまりのデータを指す。

大きくテキスト・ファイルとバイナリー・ファイルの2種類に分かれ、前者は文字のみの文書を、後者はデータや画像、プログラムなど文字以外の形式のファイルすべてを指す。

ファイルは、ある特定の保存形式（**フォーマット**）に基づいて作成される。

● データベース

ある規則に従ってデータを集め、さまざまな業務処理ができるように整理したもの。データの管理システムもデータベースに含まれる。

コンピュータが処理するデータには、処理できる最小のレコードや、レコードが集まってできるファイルなどと、単位や大きさの異なるものがある。ファイルが、一つの書類のように、一方向からしかアクセスできないのに対し、データベースは、目的に応じて蓄積されたデータを抽出、ソート（並べ替え）するなどして利用しやすいように構築されている。各種保健統計の情報もデータベース化されて厚生労働省などのホームページ上で公開されており、利用できる。データの集まりを表に整理した**リレーショナルデータベース**は、使用者の目的や質問に応えて、複数のデータベースから容易にレコードを抽出・結合させるなど、複合的なデータベースの使用を可能にしている。

● レコードリンケージ

別々に集められた複数のデータベースをつきあわせて、同一対象の各レコードをつなぎ合わせる事を**データの連結（リンク）**という。たとえば健康診断のデータと国勢調査のデータを個人あるいは地区単位で連結することで発展した分析が可能になる。データリンケー

ジにあたっては倫理的配慮が必要で、情報の利用制限事項などに照らして審査などを受ける。

文献検索

数ある先行研究の中から、目的に合った文献を探し出し、一貫性のある評価を行うとともに、自己の研究課題の意義を明確にすることが必要である。

一次資料と二次資料▶文献は性質により、一次資料と二次資料に大別される。**一次資料**とは図書や雑誌論文、電子ジャーナルなど本文そのものをいう。**二次資料**とは図書館目録、索引誌、抄録誌、文献データベースなど、一次資料を探すための資料をいう。

書誌事項▶著者名、論題名、雑誌名、巻号、発行年、ページなど、論文の基本的な要素を**書誌事項**という。雑誌名は略誌名で示されることが多いため、正式誌名を特定する作業が必要である。

論文の種類▶**総説**:特定のテーマに関する研究状況、動向や課題などを、系統的・総合的に解説したもの。**原著論文**:独創的な研究論文で学術的・社会的に意義の高い論文。**研究報告**:新たな知見を提示している研究論文。**活動報告**:実践活動方法の改良や発展に関して有用な知見を提起する報告。**資料**:有用な資料。**解説**:専門家による基本的知識を初心者・非専門家向けにまとめたもの。**会議録**:研究結果を学会や研究会で発表した抄録。

文献検索方法▶**キーワード検索**(タイトルや要約に表現された言語を使用)、**主題検索**(文献の内容・特徴を分析した索引を使用)、著者検索、文献間の関係を調べる引用検索などの方法で行う。文献データベースは、主題となる用語を体系的に整理した独自の索引辞書(シソーラス)を有している場合が多い。検索では、"and""or""not"などを効果的に用い、スクリーニングできる件数まで絞り込む。件数・構成比など文献分布に関する量的情報や検索履歴を活用する。

文献評価▶複数の研究結果を総合的に評価する客観的な方法として、システマティックレビューとメタアナリシスがある。いずれも文献検索方法の記載によって再現性が担保される。**システマティックレビュー**は、評価結果を質的に記述したもの。**メタアナリシス**は、ランダム化比較試験など信頼性の高い複数の研究を統合し、統計的手法を用いて量的に評価したもの。

著作権▶論文・写真・図版・グラフには著作権があり、**著作権法**の範囲内で利用する。資料を複写する際は、調査研究の目的に限る。

Chapter VI 保健統計

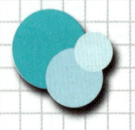

2. 保健統計調査

Check Words!!

保健統計
日本の統計調査
国勢調査
国民生活基礎調査
患者調査
医療施設調査
学校保健統計調査
食中毒統計
感染症発生動向調査
国民健康・栄養調査
身体障害児・者等実態調査
国際疾病分類(ICD-10)
国際生活機能分類

○保健統計

定　義　　保健統計という言葉には2種類の意味があり、統計調査のうちの保健に関する統計データのことを指す場合と、保健・医療によく用いられる統計学の解析手法を指す場合とがある。

保健統計は、国や地域社会などの「健康」に関する事象を量的に表すための調査で、公衆衛生活動の計画立案や、将来計画を立てる際に必要不可欠である。

主要なデータ▶ 保健関連の統計データの主要なものに、人口構成や出生・死亡などによる人口状況の変化を示す人口統計のほか、国民の栄養や健康意識などを調べる国民健康・栄養調査、医療機関の受療動向などを明らかにする国民生活基礎調査、患者調査、医療施設調査などがある。

○日本の統計調査

歴史・変遷　　日本では、1947(昭和22)年に、国の統計体系整備を目的として施行された統計法に基づき、総務大臣が指定した55の指定統計調査が、国および地方公共団体により実施されていた。

2007(平成19)年5月に、旧法と統計報告調整法を一本化し、公的機関が作成する統計全般を対象とした法律として改正統計法が公布され、2009(平成21)年4月から全面施行された。政府が基本計画を定め、国勢統計などの重要統計を基幹統計として位置づけるなどの公的統計の体系的整備や、統計データの有効利用の促進と対象者の秘密保護の強化、統計整備の中核として調査審議機関である統計委員会の設置などが定められている。

従来、旧法で指定された指定統計調査のほかに、統計報告調整法により承認を受けた承認統計調査と、それ以外で統計法により届出を求められている届出統計調査があったが、統計法の改正で公的統計の統計調査は基幹統計調査と一般統計調査に分けられた。

基幹統計▶ 基幹統計は2012(平成24)年7月現在で56統計である。その中の保健統計は、総務省が作成している国勢統計、労働力調査、厚生労働省が作成している人口動態調査、医療施設調査、患者統計、国民生活基礎統計、生命表、社会保障費用統計、文部科学省が作成している学校保健統計などである。また、統計には統計調査によって作成されるもののほか、他の統計を加工することによって作成される加工統計があり、生命表や社会保障費用統計は加工統計である。

Chapter VI 保健統計

● 国勢調査

国勢調査は、統計法による基幹統計で、5年ごとに行われる10月1日午前零時現在の人口調査である。統計学的には断面調査で、全数調査である。

通常は性・年齢、住所、世帯構成などの基本事項の調査（簡易調査）であるが、10年ごとに就業状況や就業上の地位、収入の種類などの項目が時代に応じて追加される大規模調査（本調査）となる。

第1回国勢調査が1920（大正9）年に実施されて以来、本調査は西暦末尾が0の年に、簡易調査は西暦末尾が5の年に実施されている。

都道府県別、市町村別の生物的・社会的特性を知る資料である。

● 国民生活基礎調査

概　要　国民生活の基礎的事項（保健、医療、福祉、年金、所得など）の調査。厚生労働行政の企画・運営のための基礎資料を得るもので、国民生活基礎統計ともいう。統計法による基幹統計。

実施方法　層化無作為抽出された地区内すべての世帯で調査員による訪問調査。1986（昭和61）年に4つの世帯面調査を統合して開始（従来は国民健康調査として実施）。毎年実施、3年に1回大規模調査。

通院者率、有訴者率などが算出される。自己申告のため、傷病名等回答の正確性に疑問が残る。

通院者率▶通院者率は、通院者数を人口で除し、人口千人に対する割合で示したもの。人口千対で示す。

2010（平成22）年の通院者率は370.0で、65歳以上では男667.9、女688.3。「高血圧症」「歯の病気」「高脂血症（高コレステロール血症等）」「糖尿病」などが傷病としては多い。

有訴者率▶有訴者とは、世帯員（入院者を除く）のうち病気やけが等で自覚症状のある者をいい、人口千人に対する有訴者数の割合を「有訴者率」という。国民生活基礎調査によって算出される。

2010（平成22）年の有訴者率は322.2。腰痛、肩こり、手足の関節が痛む、鼻がつまる・鼻汁が出るなど、何らかの自覚症状が国民の約3割にある。

● 患者調査

概　要　統計法による基幹統計で、病院および診療所を利用する患者の傷病状況についての調査（傷病量の施設面調査）である。全国の医療施

設を対象とした層化無作為抽出調査で、医療行政のための基礎資料が得られる。推計患者数、総患者数、受療率などが算出される。

1953(昭和28)年から毎年1回実施されていたが、1984(昭和59)年から都道府県別の状況を把握するため客体を増やし、3年に1度になった。なお、2011(平成23)年の調査は東日本大震災の影響で宮城県の石巻医療圏、気仙沼医療圏および福島県は除かれている。

受療しない人は把握できない、確定診断でない診断名がつく場合もある、などの問題点がある。

推計患者数▶調査実施機関以外のすべての医療機関も含めて1日に受診したすべての患者を推計したもの。推計入院患者数および推計外来患者数(初診および再診)がある。医療機関にかかっていても調査日に受診していない人は考慮されていない。

2011(平成23)年の推計入院患者数は134万人、外来患者数は726万人(宮城県の石巻医療圏、気仙沼医療圏および福島県を除く全国)。65歳以上が入院の7割弱、外来の4割強を占める。

総患者数▶推計患者数に、調査日には外来受診していないが継続的に医療機関を受診している患者数を推計して加えた数。ある疾病の総患者数を人口で除すとその疾病の有病率になる。1993(平成5)年以降推計されている。

受療率▶調査日の推計入院患者数または推計外来患者数を人口で除し、人口10万人に対する割合で示したもの。人口10万対で示す。医療機関にかかっていても調査日に受診していない人は考慮されていない。

2011(平成23)年の受療率は入院1,068、外来は5,784(宮城県の石巻医療圏、気仙沼医療圏および福島県を除く全国)。

● 医療施設調査

統計法による基幹統計で、医療施設(医療法に定める病院・診療所)の分布と整備状況や診療機能を把握する。医療行政のための基礎資料を得る調査。

医療施設調査には、医療施設の動態を開設・廃止の申請・届出に基づき調査する医療施設動態調査と、10月1日現在での全医療施設の詳細な実態を把握する医療施設静態調査がある。

1973(昭和48)年以降は3年ごとの医療施設静態調査と、その中間年の医療施設動態調査とが実施されている。

Chapter VI 保健統計

● 学校保健統計調査

児童、生徒および幼児の発育および健康状態を明らかにする調査で、学校保健安全法による健康診断結果をもとに実施される。学校保健統計ともいう。統計法による基幹統計。

確率比例抽出法により調査実施校が指定される。発育状態調査は層化二段無作為抽出法で、健康状態調査は層化集落抽出法である。

● 食中毒統計

食中毒患者と食中毒による死者の発生状況を把握する調査で、発生時、医師による届出の義務がある。発生状況解明のため系統的な調査により食中毒事件票等を作成する。

食品衛生対策のための基礎資料として厚生労働省が作成している。

● 感染症発生動向調査

ココミル 感染症の疫学(感染症発生動向調査)(p.374)

● 国民健康・栄養調査

国民の身体の状況、栄養摂取量および生活習慣の状況を明らかにする調査である。国民の健康増進の総合的な推進のための基礎資料を得るために、厚生労働省が毎年実施している。一般統計である。

地区抽出による世帯単位の調査で、全国300地区、約6,000世帯(世帯員約18,000人)を調査する。

以前は栄養改善法により国民栄養調査として実施されていたが、2003(平成15)年から健康増進法に基づき実施するようになり、名称変更した。

● 身体障害児・者等実態調査

在宅の身体障害児・者の障害の種類・程度・原因等の状況、日常生活の状況、就業の状況、福祉用具の所持状況、障害別ニーズの状況等の把握を行う調査である。身体障害児・者に係る福祉施策の推進に必要な基礎資料を得るために、厚生労働省が5年周期で7月1日に実施している。一般統計である。

層化無作為抽出した2,600地区に居住する身体障害者(身体障害児は9,800地区)を調査する。

◯ 国際疾病分類（ICD-10）

　　ある疾病であると診断されると疾病名がつくが、統計をとる場合、診断名のつけ方には一定のルールが必要となる。国際疾病分類は、国際的に統一された疾病分類で、死因等の人口動態統計や病院のカルテ管理などで利用されている。

　　ICD-10の正式名称は、疾病及び関連保健問題の国際統計分類第10回修正（International Statistical Classification of Diseases and Related Health Problems, Tenth Revision）。1990年のWHO総会で採択された。1900年の第1回国際分類修正会議以来約10年ごとに改訂されてきた。

　　ICD-10は、1990年に採択され、一部改正されながら使用されている。ICD-11への改訂作業は2015年を目途として進められている。

　　日本では、1995（平成7）年から第10回修正準拠の「疾病、障害及び死因の統計分類」が用いられ、2006（平成18）年からはICD-10（2003年版）準拠の分類が使用されている。

◯ 国際生活機能分類

　　ココミル 地域看護を支える基本概念（国際生活機能分類）（p.11）

Chapter VI 保健統計

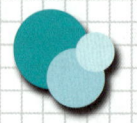

3. 人口統計

Check Words!!

■■■ **人口統計の基礎**
　健康指標
　人口統計

■■■ **人口静態統計**
　人口ピラミッド
　年齢別人口
　老年人口割合(老年人口)
　従属人口
　年齢構成指数
　老年化指数
　労働と人口

■■■ **人口動態統計**
　死亡
　死因別死亡率
　死因別死亡割合
　PMI(標準死亡比)
　生命表
　平均余命と平均寿命
　生命関数
　出生率
　合計特殊出生率(粗再生産率)
　総再生産率
　純再生産率
　死産率
　周産期死亡率
　出生後の死亡
　妊産婦死亡率
　婚姻・離婚

人口統計の基礎

健康指標

　　　　　健康指標とは、ある地域など特定の集団の健康状態を示す数字で、厚生労働省や総務省統計局による統計資料などから算出される。衛生統計、保健統計とも呼ばれるとおり、健康状態や生活環境条件、保健サービス等に関するデータのほか、疾病や死亡をもとにした指標が含まれる。

　　　　　健康指標は、人口統計を基礎として算出される。

人口統計

　　　　　人口統計には、**人口動態統計**と**人口静態統計**の2つがあり、社会分析や政策立案、研究等の資料として広く活用される。

人口動態統計▶人口の規模や構造を変化させる出生・死亡・死産・婚姻・離婚・移動などの動きを厚生労働省が毎年全数調査する人口動態調査の結果を集計したものである。死亡率や出生率の計算には、通常1年間の数を用いる。

人口静態統計▶主としてある時点での人口構成、性・年齢分布を明らかにするほか、世帯・配偶関係・労働力・就業状態などの調査結果も集計される。代表的なものに総務省統計局が行う国勢調査がある。

　　　　　人口統計で、通常分母に使われる日本人口は、国勢調査の調査日に合わせて年度中央の10月1日現在の人口を用いる。諸外国では年央人口(7月1日)を用いている。

人口静態統計

人口ピラミッド

　　　　　底辺横軸を0歳として、中央縦軸に年齢をとり、男女を左右に分けて年齢人口を棒グラフにしたもので、人口構造をわかりやすく示す。

　　　　　開発途上国では、出生数が多く、年齢を重ねていくと人口が少なくなるため、三角形のピラミッド状になるが、出生数が少ない先進国等では、つぼ型になる。開発途上国から先進国への移行期は釣鐘型になる。現在の日本はつぼ型に、第1次・2次のベビーブームの影響が加わり、2つの膨らみをもつ型になっている(図10)。

　　　　　人口ピラミッドからは、各時代の社会情勢の出生・死亡への影響が読み取れる。

Chapter VI 保健統計

図10 わが国の人口ピラミッド　2011(平成23)年10月1日現在

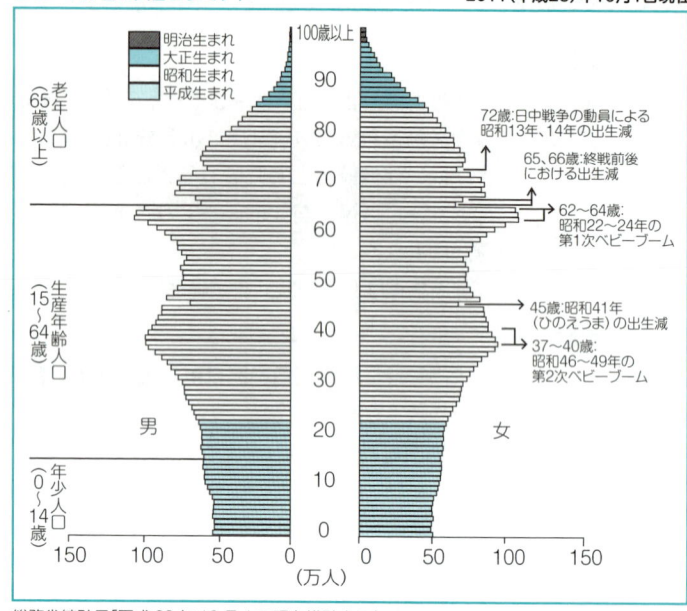

凡例：明治生まれ／大正生まれ／昭和生まれ／平成生まれ

老年人口（65歳以上）
生産年齢人口（15～64歳）
年少人口（0～14歳）

男　女

注記：
- 72歳:日中戦争の動員による昭和13年、14年の出生減
- 65、66歳:終戦前後における出生減
- 62～64歳:昭和22～24年の第1次ベビーブーム
- 45歳:昭和41年(ひのえうま)の出生減
- 37～40歳:昭和46～49年の第2次ベビーブーム

(万人)

総務省統計局「平成23年10月1日現在推計人口」

年齢別人口

おもに経済活動の見地から、先進諸国と開発途上諸国で大きな差がない年齢3区分別人口が用いられる。①**年少人口**(0～14歳)、②**生産年齢人口**(15～64歳)、③**老年人口**(65歳以上)がある。1950年以降は、年少人口が1971～1974年までの第2次ベビーブームを除き一貫して減少しているのに対し、老年人口は一貫して増加し、1997年には年少人口を上回った。

老年人口割合（老年人口）

年齢3区分別人口割合のうち、とくに老年人口割合に注目し、パーセントで表したもので、**高齢化率**ともいわれる。国連の定義では、7%を超えて増加しつつある社会を**高齢化社会**、14%を超えると**高齢社会**という。65～74歳の人口を**前期老年人口**、75歳以上を**後期老年人口**ともいう。わが国の老年人口割合は、1950(昭和25)年に4.9%であったものが、2005(平成17)年では20.0%を超え、2010(平成22)年には23.0%になった。

従属人口

現在生産に従事していない年少人口と老年人口をあわせた人口を、

従属人口という。生産年齢人口に対する年少人口と老年人口の相対的な大きさを比較する年齢構成指数によって、生産年齢人口の扶養負担の程度がわかる。

● 年齢構成指数

年齢構成指数には、①**年少人口指数**、②**老年人口指数**、③**従属人口指数**の3つがある。年齢構成指数は、次の式によって求められる。

年少人口指数＝（年少人口÷生産年齢人口）× 100
老年人口指数＝（老年人口÷生産年齢人口）× 100
従属人口指数＝｛（年少人口＋老年人口）÷生産年齢人口｝× 100

● 老年化指数

老年化指数は、年少人口に対する老年人口の大きさによって高齢化の度合を表し、近年は高齢化を反映して上昇している。老年化指数は次の式で求められる。

老年化指数＝（老年人口÷年少人口）× 100

● 労働と人口

労働力人口▶生産年齢人口のうち、労働の意思と能力を有する人の数を**労働力人口**という。就業者と完全失業者の合計数で表され、毎月の労働力調査によって明らかにされる。15歳以上人口に対する労働力人口の比率を**労働力人口比率**といい、次の式で求められる。

労働力人口比率（％）＝（労働力人口÷15歳以上人口）× 100

就業者▶収入を伴う仕事を1時間以上した従業者と、それ以外の休業者からなる。就業率は、15歳以上人口に占める就業者の割合である。

失業者▶仕事に就いていない状態の者で、労働の意思を有し、仕事を探している者を完全失業者という。完全失業者率は、労働力人口に占める完全失業者の割合で、次の式で表される。

完全失業率（％）＝（完全失業者数÷労働力人口）× 100

人口動態統計

● 死 亡

死亡は人口動態統計により全数把握されているので、集団の健康状態を知る指標として利用しやすい。死亡は疾病の最終結果であるが、疾病の重篤度（致命率）、治療の進歩などの影響を受けるため、**罹患率**や**有病率**とは必ずしも平行しない。

死亡率▶年間死亡数を総人口で割り、1000を乗じたもの（千対）を

「(粗)死亡率」という。

年齢調整死亡率▶死亡率を年齢で標準化した指標である。年齢構成の異なる集団間の比較あるいは年次推移（過去と現在の比較）を見る際に年齢構成の影響を排除するためにこれを用いる。死亡は高齢者ほど起こりやすいので、高齢者が多い集団では死亡率が大きくなりがちである。算出法には**直接法**と**間接法**がある。

● 死因別死亡率

ある死因の死亡率で、ある死因の死亡者数を人口で除して算出する。一定期間（通常1年間）における死亡者数と年央人口（日本では10月1日現在）を用いる。人口10万対で示されることが多い。**死因統計**は死亡診断書に基づき、原死因が集計される。死因分類は**国際疾病分類[ICD-10**(2003)]に準拠した「**疾病、傷害及び死因分類表**」が採用されている。

戦後結核による死亡が減少して、死因構造が感染症中心から生活習慣病中心に変化した。日本での3大死因の死因別死亡率は、人口10万対で悪性新生物283.2、心疾患154.5、肺炎98.9となっている[2011（平成23）]。最近、高齢化とともに肺炎が増加して2011（平成23）年は脳血管疾患98.2を抜いた。7位の自殺（22.9）も1992（平成4）年より増加傾向が見られ、特に中高年男性の増加が目立つ。

● 死因別死亡割合

ある疾病の死因が全死亡数に占める割合（proportional mortality ratio：**PMR**）をいう。ある疾病の死因の死亡数を全死亡数で除し、パーセントで表す。人口データが入手できなくても算出できるため、職域集団の死亡構造の検討などにも利用できる。

日本での4大死因の死因別死亡割合は、悪性新生物28.5％、心疾患15.6％、肺炎10.0％、脳血管疾患9.9％となっている（2011（平成23）年）。

● PMI（標準死亡比）

50歳以上の死亡が全死亡数に占める割合を標準死亡比（proportional mortality indicator：PMI）という。50歳以上で死亡した数を全死亡数で除し、100を乗じてパーセントで表す。PMIの値が高い集団の健康水準は高いとされる。若年者での死亡割合が高い場合は、PMIの値が小さくなる。日本は94.9％（2005（平成17）年）で、90％を超えている。

人口データや正確な死亡年齢が入手できなくても算出できるため開発途上国でも使用でき、国際比較に用いられる。近年では、65歳以上死亡数の死亡総数に対する割合が紹介されており、日本は85.2％（2010(平成22)年）である。

生命表

寿命を用いて死亡傾向のレベルを表現する際の指標群のこと。寿命分布、生存曲線、平均余命などからなり、これらを**生命関数**と呼んでいる。

通常は現時点の年齢別死亡率を基礎とし、これらの値が今後も変化しないという仮定に則って生命関数を算定する。これを現状生命表ともいう。計算に用いられる年齢別人口数が国勢調査人口のものを**完全生命表**、中間年の推計人口のものは**簡易生命表**という。

10万人の仮想集団を対象に、生命表作成時点での年齢階級別死亡の状況が今後も変わらず続くと仮定して計算し、全員が死亡する時を想定した理論上の追跡を行う。

平均余命と平均寿命

ある年齢に達した者がその後生存できると期待される年数をその年齢の平均余命という。単位は年。x歳以上の**定常人口**を、x歳時点で期待される10万人中の生存数で除して算出する。

0歳平均余命を特に平均寿命という。平均寿命は、その集団の全年齢の死亡状況を集約している健康水準の総合指標であり、その集団の年齢構成には影響されないという利点をもつ。わが国は世界有数の長寿国であり、2011(平成23)年簡易生命表による平均寿命は、男79.44年、女85.90年である。2011(平成23)年は、地震による不慮の事故死亡率の変化が大きく影響し、男女とも前年に比べ減少した。

生命関数

死亡率または**生存率**：x歳に達した者が$x+n$歳に達するまでの死亡確率または生存確率。
生存数：10万人の出生者がx歳に達するまで生き残ると期待される数。
死亡数：x歳の生存者のうち$x+n$歳に達しないで死亡する者の数。
定常人口：毎年10万人の出生があり、生命表作成時点での年齢階級別死亡の状況が続くと、やがて年齢別人口が定常状態に達する。このときのx歳以上$x+n$歳未満の人口とx歳以上の人口等。

Chapter VI 保健統計

● 出生率

出生数を人口で除したもの。一定期間(通常1年間)における出生数と人口(年央人口、日本では10月1日現在)を用いる。人口千対で表す。その集団の妊娠可能女子年齢人口の多寡を考慮していないので、粗出生率ともいう。

わが国の出生率は、第2次ベビーブーム[1971～1974(昭和46～49)年]を除いて低下傾向で、2005(平成17)年には8.4に達し、その後増加と減少を繰り返す横ばい状態で、2011(平成23)年は8.3である。

● 合計特殊出生率(粗再生産率)

母の年齢別出生数を各年齢別女子人口で除したものを15～49歳まで合計したもので、人口の予測の指標の一つ。

女性が仮にその時点での年齢別出生率で子どもを産むとした場合、一人の女性が一生に産む平均子ども数を表す(期間合計特殊出生率)。実際に一人の女性が一生に産む平均子ども数は、世代の出生状況に着目して算出するコホート合計特殊出生率であるが、その世代が50歳にならないと算出できないため、一般的には期間合計特殊出生率を用いる。人口置換水準(その値を切ると将来的に人口が減少する)は現在約2.1。

わが国の合計特殊出生率は、1966(昭和45)年の「ひのえうま」の影響を除き低下傾向で、2005(平成17)年には1.26に達したが、その後やや上昇し2011(平成23)年は1.39である。

● 総再生産率

母の年齢別女児出生数を各年齢別女子人口で除したものを、女性の出産可能年齢(**再生産年齢**)である15～49歳まで合計したもの。人口予測の指標の一つ。女性が仮にその時点での年齢別出生率で子どもを産むとした場合、一人の女性が一生に産む平均女児数(次世代の母親数)を表す。

約1.0を切ると将来的に人口が減少する。

● 純再生産率

人口予測の指標の一つ。母親の世代の死亡率を考慮に入れたうえで女性が仮にその時点での年齢別出生率で子どもを産むとした場合、一人の女性が一生に産む平均女児数を表す。

この数が1.0(1人)に維持されていれば、将来的に人口減少には

つながらないと考えられている。1950（昭和25）年には1.50であったものが、1974（昭和49）年以降低下傾向にあり、2005（平成17）年で0.61となった。その後やや上昇し2010（平成22）年は0.67である。

○ 死産率

死産は、人口動態統計では、妊娠満12週以後の死児の出産をいい、人工死産と自然死産に分かれる。死産率は、通常1年間の死産数を出産数（出生と死産の和）で除したもの。出産千対で表す。

1960（昭和35）年頃の100前後をピークに「ひのえうま」の年を除いて低下。2011（平成23）年には23.9に達した。自然死産は同様の推移で11.1［2011（平成23）］。人工死産は1974（昭和49）年に16.4まで低下した後、上昇傾向から再度低下し12.8［2011（平成23）］である。

○ 周産期死亡率

妊娠満22週以後の死産数と生後1週未満の死亡（**早期新生児死亡**）数を出産数で除したもの。一定期間（通常1年間）における死亡数、死産数と出産数を用いる。出産千対で表す。この場合の出産は出生数と妊娠満22週以後の死産数の和である。

国によっては、出生後まもなく死亡した場合に死産として扱う場合と出生後死亡として扱う場合があるという不統一を解消するため、WHOが提唱した概念。ともに母体の健康状態の影響を受ける共通性もある。

日本では、1995（平成7）年適用された国際疾患分類（ICD-10）以前には死産を妊娠満28週以後で分母は出生数としていた。ICD-10では、出産体重1,000g以上の胎児と乳児に限定するよう勧告されているが、日本では従来との比較性も考慮し出産体重別では行っていない。

わが国の周産期死亡率は、2011（平成23）年には4.1であり、早期新生児死亡・妊娠満22週以後の死産ともに減少している。

○ 出生後の死亡

乳児期（生後1年未満）、新生児期（生後4週未満）の死亡数を出生数で除したものをそれぞれ**乳児死亡率**、**新生児死亡率**という。出生千対で表す。

乳児死亡率 ▶ 母と乳児の生活環境の良否の影響を受けやすく、集団

の衛生状態を表す指標として用いられる。わが国の乳児死亡率は、大正末期までは150を超えており、戦後の母子保健の取組みによって、1947(昭和22)年76.7、1975(昭和50)年10.0と急速に改善した。2011(平成23)年には2.3を示した。

乳児期の死亡要因 ▶ 乳児期の死亡要因は先天的要因と後天的要因に大別され、出生直後は先天的要因の影響も大きいため、新生児死亡率を算出する。さらに生後1週未満の死亡数を出生数で除したものを早期新生児死亡率という。日本では衛生環境および医療水準の向上により先天性要因が大きくなっていて、2011(平成23)年には新生児死亡率は1.1、早期新生児死亡率は0.8である。

妊産婦死亡率

妊産婦の死亡数を出産数で除したものを妊産婦死亡率という。出産千対や出産10万対で表す。妊娠・分娩に伴う母体の死亡は妊産婦のおかれている保健管理レベルを表している。国際的には分母に出生数を用いるが、定義上は出産数の方が望ましい。

わが国の妊産婦死亡率は、1950(昭和25)年の161.2から1965(昭和40)年には80.4と大幅に改善し、さらに1988(昭和63)年以降10を切り、2011(平成23)年は3.8である。

婚姻・離婚

国勢調査により、15歳以上の配偶関係が人口静態として明らかになる。2010(平成22)年では、男女とも未婚者、有配偶者割合が5年前に比して低下した一方で、死別、離別が増加している。

婚姻率 ▶ 年間婚姻届出件数を10月1日現在の日本人口で除し、1,000倍したものを**婚姻率**という。終戦直後12を超えていたが低下し、5.2[2011(平成23)]である。1970(昭和45)年頃、第一次ベビーブーム期に出生した人々の結婚により一時上昇した。

年間離婚届出件数を10月1日現在の日本人口で除し、1,000倍したものを**離婚率**という。終戦直後の1前後から低下した後、1965(昭和40)年頃から2002(平成14)年の2.30まで上昇し、再度低下傾向で1.87[2011(平成23)]である。

婚姻・離婚はいずれも人口動態に含まれる。

さくいん

■あ
アウトブレイク 373
アクティブ80ヘルスプラン 255
アジェンダ21 38
アスペルガー症候群 130, 132
アセスメント 70, 84
アディクション 193
アデレード会議 13
アドヒアランス行動 43, 44
アドボカシー 18
アメリカ公衆衛生協会公衆衛生看護部会 3
アルマ・アタ宣言 12
安全管理 227
安全教育 225
アンダーソン, E.T. 89

■い
イエーツの補正 385, 403
育児・介護休業法 128
育成医療 120
育児時間 265
医師からの届け出（結核対策の）202
遺族（基礎）年金 288
依存財源 271
依存症 193
イタイイタイ病 37
一元配置分散分析 405, 406
一次医療圏 278
一次集計 381, 385
一次資料 383, 411
1歳6か月児健康診査 122
一般健康診断 236
一般の情報提供者 91
一般病床・療養病床 278
医療型児童発達支援 181
医療供給体制 274
医療行政 273
医療計画 277
医療圏 278
医療施設静態調査 415
医療施設調査 413, 415
医療施設動態調査 415
医療費適正化計画 318
医療費の公費負担制度（結核）203
医療扶助 303
医療法 275
　──に基づく医療計画 277
医療保険制度 284
医療保護入院 187
因果関係 339, 341
　──判定の基準 341

陰性反応的中度 345
インターネット 409
インテーク 70
院内感染 372
インフォームド・コンセント 356
インフルエンザ 375

■う
ウイルス 371
ウィンスロー, C.E.A. 249
ウィリアム・ラスボーン 23
ウェルネス行動 43, 45
ウォルド, リリアン 23
後ろ向きコホート調査 361
うつ（病）193

■え
影響評価 89
衛生委員会 265
衛生管理者 6, 265
衛生費 272
栄養改善業務の推進 145
栄養改善法 416
栄養教諭 228
疫学 334
　──の指標 347
　──の対象 335
　──の定義 335
　──の目的 335
　──研究の方法 357
　──調査法 355
疫学研究に関する倫理指針 356
疫学調査での診断の妥当性 336
疫学調査における倫理 356
疫学的因果推論 339
疫学要因 337
エコマップ 62
エスノグラフィー 84, 91
エックス線間接撮影（児童・生徒）224
エピデミック 373
遠城寺式乳幼児分析的発達検査法 126
エンゼルプラン 113, 322
エンデミック 373
エンパワメント 17

■お
応急入院 187
横断的研究 360
大阪朝日新聞社会事業団公衆衛生訪問婦協会 25
大阪乳幼児保護協会 25
大阪府立社会衛生院 27

大西若菜 30
オーバーマッチング 366
汚染 371
オゾン層（の）破壊 38, 40
オゾン層保護のためのウィーン条約 40
オゾン層保護法 40
オタワ憲章 13
オッズ比 353
帯グラフ 387
思いこみバイアス 358
思い出しバイアス 360, 364
オルト, G.E. 29
オレム, D.E. 44
恩賜財団済生会 24
　──巡回看護制度 24
恩賜財団母子愛育会 26

■か
外因性内分泌攪乱物質 40
海外経済協力基金 50
海外青年協力隊 53
回帰係数 394
回帰式 394
回帰直線 393, 394
回帰分析 394
介護給付 295
外国人母子の健康問題 128
介護サービス計画 296
介護支援専門員 67, 299
介護認定審査会 295, 296
介護福祉士 312
介護扶助 303
介護保険サービス 297
　──利用の流れ 293
介護保険事業計画 321
介護保険制度 291
介護保険法 156, 244, 291, 307
　──の保険者 293
　──の第1号被保険者 293
　──の第2号被保険者 293
介護予防支援 298
介護予防事業 299, 300
開始期（グループ発展過程の）95
カイ2乗分布（χ^2分布）392
開拓保健婦制度 30
ガイダンス法 47
カイ2乗検定 397, 401
介入研究 336, 357
化学的環境要因 338

427

化学物質の内分泌かく乱物質に関する
　　環境省の今後の対応方針について
　　──ExTEND 2005　41
核家族(化)　37, 58
学習援助型健康教育　79
学習障害(LD)　132
拡大家族　58
喀痰吸引(介護職員等による)　168, 229
確率　396, 398
家系図　62
過重労働対策　239
仮説　385
仮説因子　365
仮説検定　396
家族　57
　　──の機能　58
　　──の発達　59
　　──の発達課題　59
家族システム理論　59
家族ストレス対処理論　60, 61
課題解決型アプローチ　326
型別保健所　31
偏り　364
学校安全　225, 262
学校安全計画　227
学校環境衛生　227
学校看護婦制度　221
学校給食(法)　220, 228
学校教育法　220, 262
学校保健(活動)　5, 219
　　──計画　222, 223
学校保健安全法　220, 262
学校保健委員会　223
学校保健行政　259, 261
学校保健統計調査　416
学校保健法　220, 262
カットオフ・ポイント　345
家庭訪問　56, 110, 135
家庭訪問指導(結核対策の)　203
家庭訪問の優先順位　63
カテゴリー　384, 385
稼働量　88
簡易生命表　423
簡易調査　414
間隔尺度　384
環境　15
環境衛生検査　228
環境汚染　37
環境基本計画　269
環境基本法　269
環境省　267

環境と開発に関する国連会議　38
環境保健行政　259, 267
環境ホルモン　40
　　──戦略計画──SPEED'98　40
環境要因　337, 338
がん検診　65
観察研究　357
患者管理(結核)　202
患者対照研究　362
患者調査　213, 214
感受性(宿主)　376
感受性対策　377
間接法(標準化)　368, 369, 422
感染(源)　371, 373
感染経路(対策)　373, 375, 376
感染症　371
　　──対策と保健所　198
　　──の三大要因　373
　　──の診ింに関する協議会(結核)　203
　　──の分類　196
感染症サーベイランス(事業)　374, 378
感染症情報センター　198
感染症の予防及び感染症の患者に対
　　する医療に関する法律　196
感染症発生時の活動　198
感染症発生動向調査　374, 378
感染症法　196
感染症保健活動　195
感染症予防(学校)　225
完全生命表　423
感染発症指数　371
がん対策　143
がん対策推進計画　143
関連(性)　340, 392
　　──の一貫性　341
　　──の強固性　342
　　──の時間性　342
　　──の指標　392
　　──の整合性　342
　　──の特異性　342
緩和ケア病棟　246

■き
偽陰性(FN)　344
危機管理　20
危険因子　335, 339
危険有害性　351
危険率　358, 398
気候変動に関する政府間パネル(IPCC)　38
記述疫学研究　357
記述統計(学)　381

基準集団　368
基準人口　368
基礎的集団　14
基礎統計量　385
期待値　402
喫煙対策　148
機能的集団　14
基本チェックリスト(地域支援事業
　　の)　159
基本的人権　19
帰無仮説　396, 397
偽薬　358
キャスル, S.V.　43
キャリア　372
救急医療体制　279
救命救急センター　279
休養　146
教育期　59
教育基本法　220
教育扶助　303
共済年金　290
凝集性(家族関係の)　58
凝集性　94
偽陽性(FP)　343
共同募金　304
京都看病婦学校　23
京都議定書　39
京橋保健館　25
業務上疾病　238
寄与危険(度)　353
寄与危険(度)割合　354
居宅介護サービス計画費　298
居宅介護サービス費　298
居宅介護支援　298
居宅サービス(介護保険)　297
居宅サービス計画　298
筋萎縮性側索硬化症　244
緊急措置入院　187
緊急保育対策等5か年事業　113

■く
空気感染　375
偶然誤差　363, 364, 382
クーパースミス, S.　46
クォンティフェロン®TB第二世代　202
区間推定　396
国の義務(健康権)　11
クラッシュ症候群　218
グリーン, L.W.　77
クリスチャン・M・ヌノ　25
クリプトスポリジウム症　376

クラメールの連関係数　393
グループ（支援）　93
　──の発展過程　95
グループ支援・組織化　93
グループ・ダイナミックス　93
グループホーム　191
グループワーク　94
クロイター,M.W.　77
クロイツフェルト・ヤコブ病　244
クロス集計　385
黒須節子　25
クロス表　385, 397, 401

■け
ケアコーディネーション　67
ケアプラン　71, 73, 296
ケアマネジメント　66
　──の構成要素　68
　──の制度化　67
　──の定義　68
　──のプロセス　69
ケアマネジャー　67, 299
経済協力開発機構　50
頸髄損傷　245
形成期（地域ケアシステムの）　97
経管栄養（介護職員等による）　168
継続看護　6
経胎盤感染　376
系統誤差　363, 364
結果期待　45
結核医療　203, 204
結核患者の登録　203
結核菌　375
結核緊急事態宣言　199
結核児童療育医療　122
結核対策（健康診断）　200
結核対策の動向　198
結果評価　89
結果予測　45
研究仮説　397
研究デザイン　357
健康（の定義）　10
　──課題の明確化　86
　──問題　86
健康（wellness）　45
　──増進行動　43
　──段階別保健行動の分類　43
　──保持行動　43
健康学習　79
健康危機管理　108

健康教育　75, 76
　──のプロセス　80
健康権　11
健康指標　419
健康寿命　144, 155
健康診査　64
　──の実施方法　64
健康診断　224, 236
健康増進計画　318
健康増進対策　137
健康増進法　57, 257, 318, 416
健康相談　56
健康相談活動（学校保健）　221
健康づくり対策──栄養・食生活　145
健康づくり対策──休養・こころの健康　146
健康づくり対策──身体活動・運動　144
健康づくりのための運動基準2006　144
健康づくりのための休養指針　146
健康づくりのための睡眠指針　146
健康日本21　14, 138, 255
　──計画　84
　──地方計画　318
　──と歯科保健　211
健康日本21（第2次）　138
健康保険法　284
健康保持増進措置　235
検出力　400
検診　65
顕性感染　371
検定　382, 385, 395, 396
検定統計量　396, 398
現任教育　105
権利擁護　18, 19, 70

■こ
公営事業会計　271
公害（対策基本法）　37, 268
公害健康被害補償法　268
高額介護サービス費　298
高額療養費制度　286
後期高齢期　155
後期高齢者医療制度　286
後期老年人口　420
合計特殊出生率　424
抗原　371
公衆衛生（学）　3, 249
公衆衛生看護（活動）　3
　──活動の範囲と規範　3
　──教育　25
公衆衛生看護管理　100
公衆衛生対策に関する覚書　29

工場法　232
厚生省設置　28
更生相談所　311
厚生年金　289
厚生労働省　260
抗体　371
後天性免疫不全症候群　245
高度経済成長期　37
広汎性発達障害（自閉症スペクトラム）　131
公費医療制度　287
交絡（因子）　364, 365
　──の制御　365
効力期待　45
効力予測　45
高齢化社会　420
高齢化率　420
高齢社会　155, 420
高齢社会対策基本法　307
高齢者虐待　163
　──の防止、高齢者の擁護者に対する支援に関する法律　307
　──防止法　308
高齢者の医療の確保に関する法律　286
高齢者保健活動　154
高齢者保健対策　156
高齢者保健の動向　155
高齢者保健福祉計画　84
高齢者保健福祉推進10か年戦略　308
ゴールドスタンダード（疫学）　337
ゴールドプラン　156, 308
ゴールドプラン21　156, 308, 321
国際がん研究機関　50
国際協力　49, 50
国際協力機構　50
国際緊急援助隊　53
国際合同エイズ計画　50
国際交流　49, 50
国際疾病分類（ICD-10）　417
国際障害者年　16
　──行動計画　174
国際障害分類（ICIDH）　11
国際食糧農業機関　50
国際生活機能分類（ICF）　10, 11
国際保健医療協力　49
国際連合　51
国勢調査　414
国民医療費　156, 280
国民皆保険制度　31, 284
国民健康・栄養調査　144, 147, 416
国民健康づくり対策　31, 255

429

国民健康保険(法)　28, 31, 286
国民健康保険(保健施設)と保健婦　28
国保保健婦　28, 31
国民生活基礎調査　414
国民体力法　28
国民年金(法)　288
　　　――基金　289
国立公衆衛生院　27
国立保健医療科学院　27
国連児童基金　50, 52
国連・障害者の10年　16
国連人口基金　50
こころの病気への対応　146
誤差　363, 364
個人情報保護法　102
個人情報保護条例　102
個体要因　338
国家行政組織法　260
国家財政　270
国庫支出金　272
国庫補助金　272
コッホ(の3原則)　339, 341
子ども・子育て応援プラン　323
子ども・子育てビジョン　323
子どもの権利条約　305
コブ, S.　43
コホート　361
　　　――研究　339, 360, 378
　　　――内症例対照調査　362
コミュニティ・アズ・パートナーモデル　84, 89
コミュニティ・オーガニゼーション　96
雇用保険　290
孤老期　59
婚姻(統計)　426
混合感染　371
コンサルティング法　47
婚前期　59
コントロール群　362
コンピュータ　408
コンピュータ・ネットワーク　409
コンプライアンス(行動)　43, 44

■さ
サービス担当者会議　72
サービスの調整(ケアマネジメントの)　72
災害(定義・分類)　213
　　　――保健活動　212
　　　――期　215
　　　――時の保健師活動の過程　215
　　　――応急対策期　215
　　　――復旧・復興対策期　216

　　　――予防対策期　215
災害救助法　214
災害時要援護者　217
災害対策基本法　214
再感染　372
細菌　371
再現性　363
再興感染症　197
最小2乗法　395
再生産年齢　424
財政　270
財政力指数　271
在宅介護支援センター　34
在宅看護(継続看護)　6
在宅看護(活動)　6, 243
在宅ケア　244
在宅ターミナルケア　246
在宅療養支援診療所　246
サイトメガロウイルス感染　376
最頻値　389, 391
作業仮説　396, 397
作業環境測定法　266
作業関連疾患　234
作業期(グループ発達過程の)　95
サバイバーズギルト　218
産業医　265
産業看護　231
産業保健(活動)　6, 230
　　　――の歴史　232
産業保健行政　263
　　　――の組織　263
産業保健(労働衛生)の管理方法　234
3元論モデル　337
3歳児健康診査　122
三次医療圏　278, 279
三次救急医療機関　279
酸性雨　39
産前産後休暇および配置転換　265
三大要因説　337
産道感染　375
サンドパール会議　13
散布図　393, 397
散布度　388, 389, 390
サンプリング　382
サンプル　382

■し
死因統計　422
死因別死亡率(割合)　422
ジェットコースター・モデル　60
支援費制度　175

歯科疾患実態調査　209
歯科口腔保健活動　207
時間集積性　336
時系列傾向研究　360
自己価値感　46
自己決定　18
自己効力感(self-efficacy)　17, 45
自己尊重　46
自殺(予防対策)　193, 240
死産率　425
自主財源　271
次世代育成支援対策推進法
　　　　115, 322, 323
次世代育成支援地域行動計画　322
次世代育成支援に関する当面の取組指針　322
施設介護サービス費　298
施設サービス(介護保険)　298
自然災害　213
自尊感情(self-esteem)　17, 46
市町村介護保険事業計画　321
市町村健康増進計画　318
市町村障害者計画　324
市町村総合計画(基本構想)　317
市町村地域福祉計画　324
市町村保健センター　251, 252
市町村母子保健計画　113
悉皆調査　381
失業者　421
実験的証拠　342
実施可能量　88
質的データ　383, 384, 401
疾病、障害及び死因分類表　422
疾病頻度(の指標)　348, 365
質問紙法　125
指定居宅介護支援事業所　298
指定都市　261
児童虐待　129
　　　――防止法　129, 305
児童憲章　305
児童権利宣言　305
児童相談所　130, 311
児童発達支援センター　134, 181
児童福祉施設　133
児童福祉法　304
指導法　47
児童養護施設　134
四分位数　388
四分位偏差　388
四分表　363, 385
自閉症　131
嗜癖　193

死亡　421
死亡数　423
死亡率　350, 423
シャイ・ドレーガー症候群　244
社会環境の変化と健康課題　36
社会看護婦　27
社会事業法　26
社会資源(フォーマル／インフォーマル)　107
社会的ひきこもり　193
社会的環境要因　338
社会福祉　303
社会福祉基礎構造改革　175
社会福祉協議会(社協)　304, 312
社会福祉士　312
　　──及び介護福祉士法　312
社会福祉事業(法)　304, 310
社会福祉主事　304
社会福祉法　304
社会福祉法人　304
社会保険制度　283
社会保障制度　283
ジャカルタ会議　13
尺度水準　383
車輪モデル　337, 338
重回帰　395
就学時健康診断　225
習慣(practice)　76
重感染　371
就業者　421
就業制限　203, 374
終結期(グループ発展過程の)　95
周産期死亡率　425
充実期(地域ケアシステムの)　97
重症急性呼吸器症候群(SARS)　197
重症筋無力症　244
重症心身障害　180
　　──児施設　180
　　──児(者)通園事業　180
集積性　336
従属人口(指数)　420
住宅改修　164
住宅扶助　303
集団　14
集団規範　94
集団寄与危険度　354
縦断的研究(縦断調査)　360
重点施策実施5か年計画　174
自由度　390
十分条件　340
住民参加　15
就労女性への保健指導　127

宿主(要因)　338, 371
主治医意見書　296
出産扶助　303
出生後の死亡　425
出生率　424
出席停止(感染症による)　225
受動喫煙(の)防止　148, 257
守秘義務　70
主要な情報提供者　91
受療率　415
順位相関(係数)　392, 394
循環器疾患対策　142
純再生産率　424
順序尺度　384
準備期(グループ発展過程の)　95
障害(基礎)年金　288
障害高齢者の日常生活自立度　161
障害児　179
障害児入所支援　182
障害児入所施設　134
障害児通所支援　180
障害者　179
　　──基本法　17, 174, 185
　　──虐待防止法　306
　　──計画　324
　　──自立支援法　176
　　──総合支援法　179
　　──対策　174
　　──対策に関する新長期計画　16, 174
　　──対策に関する長期計画　16
　　──に対する世界行動計画　16
　　──の権利宣言　174
障害者プラン　17, 174
障害者(児)保健活動　173
障害手当金　178
生涯を通じた歯科保健活動　208
症候性感染　371
少子化　37
　　──社会対策大綱　323
　　──対策推進基本法　323
　　──対策プラスワン　115, 322
唱道(advocate)　14
小児救急医療　279
　　──拠点病院　280
小児保健所　25
小児慢性特定疾患治療研究事業　121, 168
情報管理　74, 101
情報公開条例　102
情報公開法　102
情報収集のおもな内容　85
情報収集の方法　85

情報処理　408
情報セキュリティ　409
情報バイアス　364
症例対照研究　362, 377
初期救急医療機関　279
職域保険　285
食育(の推進)　145, 228
職業性疾患　234
職業病　234
職業倫理　108
食事バランスガイド　145
食生活指針　145
食中毒統計　416
職場外研修　105
職場内研修　105
助産施設　133
助産所　276
書誌事項　411
初発患者　372
自立期　59
自立支援　18
自立支援協議会　182
自立支援医療費制度　188
事例の管理(ケアマネジメント)　74
人為災害　213
真陰性　344
新エンゼルプラン　113, 322
新型救命救急センター　279
真菌　371, 375
新興感染症　197
人口寄与危険　354
人口寄与危険度割合　354
進行性筋ジストロフィー症　244
人口静態統計　419
人口統計　418
人口動態統計　421
人口ピラミッド　419
新高齢者保健福祉推進10か年戦略　308
新ゴールドプラン　308
新婚期　59
人材育成　105
人事管理　105
新障害者基本計画　174, 176
新障害者プラン　174
心身障害者対策基本法　174
新生児死亡率　425
新生児訪問指導　120
身体障害　179
身体障害児の医療給付　120
身体障害者手帳　183
身体障害者福祉法　174, 305

身体的虐待　129
心的外傷後ストレス障害(PTSD)　218
じん肺健康診断　266
じん肺法　232, 266
新版K式発達検査法　126
新保健所法　30
真陽性　344
信頼区間　396
信頼性　363
心理的虐待　129
診療所　276

■す
推計患者数　415
総患者数　415
水系感染　376
垂直感染　375
推定(統計)　381, 395
水痘　376
睡眠　146
数学的モデリング　367
スクリーニング　65, 342
　　──検査の信頼性　344
　　──検査の妥当性　344
　　──検査の判定　343
　　──実施の要件　346
健やか親子21(計画)　84, 114
ステージ変容理論　152
ストレス管理　146
スピアマンの順位相関係数　394
スポーツ・青少年局学校健康教育課　261
スモン　244

■せ
生活支援員　314
生活習慣病　137, 142
生活の質(QOL)　4
生活扶助　303
生活保護　303
生活保護法　303, 310
性感染症　376
正規分布　388, 391
生業扶助　303
制限(交絡の制御)　365
生産年齢人口　420
精神衛生センター　185
精神衛生法　185
精神疾患　186
精神障害者居宅介護等事業　191
精神障害者居宅生活支援事業　191

精神障害者社会復帰施設　186, 190
　　──授産施設　186, 190
　　──生活訓練施設　186, 190
　　──福祉工場　186, 190
　　──福祉ホーム　186, 190
精神障害者社会復帰促進センター　185
精神障害者短期入所事業　191
精神障害者地域生活援助事業　191
精神障害者地域生活支援センター　190
精神障害者手帳　186
精神障害者保健福祉手帳　186, 189
精神障害者の入院医療　186
精神薄弱者福祉法　174
精神病院法　185
精神病者監護法　185
成人保健(活動)　136
　　──対策　137
　　──の動向　137
精神保健及び精神障害者福祉に関する法律　174
精神保健活動　184
精神保健福祉士法　185, 186
精神保健福祉センター　189
精神保健法　185
生存数　423
生態学的研究　359
性的虐待　129
精度　363
成年後見制度　313
正の相関　393
政府開発援助　50, 53
生物的環境要因　338
生命関数　423
生命表　423
政令市　261
聖路加国際病院公衆衛生看護部　25
聖路加女子専門学校研究科　25
世界エイズ・結核・マラリア対策基金　51
世界保健機関(WHO)　11, 50, 52
世界保健機関憲章　10, 11
世界保健デー　52
脊髄小脳変性症　244
赤痢　376
世帯　58
摂食・嚥下障害　210
接触感染　376
接触者　373
　　──健康診断(結核)　201
　　──の評価(結核)　201
説明変数　394
セルフ・エスティーム　17, 46
セルフ・エフィカシー　17, 45, 46

セルフケア行動　43, 44
セルフヘルプ・グループ(の発達過程)　95
線回帰分析　394
前期高齢期　155
前期老年人口　420
線グラフ　387
全国社会保健婦大会　28
全数調査　381, 414
選択バイアス　339, 360, 364
潜伏期　373

■そ
層化(抽出法)　365, 366, 382
　　──無作為抽出法　383
総括安全衛生管理者　266
相関(関係)　393, 407
　　──関係の有意性の検定　407
相関係数　392, 393, 397, 407
　　──の検定　407
相関図　393
早期新生児死亡　425
想起バイアス　364
相互作用(グループ・ダイナミックス の)　94
総再生産率　424
葬祭扶助　303
相対危険(度)　339, 352
相対度数　388
相談支援専門員　67
相談法　47
相談面接の技術　64
層別化　365
層別解析　366
測定項目(とデータ)　383
測定バイアス　339
粗再生産率　424
組織管理　103
措置入院　187
ソフトウェア　408

■た
ターミナルケア　246
ターミナル対処行動　43
第1号被保険者(介護保険)　293
第1次国民健康づくり対策　255
第1種社会福祉事業　310
第一種の過誤　400
対応のある t 検定　397, 404, 405
対応のない t 検定　397, 403
ダイオキシン　40, 41
大規模地震対策特別措置法　214
第3次国民健康づくり対策　255

対照群 362
態度(attitude) 76
第2号被保険者(介護保険) 293
第2次国民健康づくり対策 255
第2種社会福祉事業 310
第二種の過誤 400
代表値 381, 388
対立仮説 397
多国間協力 50
多国間交流 50
確からしさ(疫学) 337
多重比較 407
多段抽出法 382
妥当性 363
たばこ規制枠組み条約 11, 148
たばこ対策 148
多発性硬化症 244
田淵まさ子 27
ダブルブラインド 359
多変量解析 365, 367
多要因原因説(モデル) 338
単回帰 395
短期目標 86
痰吸引 168, 229
単純ヘルペス 375
単純無作為抽出法 382
男女共同参画基本法 19
男女共同参画社会 19
男女雇用機会均等法 127
断面調査 360

■ち
地域(community) 15
　──における保健師の保健活動指針 32
　──の情報収集 84
地域医療計画 318
地域医療支援病院 276
地域看護(活動) 4
　──診断 84
地域ケアコーディネーション 98
地域ケアシステム 97
　──の発展過程 97
地域産業保健センター 264
地域支援事業 158, 299
地域集積性 336
地域診断(過程) 35, 83
地域生活支援事業 192
地域生活支援センター 188, 192
地域相関研究 359
地域づくり型保健活動 84, 326, 327
地域福祉計画 324

地域福祉権利擁護事業 314
地域包括支援センター 158, 296, 300, 312
地域保健医療計画 84
地域保健活動計画の作成 86, 87
地域保健活動の過程 83
地域保健活動の評価 89
地域保健行政の組織 259
地域保健サービスの質保証 106
地域保健対策の推進に関する基本的
　な指針 250
地域保健法 57, 249
チームアプローチ 153
地球温暖化 38
地球環境 38
地球サミット 38
地区診断 83, 84
地区組織化活動 96
地区把握 84
知的障害 180
　──児通園施設 180
　──者福祉法 174, 306
地方衛生研究所 253
地方環境対策調査官事務所 267
地方健康増進計画 257
地方交付税 271
地方財政 270
地方自治法 251, 260
地方の公衆衛生行政組織 260
地方分権 104
致命率 350, 421
チャドウィック,E. 249
注意欠陥・多動性障害(ADHD) 130, 133
中央値 389, 391
中核市 261
駐在保健婦制度 30
長期目標 86
調停(mediate) 14
直接服薬確認療法(DOTS) 199, 204
直接法(標準化) 368, 422
著作権 411

■つ
通院医療費公費負担制度 185
通院者率 414
津守式乳幼児精神発達検査 126

■て
定期健康診断(児童・生徒) 224
定期接種 377
定期の健康診断(結核) 200
低出生体重児の届け出 120

定常人口 423
データ 409, 410
　──の電子化 410
　──の分析 385
　──の連結 410
データベース 410
適応性(家族関係の) 58
適正体重 147
展開期(地域ケアシステムの) 97
典型7公害 38
点推定 395
伝染病 371
伝染病予防法 196

■と
東京賛育会 24
東京市特別衛生地区保健館(京橋保
　健館) 25, 27
統計学 381
　──的検定 396, 399
　──的有意性 399
　──的推論 395
　──と情報処理 408
同志社病院巡回看護婦制度 23
等分散(性) 404, 405
　──性の検定 404
東北更新会 26
トータルヘルスプロモーション 6, 233
　──プラン(THP) 235
特異的抵抗力 377
特異度 344
特殊教育 228
特殊健康診断 236
特殊災害 213
特定機能病院 276
特定健康診査 148, 149, 237
　──の項目 150
　──の評価 152
特定健康診査等実施計画 319
特定疾患治療研究事業 170
特定疾病(介護保険) 293, 294
特定病因説 337
特定保健指導 148, 150, 237
　──の評価 152
特別支援教育 228
特別発達支援教育 228
独立性の検定 401
所沢農村保健館 27
都市化 37
都市型生活 37
閉じたコホート 361

433

度数分布表(図)　385, 386
都道府県介護保険事業支援計画　321
都道府県健康増進計画　318
都道府県産業保健推進センター　264
都道府県地域福祉計画　324
ドメスティック・バイオレンス(DV)　128
トラビス, J.W.　45
トリアージ　217
トロホック研究　362

■な
内臓脂肪症候群　146
長与専斎　249
難治性疾患克服研究事業　169
難病　166
難病患者等居宅生活支援事業　167, 171
難病情報センター　172
難病相談支援センター　167, 171
難病対策　168
　　――の見直し　166
　　――要綱　166
難病特別対策推進事業　170
難病保健活動　165

■に
新潟水俣病　37
ニィリエ, ベンクト　16
2×2のクロス表　385
2×2分割表　363
2局長4課長通知　32
二元配置分散分析　405
2元論モデル　337
2項分布　392
2国間協力　50
2国間交流　50
二次医療圏　251, 278, 279
二次感染　372
二次救急医療機関　279
二次集計　381, 385
二次資料　383, 411
二重ABCXモデル　61
21世紀における国民健康づくり運動　14, 138
二重盲検法　359
二大要因説　337
日常生活自立支援事業　164, 314
日本国憲法第25条　10, 249
日本人の栄養摂取基準　145
日本赤十字社社会看護婦養成課程　27
日本の統計調査　413
日本版デンバー式発達スクリーニング検査　125
日本版21世紀型DOTS戦略　204

日本保健婦協会　29
入院勧告　374
乳児院　134
乳児死亡率　425
ニューマン, B.　89
乳幼児健康診査　119
乳幼児の発達課題　125
任意後見制度　314
任意後見人　314
任意接種　377
任意入院　187
妊産婦健康診査　119
妊産婦死亡率　426
妊産婦手帳　118
妊産婦等に係る危険有害業務の就業制限　264
妊娠高血圧症候群(妊娠中毒症)等療養援護　118
妊娠の届け出　118
認知症　162
　　――高齢者の日常生活自立度判定基準　162
認定調査　295

■ぬ
ヌノ, クリスチャン・M.　25

■ね
ネグレクト　129
ネステッド・ケース・コントロール研究　362
ネットワーク　409
ネットワークづくり　98
年金保険制度　287
年少人口(指数)　420
年齢構成指数　421
年齢調整死亡率　422
年齢別人口　420

■の
農村保健婦事業　26
能力の付与(enable)　14
農林省　30
ノーマライゼーション　16, 175
ノーマライゼーション7か年戦略　17, 174
ノンパラメトリック検定　391, 400

■は
パーキンソン症　244
パーセンタイル　388
パートナーシップ　16
バイアス　364
配偶者からの暴力の防止及び被害者の保護に関する法律　314
配偶者暴力相談支援センター　128, 315

排出期　59
ハイリスクアプローチ　258
曝露(要因)　335, 351
　　――効果の指標　351
箱ヒゲ図　386, 388
ハザード　351
ハザード比　352
ハザードモデル　367
はずれ値　389
パソコン　408
8020運動(歯の喪失の予防)　210
発達支援　131
発達障害(児)　130
発達障害者支援法　130, 174
パラメーター　390
パラメトリック検定　391, 400
バリアフリー　183
範囲　389
バンコク会議　13
バンコク憲章　13
ハンチントン舞踏症　244
パンデミック　373
バンデューラ　45

■ひ
比　348
ピアソンの積率相関係数　393
ひきこもり　193
比尺度　383, 384
ヒストグラム　385, 386
非政府組織(NGO)　50
必要条件　339, 340
必要量　87
人から人への感染(ヒト-ヒト感染)　372, 374
非特異的抵抗力　377
非標本誤差　364
飛沫感染　375
肥満　147
百日咳　375
病院　276
病因　337, 339
病院管理者の届出　203
病気回避行動　43
病気対処行動　43
病気予防的保健行動　43
病原巣　374
病原体　371, 373
　　――対策　374
病原微生物　371
費用効果分析　89
費用効用分析　89

費用最小化分析　89
被用者保険　285
病者役割行動　43
標準化　365, 367
　　――死亡比　369
　　――罹患比　369
標準誤差(SE)　390
標準死亡比　422
標準偏差(SD)　389, 390
標的　363
費用便益分析　89
標本(調査)　382
　　――標準偏差　390
　　――分散　405
　　――平均　390
　　――誤差　364
　　――抽出　382
日和見感染(症)　372
開いたコホート　350, 361
平野みどり　25
平山朝子　3
ヒルの基準　339, 341
敏感度　344

■ふ
ファイ係数　393
ファイル　410
フィッシャーの直接確率法　385, 403
風疹　375
フォーマット　410
複合家族　58
福祉行政　302
福祉サービス利用援助事業　314
福祉事務所　304, 310
福祉年金　289
福祉用具　164
福祉六法　310
不顕性感染　371
婦人相談員　315
婦人相談所　128
普通会計　270
物理的環境要因　338
不妊治療　119
負の相関　393
普遍化　363
不偏推定量　390
不偏標準偏差　390, 395
不偏分散　390, 391, 395
プライマリヘルスケア　12
プライマリヘルスケアの4原則　13
ブラインド化　359

プラセボ効果　358, 359, 364
プリシード・フレームワーク　77
プリシード・プロシードモデル　78, 327
プロジェクト・サイクル・マネジメント　327
フロン回収破壊法　40
文献検索　411
分散　389
分散分析　397, 404
文書管理　107
分析疫学研究　357

■へ
平均寿命　155, 423
平均値　388, 391
　　――の検定(平均の差の検定)　404
平均余命　423
平常時の活動(感染症)　198
平成の大合併　104
ベッカー, M.H.　77
ヘルシーシティ構想　254
ヘルシーピープル　255
ヘルスカウンセリング(法)　47, 221
ヘルスプロモーション　13
ヘルピング法　47
偏差　389
変数　383
変動係数(CV)　390
ヘンリーストリート・セツルメント　26
ヘンレの3原則　341
ヘンレ-コッホの4原則　341

■ほ
ポアソン分布　392
放課後等デイサービス　181
防御因子　351
棒グラフ　387
防災　213
法定後見人　313
訪問看護ステーション　245
訪問看護制度　244
ホーソン効果　359, 364
保菌者　372
保健医療福祉計画　317
保健医療福祉財政　270
保健学習　223
保健管理　224
保健教育　223
保健行政　249
保健計画策定プロセス　325
保健計画策定への住民の参画　329
保健計画推進組織　330

保健計画の評価　331
保健行動　46
　　――動機　47
　　――のシーソーモデル　46
　　――負担　47
保健師(活動)　5, 57
　　――活動の方法　35
　　――活動の対象　34
　　――活動の歴史　22
　　――の活動分野　34
保健施設(事業)　28, 31
保健室　222
保健指導　57, 223
　　――対象者　151
保健主事　221
保健所(法)　28, 188, 250, 251
保健信念モデル　77
保健統計　413
保健婦規則　28, 29
保健福祉センター　310
保健婦助産婦看護婦学校養成所指定規則　30
保健婦助産婦看護婦法　29
保佐人　314
母子愛育会　26
母子及び寡婦福祉法　309
母子感染　375
母子健康手帳の交付　118, 128
母子手帳　118
母子保健活動　112
母子保健計画　317, 322
母子保健対策　117
母子保健法　113
母集団　363, 381
補助人　314
母数　390
ポピュレーションアプローチ　258
母分散　391, 404
保良せき　25
ポリ塩化ビフェニル(PCB)　41

■ま
前向きコホート調査　361
マクファーレン, J.　89
麻疹ウイルス　375
マスキング　359
マスターテーブル　377
マッチング　365
松野かほる　3
マネジドケア　285
マンホイットニーのU検定　400

み

ミーン 388
ミケルセン，バンク 16
未熟児訪問指導 120
未熟児養育医療 120
水俣病 37
ミレニアム開発目標 51
民間保険中心の医療制度 285
民生委員（法） 303
民族誌学的方法によるアプローチ 84, 91

む

無作為化 365, 366
無作為化比較試験 358
無作為抽出 382
無作為割付 366
無症候性感染 371
無償資金協力 53
無相関の検定 407
宗像恒次 44

め

名義尺度 383
メキシコシティ会議 13
メジアン 389
メタボリックシンドローム 146
　　──の診断基準 147
メディケア 285
メディケイド 285
免疫 371
メンタルヘルス 6
　　──対策 239
　　──対策支援センター 242

も

盲検化 359
モード 389
目的別保健行動の分類 43
目的変数 394
目標設定型アプローチ 326
目標値の設定 329
モデル保健所 30
問題（健康問題） 86
モントリオール議定書 40
文部科学省 261

や

8つの構成要素（コミュニティ・アズ・パートナーモデルの） 90

ゆ

有意水準 397, 398
有意抽出 382
有償資金協力 53
優先順位（の決定） 86
　　──を決定する視点 86
有訴者（率） 414
有病率 350, 360, 421
ユニバーサルデザイン 183

よ

養育期 59
養育の怠慢ないし拒否 129
要介護者 295
　　──に対する居宅サービス 297
要介護度 295
要介護認定 296
養護教諭 5, 221
要支援者 295
陽性反応的中度 345
要約統計量 386, 388
予算管理 106
四日市ぜんそく 37
ヨハネスブルク宣言 38
予防因子 351
予防給付 295
予防接種（法） 123, 202, 377
予防的保健行動 43
余裕率 88
4大公害病 37

ら

ライアン，R.S. 45
ライシャワー事件 185
ラスボーン，ウィリアム 23

り

リーダーシップ 106
罹患率 349, 421
力量形成 17
リコールバイアス 364
離婚（率） 426
離散分布 387
リスク 351
リスクコミュニケーション 19
リスクコントロール 19
リスク比 352
リスクファクター 335, 339
リスクマネジメント 19
リチャーズ，リンダ 23
率 348

率の比 352
リプロダクティブ・ヘルス／ライツ 127
流行 373
　　──性耳下腺炎 375
療育手帳 183
両側検定 399
量的データ 384, 397
量-反応関係 341
リリアン・ウォルド 23
リレーショナルデータベース 410
リンク 410
臨時休業 225
臨床試験 358
リンダ・リチャーズ 23
淋病 376
倫理審査委員会 356

る

累積死亡率 350
累積度数 386
累積罹患率（比） 349, 352

れ

レイト比 352
レヴィン，K. 93
レコードリンケージ 410
レット障害 132
連関 392
連続性の修正 403

ろ

労災保険（法） 266, 291
老人医療費 307
　　──支給制度 286
老人夫婦期 59
老人福祉計画 320
老人福祉法 156, 307
老人訪問看護制度 34, 244
老人保健計画 320
老人保健福祉計画 320
老人保健法 142, 284, 286, 307
労働安全衛生法 6, 233, 263, 265
労働安全衛生マネジメントシステムに関する指針 233
労働衛生管理の三本柱 265
労働衛生行政 263
労働基準監督署 263
労働基準法 6, 127, 232, 263, 264
労働局 263
労働三法 264
労働時間 265

労働者災害補償保険(法) 266, 291
労働力人口(比率) 421
老年人口 420
　　——割合 420
老齢(基礎)年金 288
ロジスティックモデル 367
ロス 96

■わ
ワーク・ライフ・バランス 241, 323
割合 348
　　——の検定 401

■欧文
ADHD(attention deficit/hyperactivity disorder) 133
Alt,G.E. 29
Anderson, E.T. 89
APHA(American Public Health Association) 3
Bandura 45
BCG接種 124, 202
Becker, M.H. 77
BMI(body mass index) 147
Breslow, L. 86
B型肝炎 375
Chadwick,E. 249
Cobb,S. 43
community 15
Coopersmith,S. 46
CV(coefficient of variation) 390
DOTS(directly observed treatment shortcourse) 199, 204
DV(domestic violence) 128
　　——(防止法) 128, 314
EANET 39
ESCAP 50
ExTEND 2005 41
FAO(Food and Agriculture Organization of the United Nations) 50
FN(false negative) 344
FP(false positive) 343
F検定 24, 404, 405
F分布 391, 405
GFATM 50
GHQ(General Headquarter) 29
Green,L.W. 77
health belief model 77
Henle- Kochの4原則 341
Henleの3原則 341
HFA (Health for All) 12, 13
Hill,A.B.の基準 339, 341
Hill, R. 60
HIV感染 376
IARC(International Agency for Research on Cancer) 50
ICD-10 417
ICF(International Classification of Functioning Disabilities and Health) 10, 11
ICIDH(International Classification of Impairments disabilities and Handicaps) 11

IPCC(Intergovernmental Panels on Climate-Change) 38
JDDST(Japanese version Denver Developmental Screening Test) 125
JICA(Japan International Cooperation Agency) 50
KAPモデル 76
Kasl, S.V. 43
Kochの3原則 341
Kreuter,M.W. 77
LD(learning disorder) 130, 132
Lewin, K. 93
McFarlane, J. 89
metabolic syndrome 146
Neuman, B. 89
NGO(Non-Governmental Organization) 50
NHSタイプの医療制度 284
Nuno, C.M. 25
ODA(Official Development Assistance) 50
OECD(Organization for Economic Cooperation and Development) 50
OECF(Overseas Economic Cooperation Fund) 50
Off-JT 105
OJT 105
Orem, D.E. 44
PCM(project cycle management)手法 327
PDCAサイクル 328
PHC(primary health care) 12
　　——の4原則 13
Plan-Do-Seeサイクル 328
PMI(proportional mortality indicator) 349, 422
PMR(proportional mortality ratio) 349, 422
PRECEDE-PROCEED Model 326, 327
PTSD(post-traumatic stress disorder) 218
QFT 202
QOL(quality of life) 4
Rathbone, W. 23
Richards, R. 23
ROC曲線 346
Ross, M.G. 96
Ryan, R.S. 45

SARS(severe acute respiratory syndrome) 197
SD(standard deviation) 390
self-efficacy 45
SE(standard error) 390
self-esteem 46
sensitivity 344
SIR(standardized incidence ratio) 369
SMR(standardized mortality ratio) 369
specificity 344
special support education 228
SPEED '98 40

Studentのt検定 404
THP(Total Health Promotion Plan) 235
TN(true negative) 344
TP(true positive) 344
Travis, J.W. 45
t検定 403
t分布 391
UN(United Nations) 50
UNAIDS(Joint United Nations Programme on HIV and AIDS) 50
UNCED(United Nations Conference on Environment and Development) 38

UNDP 50
UNFPA(United Nations Population Fund) 50
UNICEF(United Nations Children's Fund) 50, 52
VDT作業対策 238
Wald, D.L. 23
wellness 45
WHO (World Health Organization) 11, 50
──憲章(前文) 10, 11
Winslow, C.E.A. 249

参考文献

1) 荒賀直子，後閑容子編：「公衆衛生看護学.jp」．インターメディカル，2012
2) 木下由美子他編：「Essentials 地域看護学」第2版．医歯薬出版，2009
3) 金川克子編：「最新保健学講座1 公衆衛生看護学概論」．メヂカルフレンド社，2011
4) 平野かよ子編：「最新保健学講座5 公衆衛生看護管理論」．メヂカルフレンド社，2011
5) 村嶋幸代編：「最新保健学講座2 公衆衛生看護支援技術」．メヂカルフレンド社，2011
6) 金川克子編：「最新保健学講座4 公衆衛生看護活動論②」．メヂカルフレンド社，2011
7) 奥山則子他：「標準保健師講座1 地域看護学概論」改訂第3版．医学書院，2011
8) 松田正巳他：「標準保健師講座3 対象別地域看護活動」．医学書院，2008
9) 平山朝子他編：公衆衛生看護学大系① 「公衆衛生看護学総論1」．日本看護協会出版会，1999
10) 宮崎美砂子他編：新版「地域看護学」総論．日本看護協会出版会，2006
11) 津村智恵子他編：「公衆衛生看護学」．中央法規出版，2012
12) 宗像恒次：最新「行動科学からみた病気」．メヂカルフレンド社，1996
13) 尾崎米厚，鳩野洋子，島田美喜編：「いまを読み解く保健活動のキーワード」．医学書院，2002
14) 佐藤美穂子・田久保恵津子・宮内清子編著：自立を図り尊厳を支える「ケアマネジメント事例集」．中央法規出版，2004
15) 中西純子・石川ふみよ編：「リハビリテーション看護論」Ⅴ-6 "生活の再構築を支える社会資源の活用（宮内清子著）"ヌーヴェルヒロカワ，2008
16) 川越博美，山崎麻耶，佐藤美穂子編：最新「訪問看護研修テキスト」ステップ1-①．日本看護協会出版会，2011
17) 白澤政和：「ケースマネジメントの理論と実際」．中央法規出版，1992
18) 高崎絹子他：「看護職が行う在宅ケアマネジメント」．日本看護協会出版会，1996
19) 学校保健・安全実務研究会編著：「新改訂版 学校保健実務必携＜第2次改訂版＞」．第一法規，2010
20) 門脇豊子，森山弘子，清水嘉与子編：「看護法令要覧」．日本看護協会出版会，2012
21) 河野啓子：「産業看護学」．日本看護協会出版会，2012
22) 中央労働災害防止協会編：「労働衛生のしおり 平成24年度」．中央労働災害防止協会，2012
23) 厚生統計協会編：「国民衛生の動向2012/2013」．第59巻第9号，2012
24) 厚生統計協会編：「国民の福祉の動向2012/2013」．第59巻第10号，2012
25) 藤内修二，岩室紳也：「保健計画策定マニュアル」．ライフ・サイエンス・センター，2001
26) 吉田亨：「健康教育の動向」．健康教育大要；石井敏弘編，ライフ・サイエンス・センター，1998
27) 鈴木和子他：「家族看護学 理論と実践 第4版」．日本看護協会出版会，2012
28) 結核予防会編：「改正感染症法における結核対策」．財団法人結核予防会，2007
29) 野村陽子編：「最新保健学講座7 保健医療福祉行政論」．メヂカルフレンド社，2008
30) 藤内修二他：「標準保健師講座別巻1 保健医療福祉行政論」．医学書院，2012
31) 平野かよ子他：ナーシング・グラフィカ8 「公衆衛生と関係法規」．メディカ出版，2005
32) 衛生法規研究会監修：「衛生行政六法 平成24年度版」．新日本法規，2012
33) 社会福祉法規研究会編：「社会福祉六法 平成24年度版」．新日本法規，2012
34) 熊倉伸宏，高柳満喜子監訳：「医学がわかる疫学 第3版」．新興医学出版社，2004
35) 柳川洋，萱場一則監訳：「しっかり学ぶ基礎からの疫学」．南山堂，2004
36) 田中三：「疫学入門演習—原理と方法—第3版」．医学書院，1998
37) 丸井英二編：「疫学／保健統計 第2版」．メヂカルフレンド社，2008
38) 柳川洋他編：「地域保健活動のための疫学」．日本公衆衛生協会，2000
39) 日本疫学会編：「疫学—基礎から学ぶために」．南江堂，1996
40) 福富和夫，橋本修二：「保健統計・疫学 改訂4版」．南山堂，2008
41) 牧本清子他：「疫学・保健統計学 第2版」．医学書院，2008
42) 青山英康監修：「今日の疫学 第2版」．医学書院，2008
43) 中村好一：「基礎から学ぶ楽しい疫学 第3版」．医学書院，2013
44) 日本疫学会監修，田中平三他編：「はじめて学ぶやさしい疫学—疫学への招待— 改訂第2版」．南江堂，2010
45) 山崎修道他編：「感染症予防必携 第2版」．日本公衆衛生協会，2005
46) 鈴木庄亮他監修，小山洋他編：「シンプル衛生公衆衛生学2013」．南江堂，2013
47) 厚生統計協会編：「厚生統計テキストブック 第5版」．厚生統計協会，2009
48) 石井京子，多尾清子：「ナースのための質問紙調査とデータ分析 第2版」．医学書院，2002
49) 縣俊彦：「やさしい保健統計学 改訂第5版」．南江堂，2012

保健師の基軸をつくる 公衆衛生看護キーワード・ナビ

2013年5月31日　第1版第1刷発行
2019年2月21日　第1版第2刷発行

編　著	宮内　清子
発行者	市川　圭介
発行所	株式会社インターメディカル
	〒113-0033　東京都文京区本郷 3-19-4　本郷大関ビル 6 F
	TEL 03-5802-5801　　FAX 03-5802-5806
	URL　http://www.intermed.co.jp
カバーデザイン	株式会社クラウドボックス
本文デザイン	有限会社サンクリエイティブ
制　作	株式会社アニック
印刷製本	三報社印刷株式会社

Guidebook of Public Health Nursing
© Kiyoko Miyauchi, 2013
Printed in Japan　ISBN978-4-900828-50-6

落丁本・乱丁本はお取り替えいたします。
定価はカバーに表示してあります。
本書の複製権・翻訳権・上映権・譲渡権・公衆送信権（送信可能化権を含む）は
（株）インターメディカルが保有します。

JCOPY ＜出版者著作権管理機構 委託出版物＞
本書の無断複写は著作権法上での例外を除き禁じられています。複製される場合は、そのつど事前に、
出版者著作権管理機構（電話 03-5244-5088、FAX 03-5244-5089、e-mail：info@jcopy.or.jp）の
許諾を得てください。